KB134470

의대를 꿈꾸는
대한민국의
천재들

이종훈 지음

한언

이 땅의 진정한 의사들에게
이 책을 바칩니다

의학과 의사에 대한
바른 지식 습득을 기대하며

《의대를 꿈꾸는 대한민국의 천재들》이 세상에 나온 지 14년이 지났다. 그 사이 2000년 의약분업과 같은 굵직한 사건이 터지지는 않았지만 제주도에 설립되려던 영리병원의 후폭풍이 만만치 않은 상태이고, 의사들의 자존감이 조금씩 낮아지고 있다. 그럼에도 불구하고 대학 입시에서 의과대학의 위상은 하늘 높은 줄 모르게 올라, '우리나라 역사상 의과대학 인기가 이렇게 좋은 적이 있었나'하는 생각이 들 정도다. 더 큰 변화는 치열한 경쟁을 뚫고 의예과에 입학한 학생들이 "왜 의과대학으로 진학했느냐?"는 질문에 "훌륭한 의사가 되어 고통받는 환자들을 돌보기 위해서"라고 답변하는 경우가 줄고, "부모님이 권해서" 또는 "점수에 맞춰 대학에 온 결과"라 대답하는 학생들이 늘어나고 있다는 사실이다.

의사가 되는 과정, 사회에서의 역할, 면허를 얻은 후의 진로에 대해 생각해보지도 않은 상태로 의과대학에 진학을 하다 보니 학교 생활에 흥미를 가지지 못하는 학생이 증가하는 것도 당연한 일이다. 대학 입학 때까지 입시에 매몰된 교육을 받은 까닭에 과거보다 사회성은 떨어지고, 창의융합적 사고보다는 단순암기에 의존하며, 시험 문제로 출제되는 것은 중요하고 그렇지 않은 것은 하등 쓸모없는 것이라는 생각이 팽배한 학생들이 자신이 평생 업으로 삼아야 할 의학이 무엇인지에 대해 알지도 못한 채 의학을 공부하러 오는 셈이다. 이런 상황에서《의대를 꿈꾸는 대한민국의 천재들》은 의학 공부를 희망하는 청년들에게 의학의 전반적인 면을 이해하기 쉽도록 의과대학과 의사 생활을 생생하게 보여주고 있다.

청소년기에 친구들보다 공부를 잘 하는 자식을 둔 부모는 왜 의과대학 진학을 권유하는 것일까? 여러 이유가 있겠지만 다른 직종보다 의사가 되는 것이 사회에서 살아가는데 조금이라도 더 편한 인생을 누릴 수 있을 것이라 생각하기 때문일 것이다. 문제는 우리 사회가 진취적이고 도전적인 직업을 권하지 않고 있다는 것이다. 의과대학에 인재가 몰려드는 것은 그 사회의 발전성에 높은 점수를 줄 수 없을 듯하다. 최근 대학생과 취업준비생들이 공무원 시험에 대거 몰리는 것도 마찬가지다. 공무원이 인기 직종이 된다고 해서 사회가 발전할 가능성이 높다고 할 수 없다. 지도자들도 익히 이를 알고 있으므로 의사들이 의료관광을 통한 외화를 획득해야 한다는 사실에 관심을 가지기 시작했고, 또 그렇게 되어야 한다. 유능한 인재들이 몰려들었다면 그들이 사회와 국가 발전에 직접적으로 도움이 되는 일을 해야 하는 것은 당연하다.

의사가 경제적으로 좋은 위치를 차지하기 위해서는 사회 구성원들의 경제 상황도 좋아야 한다. 경제위기에 몰려 국제통화기금으로부터 돈을 빌려 쓰느라 나라 경제가 엉망이었던 1998년에 병원을 찾는 이들이 줄어들자 병원 경영이 어려워진 것이 그 예다. 중국에서 사드 설치에 대한 보복으로 한국 방문을 어렵게 하자 중국 환자들이 몰려들던 서울 강남 중심가의 병원들이 경영 위기에 처한 일도 마찬가지 현상이다. 대학 입시에서 출중한 실력을 보여준 학생들이 의사로 자라나 잘 살기 위해서는 과거에 자신들보다 성과가 부진했던 친구들이 경제를 살려놓아야 하는 것이다. 이런 내용을 생각해보면 대한민국의 의사들이 모두 환자의 병을 고치는 것보다는 일부 의사들이 새로운 약이나 의료기기를 만들어 수출하고, 외국인 환자가 많이 찾아오도록 하여 우리나라에 돈을 쓰고 가게 만드는 것이 나라 경제를 살리는 길임을 쉽게 이해할 수 있다.

의과대학에서 의사를 양성하는 교육자로 살아가고 있는 필자에게《의대를 꿈꾸는 대한민국의 천재들》은 단비 같은 존재였다. 의과대학 입학으로부터 의사로 자라나 의사로서의 인생을 영위하는 과정까지를 가감없이 솔직하게 소개함으로써 정확하고 미래지향적인 정보를 전해주고 있기 때문이다.

책에서 소개하고 있는 것처럼 의학을 공부하는 것은 결코 쉬운 과정이 아니다. 흥미를 가지지 못한 의학도들에게는 의사로 자라나는 과정이 인생에서 잊을 수 없는, 흔적조차 남지 않을 정도로 젊음을 불살라야 하는 과정일 수 있다. 이런 고난의 여정 속에서 한줄기 등불이 될 수도 있는 책을 통해 각자가 자존감을 키우고, 목표지향적으로 자신의 역량을 키워 가면서 성취의 기쁨을 맛볼 수 있다면 의사로 자라나는 과정은 훨씬 보람 있고, 추억을 많이 남길 수 있는 시기가 될 것이다.

의대를 꿈꾸는 대한민국의 모든 청소년과 이미 의학을 공부하고 있는 모든 학생들이 이 책을 통해 의학과 의사에 대한 바른 지식을 습득하기를 기대한다. 그리고 이를 바탕으로 미래에 의료계는 물론 대한민국을 이끌어갈 인재로 자라났으면 한다.

- 2020년 08월
연세대학교 원주의대 의학교육학 교수
예병일

꿈꾸는 자는 아름답다

한평생 의사로 살아오면서 그리고 해마다 바뀌는 전공의들과 함께 지내면서 의사에 대한 생각을 참 많이 하게 된다. 질병을 치료해 사람을 편안하게 하고, 삶과 죽음의 기로에 서 있는 사람들에게 희망을 주는 일은 참으로 고결하다. 아무나 할 수 없을 뿐 아니라 아무나 해서도 안 되는 일, 그래서 의사를 직업이라고 표현하면 좀 부족하다는 느낌마저 든다.

그런데 요즘 전공의 선생들을 대하면서 조금 변했구나 하는 느낌을 갖는다. 아무리 세상이 변하고, 세대가 바뀌어도 의사라면 꼭 지켜야 할 가치와 덕목들이 있다. 사람을 우선으로 생각하고, 양심을 지키는 것, 환자에게 정직하고, 자신의 부와 명성을 위해 환자들을 이용해서는 안 된다는 것도 그 가치들 중 하나다.

언제부터인가 우리 사회는 경제적인 잣대를 통해 의사를 바라보고 있는 것 같다. 그래서 더욱더 앞으로 미래 의료를 책임질 후진들은 의사들의 도덕적 회복을 위해 좀 더 힘써줬으면 하는 바람이다.

이 책의 저자인 이종훈 선생의 전공의 시절이 문득 떠오른다. 아무것도 모르고 혈기만 가득한 청년 의사가 1년차를 시작하던 그때가 눈에 선하다. 그가 이제 어느덧 중견 의사로 성장했다. 자존심을 지키며 사회에 이바지하는 모습을 보니 뿌듯하기도 하고 흐뭇하기도 하다. 그리고 바쁜 와중에도 이렇게 후배 의사들을 위한 책을 썼다니… 새삼 놀라고 만다.

이 책에는 의사를 꿈꾸는 사람들이 알아야 할 정보도 가득 들어있지만, 무엇보다도 의사가 되기 위해서는 그리고 의사가 된 후에는 어떤 마음을 가져야 하는지도 제대로 적혀 있어서 더욱 마음에 와 닿는다. 이 책을 통해 꿈을 키울 젊은 의학도들, 그들에게 큰 기대를 걸어본다.

- 2006년 05월
전 가톨릭의대 안과 주임교수
백남호

천재가 아닌
의사가 들려주는 이야기

이 책이 처음 출간된 2006년은 내가 의사가 된 지 10년이 되는 해였다. 그때는 앞으로의 일을 계획하고 미래를 설계해야겠다고 생각하는 한편, 10년이나 되었으니 뒤도 한 번 되돌아볼 때라고 느꼈다. 그리고 10년이 흐른 2015년에는 이 책이 10쇄를 넘으면서 개정판이 나왔고, 2020년 두 번째 개정판이 나오게 되었다. 초판이 나올 때는 글자도 모르던 두 아들이 이제 어엿한 청년이 되어있는 것을 보면 신기하기도 하다. 큰 아들은 이 책을 읽으며 꿈을 키워 작년에 의과대학에 입학했고, 둘째 아들은 작년에 고등학생이 되었는데, 입학식 오리엔테이션에서 이 책이 의학계 진학 필독서 목록에 올라가있는 것을 보고 "이게 실화야"라며 놀라기도 한다.

에필로그에서도 밝혔지만, 더 경험 많고 깊이도 갖춘 분들이 더 좋은 책을 쓰기를 원했는데, 부족한 이 책이 의과대학 진학을 꿈꾸는 이들에게 여전히 읽히는 모양이다. 어떤 학교에서는 의대를 꿈꾸는 학생들과 저자와의 만남을 갖기도 했고, 의학계 진학을 꿈꾸는 동아리로부터 인터뷰 요청을 받기도 하고, 강연을 해달라는 요청도 받는다. 어느 의과대학에서는 의예과 1학년들에게 이 책으로 리포트를 내게 한다는 사실도 뒤늦게 알게 되었다. 어릴 적 친구인 고려대 신경외과 김상대 교수도 자신의 지도학생이 이 책을 읽고 의사의 꿈을 키웠다며 놀라서 전화를 하기도 했다. 기쁘기도 하지만 부끄럽기도 하고, 책임감도 느낀다. 또한 프롤로그에 "사실 이제야 의사라는 직업에 대해 눈을 좀 떴을 뿐, 그 전에는 아무 생각 없이 선배들이 걸어갔던 길을 따라 걸어왔다고 해야 맞을 것 같다"고 적었는데, 시간이 훌쩍 지난 지금은 의사라는 직업을 또 다른 시각으로 바라보게 된다. 2012년 아버지의 위암 수술과 회복 과정은 의사라는 업에 대한 두려움과 갈등 그리고 보람을 새롭게 느끼게 하는 계기가 되었고, 3년 뒤 갑작스러운 소천은 죽음 앞에 선 인간의 존엄과 의학의 한계를 더욱 고민하는 계기가 되기도 했다.

이 책의 제목에 '천재'라는 단어가 들어있지만, 사실 의사는 천재들이 해야 될 일은 아니라고 생각한다. 의사라는 일은 천재들보다는 정직하고 성실한 사람들이 해야 하는 일이다. 원래 생각했던 제목에는 '천재'가 들어있지 않았는데, 이러저러한 이유로 들어간 것 같다.

이 책이 출간된 이후 의사를 꿈꾸는 많은 학생과 학부모님에게서 연락을 받았다. 일부러 그런 것은 아니지만 모든 분께 답변을 성실하게 드리지 못했던 것 같아 개정판을 만들 때 더욱 심혈을 기울였다.

그동안 의과대학 입시 제도나 의료 제도에도 많은 변화가 있었다. 의학전문대학원이 폭풍처럼 일어났다가 썰물처럼 사라지기도 했고, 의과대학 강의실 풍경에도 많은 변화를 겪었다. 또한 전공의들, 특히 인턴 선생들에 대한 처우에도 적지 않은 변화가 있었다. 그래서 이전 내용을 일부 수정했고, 다른 내용도 일부 첨삭했다. 그리고 스페인 독감 이후 100년 만에 맞는 코비드 19 펜데믹 시대를 이해하기 위한 글을 추가했고, 또한 의사가 되고자 하는 사람들이 알아야 할 우리나라 근대의학의 역사와, 롤모델이 될 만한 선배 의사들의 이야기도 추가했다.

이 책의 수정에는 상계백병원 소아과 서문영 교수의 도움이 컸다. 서문영 선생은 고등학생 때 이 책을 읽고 의사의 꿈을 키웠다고 한다. 이제는 의사 동업자가 되어있으니 놀랍고 고마운 일이다. 대학 동기인 부산대학교 재활의학과 신용범 교수의 자문도 수정에 많은 도움이 되었고, 인턴 시절 룸메이트였던 가톨릭대학교 정형외과 신재혁 교수의 조언도 큰 도움이 되었다. 의사가 된 후 다시 로스쿨에 입학해 새로운 도전을 시작했던 김연진 선생의 조언도 적잖은 도움이 되었다.

마지막으로 개정판을 내며 추천사를 보태주신 연세대학교 원주의대 예병일 교수님께 감사를 드린다. 기초의학과 의학역사를 전공하시고 현재는 의학교육학 교수로 평생을 의학 연구와 교육에 헌신하신 의학계의 특별한 분이신데 일면식도 없는 관계지만 책을 읽어보신 후 후배 의사들에 대한 사명감으로 귀한 추천사를 써주셨다고 생각한다. 지면을 통해 감사의 말을 전하며 두 번째 개정판을 시작하고자 한다.

- 2020년 여름이 시작되는 날에 진료실에서
이종훈

'의대'라는 징검다리를 건너 '의사'가 되려는 후배들에게

나는 어릴 때부터 의사가 되기를 꿈꿨다. 하얀 가운을 입고 인자한 모습으로 환자들에게 도움을 주고 존경도 받는, 그런 이미지가 너무 좋았기 때문이다. 또한 병원에 가면 의사들끼리 주고받는 알아들을 수 없는 의학 용어들이 그렇게 멋있어 보일 수 없었다. 슈바이처 박사 이야기와 우리나라의 장기려 박사 이야기를 들으면서 의사들은 전부 천사 같을 거라 생각했던 기억도 난다. 학창 시절, 희망 직업을 적으라고 하면 항상 의사를 적었고, 공부도 나름대로 열심히 하면서 의사의 꿈을 키웠다. 하지만 고3 후반기에 건강이 악화되면서 첫 번째 좌절을 경험하게 되었고, 한때 '의사의 꿈을 접고 다른 길을 가야 하는가?'라는 고민을 하기도 했다. 힘든 의대 생활을 동기들과 부대끼며 때로는 재미있게, 때로는 힘든 시험 때문에 낙심도 했다. 그렇게 6년을 보내고 의사국가고시에 합격하여 내 이름이 적힌 의사면허증을 보면서 스스로 대견해 했던 기억이 지금도 생생하다. 고달팠던 전공의 시절, 잠이 모자라 서서 졸기도 했던 그때도 함께 고생하는 동료들과 서로 버팀목이 되어주었다. 하루하루를 치열하게 살면서 꿈에 그리던 전문의 자격증을 손에 쥐고 '이제는 끝났구나' 하고 기뻐했던 기억도 난다. 개업을 준비하면서 새로운 세상의 벽을 느끼고 좌절했던 기억도 있다.

지금 우리나라는 그야말로 의대 광풍이 불고 있다. 경쟁률과 합격 점수가 매우 높다. '최상위권 수험생들이 전국의 40개 의과대학을 모두 채우고, 그다음 점수를 받은 학생이 서울 공대에 진학한다'는 농담이 유행하는 시대다.

하지만 의사들끼리는 지금처럼 의사하기 힘든 때가 없다고 이구동성이다. 2000년에는 전국의 의대생들과 의사들 그리고 의과대학 교수님들까지 몇 개월 동안 천직을 접고 거리로 뛰쳐나와 시위를 하며 의료개혁을 외치기까지 했고, 병원 경영난으로 신용불량자 의사도 나오고 있는 것이 현실이다.

한쪽에서는 들어가려고 난리고 한쪽에서는 죽는다고 난리다. 아이러니가 아닐 수 없다.

의대에 들어가는 것에만 온 신경을 집중하다 보니 의사가 되고 나서의 계획은 생각도 하지 않는다. 그리고 대부분은 의사에 대한 어느 정도의 허상을 품고 의대에 들어온다. 그리고 그 허상이 하나하나 깨어질 때 많은 고민을 하게 된다.

뭔가 잘못 가고 있는 것이다.

또 중요한 것은, 의사에게는 다른 직업에서 느낄 수 없는 가슴 뜨거운 부분이 존재한다는 점이다. 여러 가지 어려운 상황과 경제적인 논리에 묻혀 의사의 그런 뜨거움과 보람이 간과되고 있는 것도 안타깝다.

서점에 들러 의대 지망생들을 위한 가이드 성격의 책을 몇 권 발견하고 읽어 본 적이 있다. 대부분은 의대생들이나 아니면 갓 의사가 된 선생님들이 쓴 책 같았다. 힘든 의대 생활과 전공의 시절의 고달픔을 잘 표현한 훌륭한 책들이었다. 하지만 그것만으로는 뭔가 부족하다는 느낌을 받았다. 의대생과 전공의로 보내는 시간은 의사의 전체 일생에서 짧은 기간에 불과하다. 그리고 그때 느끼고 생각하는 것과 전문의로 사회에서 생활하면서 느끼는 것과는 또 다른 면이 많다. 나는 의과대학에 진학하려는 분들에게 의과대학 입학에만 모든 신경이 쏠려 의사의 일생에 대한 전체적인 그림을 그리지 못한다는 사실이 안타깝다는 말을 꼭 해주고 싶다. 그래서 이 책을 쓰려고 생각하게 됐는지도 모르겠다.

나는 의과대학을 졸업하고 인턴과 레지던트 과정을 마치고 봉직의를 거쳐 지금은 개업을 한 의사다. 그러니까 한국에서 가장 전형적인 의사라고 봐야 한다. 의대를 졸업한 의사의 80% 이상은 나와 같은 과정을 밟게 된다.

나는 사실 이 책을 쓰기 위해 3년을 준비하고 자료를 모았다. 바쁜 생활 탓에 준비가 부족했음을 고백하지 않을 수 없지만, 나름대로 최선을 다했다.

　이제 나도 의사가 된 지 10년이 된다. 10년밖에 되지 않았으니 이제 앞으로의 일을 계획하고 미래를 설계해야 할 시간이라고 생각하는 한편, 10년이나 되었으니 뒤도 한번쯤 되돌아보아야 할 때라고 느낀다. 사실 이제야 의사라는 직업에 대해 눈을 좀 떴을 뿐, 그 전에는 아무 생각 없이 선배들이 걸어갔던 길을 따라 걸어왔다고 해야 맞을 것 같다.

　이 책은 의사를 꿈꾸는 학생들을 비롯해 자녀를 의사로 키우고자 하는 학부모님들 그리고 의사로서의 미래를 설계하고 있을 의대생들을 위해 썼다. 또한 개인적으로는 의과대학에 입학했을 때의 순수함에 대한 향수와 의사가 되어 처음 환자를 보았을 때의 열정과 감동을 회복하기 위해 썼다고도 해야 맞겠다.

　아무쪼록 이 책이 의사의 길을 걷고자 하는 모든 이들에게 조금이라도 도움이 되었으면 하는 마음이 간절하다. 또한 이 책을 읽음으로써 의사가 자신의 길이 아님을 깨닫고 다른 길을 걷게 될지도 모를 많은 다재다능한 친구들에게도 도움이 되었으면 한다.

- 2006년 봄이 시작되는 날에

이종훈

contents

PART.1 의대, 이것만은 알고 가자

PART.2 의대 생활, 입학부터 졸업까지

PART.5 대한민국 의료계의 과거와 미래

PART.6 한국 근대 의학의 역사

PART.7 한국 의학계를 빛낸 영웅들

히포크라테스 선서

이제 의업에 종사할 허락을 받음에 나의 생애를 인류 봉사에 바칠 것을
엄숙히 서약하노라.

I solemnly pledge myself to consecrate my life to the service of humanity.

나의 스승에 대하여 존경과 감사를 드리겠노라.

I will give to my teacher the respect and gratitude which is their due.

나의 양심과 품위를 가지고 의술을 베풀겠노라.

I will practice my profession with conscience and dignity.

나는 환자의 건강과 생명을 첫째로 생각하겠노라.

The health of my patient will be my first consideration.

나는 환자가 나에게 알려준 모든 것에 대하여 비밀을 지키겠노라.

I will maintain by all the means in my power.

나는 의업의 고귀한 전통과 명예를 유지하겠노라.

the honor and the noble traditions of the medical profession.

나는 동업자를 형제처럼 여기겠노라.

My colleagues will be my brothers.

나는 인종, 종교, 국적, 정당관계 또는 사회적 지위 여하를 초월하여 오직
환자에 대한 나의 의무를 지키겠노라.

I will not permit considerations of religion, nationality, race, party politics or social standing to
intervene between my duty and my patients.

나는 인간의 생명을 그 수태된 때로부터 더없이 존중하겠노라.

I will maintain the utmost respect for human life, from the time of conception.

나는 비록 위협을 당할지라도 나의 지식을 인도(人道)에 어긋나게 쓰지
않겠노라.

even under threat, I will not use my medical knowledge, contrary to the law of humanity.

나는 자유 의사로서 나의 명예를 걸고 위의 서약을 하노라.

I make these promises solemnly, freely and upon my honor.

　　전 세계 대부분의 의과대학에서는 졸업식 날 히포크라테스 선서를 한
다. 이런 순간은 일생에 오직 한 번뿐이다. 그렇기 때문에 의사가 되기로
마음먹은 사람들에게는 정말이지 가슴 벅찬 시간이라 할 수 있다. 길고
길었던 의대 생활이 주마등처럼 스쳐 지나가면서 '이제 정말 의사가 되
는 건가' 하는 남다른 감상에 젖게 된다. 의대에 들어오는 것도 만만치
않지만 의대를 졸업하는 것도 그에 못지않게 힘들기에 더욱 그렇다.

　　그런데 의사 생활의 생생한 스토리를 들려주겠다던 이 순간, 왜 이런
이야기를 꺼내는 거냐고 묻는다면… 그 감동적인 순간은 본인의 추억으
로 간직하고, 앞으로의 경험은 순수하게 우리 것으로 남겨 놓으라고 말
한다면 첫사랑 소녀에게 퇴짜 맞은 소년처럼 멋쩍어질 수밖에 없다. 그
럼에도 나는 또 이렇게 말할 것이다.

　　"자자, 들어봐… 히포크라테스 선서는 말이야."

　　나는 의사의 꿈을 가진 모든 사람들에게 고집스럽게 히포크라테스 정
신에 대해 이야기한다. 시대와 가치관이 달라진 지금, 우직하게 선서의

정신을 말한다는 게 조금 우스울지도 모르겠다. 하지만 히포크라테스 선서에 스며 있는 정신은 다른 사람의 고통과 생명을 다루는 의사들이 항상 되새겨야 할 기본 같은 것이다.

물론 히포크라테스 선서의 비밀을 알고 나면 깜짝 놀랄지도 모르겠다. 대학을 졸업하기 진 거의 모든 의대생들이 특별한 의식처럼 낭독하는 히포크라테스 선서는, 원래는 히포크라테스 집안만 공유하는 다짐 같은 것이었다. 즉 다른 가문에서 의사 지망생을 받아들일 때 외우게 했던 문구인 것이다. 그렇기 때문에 히포크라테스 가문 출신들은 이 선서를 외울 필요가 없었고, 히포크라테스 자신도 그 선서를 한 적이 없었다. 어떻게 보면 의술을 전수하는 가문으로서 자신의 집안을 보호하기 위한 수단이었을지도 모른다. 게다가 현재 우리가 낭독하는 선언문은 진짜 히포크라테스 선언문을 상당 부분 수정한 제네바 선언문이다.

그럼에도 히포크라테스 선서는 사회에서 의사 생활을 시작한 후부터 내 가슴에 깊이 새겨졌다. 우리가 기억할 것은 바로 이것이다. 단순히 한 집안의 다짐이었던 선언문이 왜 현재까지 읽혀지고 있을까? 왜 전 세계 거의 모든 의대 졸업식에서 이 선언문이 낭독되고 있을까? 그 이유는 아무리 의술이 발달하고 점점 더 새로운 의료기구가 나온다 해도 고대나 지금이나 의업에 입문하는 사람의 자세는 변함없기 때문이다. 이 정신만은 아마 앞으로도 영원히 남아 있을 것이고, 그래야만 한다.

나는 미래의 의사들에게 이렇게 말하고 싶다. 선언문을 외우는 것보다 그 선언문이 말하는 정신을 항상 기억하라고… 그것은 생활에 지쳐서 감각이 무뎌질 때 가슴에 다시 한 번 뜨거운 열정을 불러일으킬 것이다. 의사를 하다 보면 처음 의대에 들어왔을 때 가졌던 순수함과 열정, 또 첫 번째 환자를 치료했을 때 느꼈던 감동이나 기쁨을 어느 순간부터 잊게 된다. 타성에 젖어 환자들이 귀찮아지기 시작하고 오로지 경제적인 논리에 눈이 멀어 환자의 고통 같은 것은 슬금슬금 양심 뒤켠으로 숨겨 놓는 날도 올 수 있다. 주위의 의사들이 동료보다는 적으로 보일 때도 올 수 있다. 이 모든 게 특별할 것 없는 일상이 되면 과연 환자를 치료하는 게 무엇인지, 의사의 본분이 무엇인지, 자신이 무슨 일을 하고 있는지조차 의식하지 못하는 무감각한 상태가 올 수도 있다.

그러다 어느 순간 정신이 번쩍 든다. 의사라는 직업을 택했다면 그때를 놓쳐서는 안 된다. 초심을 다시 한 번 기억하고 자신을 추슬러야 하는 그때 바로 이 히포크라테스 선서가 필요하다. 어떻게 보면 히포크라스테스 선서는 문구를 줄줄 외우는 것보다, 의대를 졸업하면서 의례적으로 한번 슥 읽고 잊어버리는 것보다, 문득문득 초심을 잃고 흔들리는 자신을 붙잡을 때 더욱 필요한 것이다.

아직 먼 일일 수 있지만, 의사가 되기에 앞서 이 선서를 찬찬히 들여다보길 바란다. 그리고 사람을 치료한다는 게 무엇인지, 의술을 행한다는 게 무엇인지 다시 한 번 고민하길 바란다. 그 시간이 알차면 알찰수록 자신의 목표에 더 집중할 수 있고 거침없이 앞으로 나아갈 수 있게 될 것이다.

PART.1

의대, 이것만은 알고 가자

사실 안에는 과학과 의견이라는 두 가지가 있다.
전자는 지식을 낳고 후자는 무지를 낳는다.

_히포크라테스(Hippocrates)

하워드 플로리(Howard Florey, 1898~1968)

호주 출신의 의사이자 병리학자. 1941년 미국에서 페닐실린 대량생산의 실마리를 풀었다. 이 공로로 1945년 노벨 생리의학상을 플레밍과 공동수상했다.

항생 작용을 하는 푸른곰팡이를 발견한 것은 플레밍이었지만, 그는 발견만 했을 뿐 10년 동안 방치되었던 무관심 속 곰팡이를 인간의 생명을 구하는 최초의 항생제로 탈바꿈시킨 것은 하워드의 공이 가장 컸다. 인류가 만들어낸 약품 중에 페니실린만큼 극적인 효과를 낸 약은 없었다. 선진국에서만 이 약 덕분에 목숨을 건진 환자는 8000만 명이 넘는다. 하지만 4년 후 내성균이 나타났고 세균과의 전쟁은 아직도 진행중이다.

'의사는 10년 공부'
어떤 과정을 거쳐야 하나?

　나도 한때는 의사를 꿈꾸는 멋모르는 청춘이었다. 의대에 들어가면 무조건 의사가 되는 줄 알았을 뿐, 어떤 것을 치열하게 추구해야 하는지, 무엇이 가장 힘든지, 심지어는 어떤 과정을 거쳐서 의사가 되는지조차 몰랐다. 그냥 선망이 희망으로, 희망이 열망으로 바뀌면서 '이거야말로 내 천직이다'라는 확신에 이끌려 행동하고 노력했을 뿐이다. 그러다 보니 이제 돌이켜봤을 때 '누가 이것저것 좀 알려줬으면 더 좋았겠다'라는 생각이 물씬 들었다. 의대를 희망하면서 기본적으로 알아야 할 지침 같은 것들, 예를 들어 대학 이후 어떤 과정이 기다리고 있는지, 전문의가 되려면 어떤 과정을 더 밟아야 하는지 또는 의사를 둘러싸고 벌어지는 사회의 이모저모 등 직접 경험해본 누군가가 알려주지 않으면 그냥 지나칠 수밖에 없는 것들 말이다.

일단, 물어보고 싶다. 혹시 여러분은 어떻게 의사가 되는지 알고 있는가? 의대의 수업과정 말고 전체적인 의사 생활에 대한 그림을 그려볼 수 있는가?

- 이름 _ 이송훈
- 겪어온 길 _ 부산의대 입학. 예과 2년과 본과 4년을 열심히 보낸 후 졸업. 그 후 국가고시에 합격해 의사면허 획득. 이후 서울성모병원에서 인턴 생활 1년, 여의도 성모병원에서 안과 레지던트 과정 4년을 마침. 전문의 시험에 합격해 현재 안과 전문의로 활동 중.

대충 감을 잡았을 것 같다. 내가 경험한 과정이 앞으로 의대를 꿈꾸는 사람들이 경험하게 될 전형적인 과정이다. 척 봐도 의사로 거듭나는 과정은 정말 복잡해 보인다. 의대에 들어갔다고 바로 의사가 될 수 있나? 파릇파릇한 청춘을 6년간 대학에 바쳐도 그런 특혜는 절대 없다. 야박한 인심이라고 투덜대도 어쩔 수 없는 일이다.

흔히 '의사는 10년 공부'라고 한다. 보통 남들보다 2년이나 더 대학을 다니고 그 후 몇 년간을 '휴식이 최대의 유혹'으로 다가오는 치열한 현장에서 살아야 한다. 그럼에도 불구하고 어떤 과정을 밟아서 의사가 되는지 정확하게 알고 있는 사람은 참 드물다. 그건 의대를 꿈꾸는 학생들도 마찬가지다. 의대라는 관문을 최초이자 최후의 목표로 생각하기 때문이다. 모든 일을 의대합격 이후에 생각하자고 일단 머릿속의 전원을 꺼버린다. 그러나 오직 그것 하나만을 생각하면서 의대에 들어온다면, 과연 그 이후의 긴긴 시간을 어떻게 알차게 꾸릴 것인가. 일단 알아보고 덤벼야 죽이 되든 밥이 되든 후회가 없다.

의대 생활을 가장 간단하게 설명하자면 이렇다.

'열심히 공부해서 6년제 의과대학에 입학한다. 거기서 2년 동안 의예과 과정과 4년 동안 본과 과정을 차근차근 습득한다. 그러다 보면 과연 올 것인가 싶었던 졸업이 코앞으로 다가온다.'

의대시절에는 특별히 과를 정하지 않은 채 26개 진료과목을 전부 배우기 때문에 공부하기가 그리 녹록치 않다. 머릿속에 지식을 욱여넣는 기간이라 할까? 특별히 관심 있는 신체부위만 배우면 좋을 텐데 우리 몸은 하나로 연결된 유기체이기 때문에 일단 몸에 대한 지식을 전부 알고 있어야 한다. 졸업을 앞두고서도 마음이 편치 않다. 누구 할 것 없이 모두 치러야 하는 의사국가고시가 기다리고 있기 때문이다. 국가고시에 합격해야만 비로소 의사면허가 나오고 모든 의료행위를 할 수 있는 법적인 자격이 주어지는 것이다.

전문의를 꿈꾸고 있다면…

그런데 만약 여기서 더 나아가 '전문의'라는 직함을 달고 싶다면 어떻게 해야 하는가? 흔히 의사면허는 있지만 전문의는 아닌 사람을 일반의 사라고 부른다. 그럼 전문의는? 국가고시 합격 후 수련 병원에서 전공의

과정, 즉 1년간의 인턴 과정과 4년(또는 3년)간의 레지던트 과정을 마치고 전문의 시험에 합격한 사람을 말한다. 그러나 이 과정은 필수가 아니기 때문에 의사면허를 딴 시점에서 개업을 하고 싶거나 그때까지 배운 지식과 경험을 바탕으로 바로 병원에서 환자를 진료하고 싶은 사람, 의료계가 아닌 다른 길을 가고 싶은 사람이라면 굳이 전문의가 될 필요는 없다. 전공의 과정을 완전히 마치지 않고도 의사로서 충실한 삶을 살아가는 사람들도 많다는 사실을 기억하자.

단지 우리나라에서는 전공의 과정을 거쳐 전문의 면허를 따는 게 대세다. 또한 종합병원에서 경험을 쌓고 싶거나 직접 환자들과 부대끼며 의사 생활의 진면목을 맛보고 싶은 사람이라면 확실히 전공의 과정을 통해서 얻는 게 많다. 눈물과 웃음과 땀으로 버무려진 의사들의 이야기는 바로 이 5년간의 과정에서 나온다. 아직 배우는 입장이라 당당하게 자신의 목소리를 낼 수도 없을뿐더러, 선배들의 시퍼런 눈길 속에서 화장실도 못 가고 밤낮을 뛰어다녀야 하며, 피를 철철 흘리는 환자도 직접 대면해야 하지만 그래도 의사로서의 보람과 깨달음, 통찰력은 제대로 얻을 수 있으니 그야말로 비 온 뒤 땅이 더 굳어지는 격이다.

일단 인턴 기간에는, 모든 과를 한 달씩 돌면서 필수적으로 알아야 하는 임상지식들을 배운다. 인턴은 의사 사회에서 제일 아래 계급에 속하기 때문에 육체적으로 상당히 고달프다. 그러나 무엇이 자신에게 맞는 과인지, 무슨 과를 가장 하고 싶은지 확인하는 시간이기 때문에 결코 소홀히 할 수 없다. 게다가 자신이 원하는 과에서 레지던트 수련을 받고 싶다면 더욱더 그렇다. 1년 후 각 과에서 레지던트를 뽑을 때 레지던트 시험성적과 인턴 근무성적이 기준이 되기 때문이다. 경쟁률이 높은 과에 들어가려면 그만큼 더 열심히 해야 한다는 소리다.

인턴 과정이 끝나면 레지던트 과정이 시작된다. 이때는 자신이 선택한 과에서 수련을 받는다. 물론 이때도 힘들긴 마찬가지지만 고귀한 목표를 가진 창창한 의사들을 무너뜨리기에는 아마도 역부족일 성 싶다. 게다가 전문의 시험까지 치르고 나면 당당히 '전문의'라는 이름을 내걸 수 있는데 무엇이 두려운가.

만약 전문의 면허를 딴 후 의과대학 교수가 되고 싶거나, 종합병원에서 근무하고 싶거나, 사회에 나가기 전 실무경험을 더 쌓고 싶은 사람은 수련 병원에서 1~3년 정도 임상강사 생활을 더 할 수도 있다. 이 과정을 전임의(Fellow)라고 부른다. 특히 의대교수라는 목표가 확고하다면 전임의를 거쳐 의과대학의 전임강사, 조교수, 부교수, 정교수 과정을 밟아야 한다. 희망 여부에 따라서는 대학원에 진학해 석사, 박사학위를 딸 수도 있는데, 석사과정은 레지던트 때 하고 박사과정은 전문의가 된 후에 하는 게 일반적이다.

의학전문대학원의 등장

오오, 말하다 보니 의사가 되는 길이야말로 정말 '국가개발 10개년 계획'과 맞먹는 엄청난 과정이다. 나조차도 '이걸 내가 했단 말인가!' 하는 생각이 들 정도다. 그런데 이러한 '의사 되는 길'에 또 하나의 변수가 생겼다. 바로 '의학전문대학원'의 등장이다.

미국은 의사가 되는 일반적인 과정이 우리나라와는 달리 일반대학을 졸업한 사람이 의학전문대학원 과정을 거쳐야 의사가 될 수 있다. 2003년, 우리나라에서도 처음으로 미국처럼 의학전문대학원 제도가 논의됐고, 정부에서는 2010년까지 대부분의 의과대학을 의학전문대학원으로 전환하려는 계획을 가지고 있었다. 하지만 이 제도는 우리나라 현실에는 맞지 않는 여러 가지 문제점들이 있어서 처음부터 반대가 많았던 것이 사실이다. 정부에서 여러 방법으로 전환을 강요했기 때문에 상당수의 의과대학이 대학원과정으로 전환을 했다가 정권이 바뀌면서 대부분 다시 의과대학으로 복귀하는 일이 벌어지고 말았지만, 하여튼 이제 우리나라에도 엄연히 의학전문대학원이 존재하게 되었고, 의사가 되는 길도 조금은 다양해졌다고 해야겠다. 예전에는 의사가 되려면 곧 죽어도 6년제 의대를 들어가야 했던 것에 반해, 이제는 다른 과의 4년제 대학을 나왔어도 의학전문대학원에 진학하면 의사가 될 수 있다. 의대를 졸업한 학생이 의사가 되는 것처럼, 의학전문대학원을 졸업한 학생도 의사가 될 수 있다는 말이다. 그러나 의학전문대학원은 일반 대학을 졸업하고 가야하는 대학원이고, 기간 또한 4년인지라 그 기간들을 전부 합하면 무려 8년을 의대공부에 소비하는 셈이다. 대학 4년, 대학원 4년, 인턴 1년, 레지던트 4년에 남자라면 군의관 3년… 모두 합해 16년의 세월을 투자해야 한다. 거기다 만약 재수라도 한다면? 유급이라도 당한다면? 그야말로 인생을 건 장기전이 된다. 의사가 일생의 꿈인 사람에게는 오히려 기회가 늘어나겠지만, 그만큼 결정할 때 더욱더 심사숙고해야 한다.

MD

의대를 졸업하고 국가고시를 통과한 사람을 흔히 MD(Doctor of Medicine)라고 한다. 번역하면 '의학박사' 정도 될 것이나, 엄밀하게 말하면 '면허증 소유 의사' 혹은 '의무석사'라고 해야 맞을 것 같다. 미국은 의대가 대학원 과정이기 때문에 졸업하면 'Doctor'라는 말이 붙지만 현재 우리나라는 의대가 학부과정이기 때문에, 의사면허를 땄다 해도 진정한 '박사'는 아니다. 그래서 관례적으로 국가고시 합격한 사람을 MD라고 하지만 그것을 우리나라 말로 바꿔 박사라고 부르지는 않는다.

현재 우리나라 의학박사(Ph.D. in medicine)들은 의과대학을 졸업한 후 의과대학원(의학전문대학원과는 다르다)에서 박사과정을 거쳐 학위를 딴 사람들이다. 또 우리나라 의학전문대학원에는 4년 과정의 MD 과정과 분리된 의과학자를 양성하기 위한 6~8년 과정의 MD-Ph.D. 과정(석 · 박사 학위를 통합적으로 이수하는 의과학복합학위 과정)도 있다.

시간과 돈과 엄청난 노력이 필요한 길, 그게 바로 의사 되는 길이다. 치료하는 기술만 배운다면 누군들 의사노릇하지 못하랴. 하지만 기술자에게 자신의 생명을 맡기고 싶어 하는 사람이 어디 있겠는가? 어렵고 지난한 과정을 이기고, 그 속에서 생명의 존엄성을 배우고, 아무리 작은 병이라도 끝없이 자신의 시퍼런 양심을 볼 줄 아는 사람에게 보이고 싶어 하는 게 사람 마음이다.

　사람의 몸을 다룬다는 것은 두렵고도 겁나는 일이다. 항상 긴장해야 하고 판단해야 하며, 급작스럽게 터지는 일에 대비해야 한다. 어려운 수술 때문에 밤을 하얗게 지세는 경우도 생길 수 있다. 때로는 자신의 한계 때문에 절망하고, 환자에게 무력한 모습을 보이는 순간에는 가슴이 먹먹해질 수도 있다. 그렇기 때문에 그렇게 길고 긴 시간 동안 예비의사들을 훈련시키는 것이다. 의사가 되고 싶다면, 이런 과정들을 충분히 알고 몸과 마음을 단단히 가다듬는 단계가 꼭 필요하다.

✚ 의학전문대학원

원래 의학전문대학원(이하 의전원)의 설립 취지는 이렇다. 일단 일반 대학을 나온 후 대학원에서 전문적으로 의료과정을 배우면 다양한 전공 출신의 의사들이 배출되고, 교양과 기초학문 교육이 강화돼 의사로서의 소양이 높아지고 의학이 발전한다는 것이었다. 하지만 의료계 내부에서는 처음부터 반대의 목소리가 높았던 것이 사실이다.

정부가 교육문제에 지나치게 간섭한다는 것이 첫 번째 이유였고, 의전원이 또 다른 입시경쟁을 유발해 이공계열 대학이 의전원을 가기 위한 비정상적인 과정이 될 가능성이 있다는 것이 두 번째 이유였다.

하지만 정부에서는 여러 가지 제재를 가하면서 전환을 강행했고, 2005년 몇몇 대학에서 의전원 신입생을 뽑기 시작해 상당수의 대학이 의전원으로 전환하거나 의대와 의전원의 병행을 시행했다.

하지만 막상 의전원 출신의 의사가 배출되면서 여러 가지 문제점이 노출되었다. 이공계 대학의 의전원 학원화 문제가 심각했고, 대학을 졸업하고 들어가는 의전원 지원자의 나이가 많아지면서 원래 기대했던 기초학 분야의 지원은 더 줄어들었다. 의과대학 졸업생 중에는 젊은 나이의 패기와 열정으로 인류를 위하겠다는 마음을 품고 기초의학 분야에 지원하는 사람들이 상당히 있었다. 하지만 의전원을 졸업하는 사람들은 실질적인 가장의 역할을 고려해야 한다. 그러니 그중 대부분은 경제적 보상이 적어 보일 수 있는 기초의학 분야보다 임상의사 쪽을 지원하는 경향이 많다.

그리고 대학원 코스가 되면서 한 학기 등록금이 1,000만 원을 훌쩍 뛰어넘어 사회적 위화감이 조성되었고, 교육비 부담이 늘어난 만큼 의료비도 상승하지 않겠냐는 우려의 목소리가 높아졌다. 의사배출기간이 늘어나면서 국가 경쟁력이 떨어질 것이라는 염려도 나왔다. 그리고 군대를 필한 사람들이 의전원에 입학하는 경우가 많아지면서 군의관과 공중보건의 수급에서도 많은 문제점이 노출되었다. 그래서 정권이 바뀌면서 의전원으로의 전환을 대학자율에 맡겼고, 대부분의 의전원이 다시 의과대학으로 복귀했다.

하지만 우리나라에도 엄연히 의전원이 존재한다. 그러니 남아있는 의전원이 원래의 취지를 살려 진정한 의학발전에 도움이 되었으면 좋겠다.

의대는 누가 가지?

언제부터인가 미디어에 의사가 등장하기 시작했다. 영화나 드라마, 심지어 광고에서도 심심찮게 볼 수 있다. 대부분 지적이고 깔끔한 얼굴을 지녔고, 외모에 걸맞게 옷도 잘 입는다. 미디어 속 의사들은 키도 크고 체격도 좋아 사실 뭘 걸쳐도 평균 이상의 이미지가 나온다. 게다가 부유하기까지….

그러나 실상 병원에서 마주치는 모습을 보면, 우리나라에서 잘 나가는 의사들은 전부 방송국 내 병원에 취직했나 싶을 정도로 평범해 보인다. 차이라 하면 친절하거나 무뚝뚝하거나, 좀 더 여유로워 보이거나 아니면 좀 더 피곤해 보이거나 하는 정도다. 그런데도 대중에게 선보이는 의사의 이미지란 매끈한 양파처럼 벗겨도 벗겨도 뽀얗게 빛나기만 한다. 허상과 거품이 반 이상을 차지하고 있다.

그래서일까? 의대열풍은 날이 갈수록 더해지고 있다. 특히 재수, 삼수를 해서라도 의대에 가고야 말겠다는 의지충천 스타일의 학생들이 눈에 띈다. 처음에는 '○○의대를 가야지~'라고 생각했던 학생들도 후에는 '그냥 의대'로 목표가 바뀌면서 다시 한 번 공부에 열을 올린다. 이런 학생들은 마음을 접고 다른 과에 가더라도 그 마지막 끈을 놓지 못해 다시 의대로 발길을 돌리곤 한다. 그래서 의대에서는 나이 많은 신입생들 때문에 고등학교 졸업 후 바로 대학에 온 '현역'들이 오히려 기를 못 편다는 우스갯소리도 있다.

게다가 명문대 다른 학과에 진학했던 학생들도 진로를 틀어 의대로 들어오는 경우가 많아졌다. 의대는 한정돼 있는데 가고 싶은 사람만 늘어나니 갈수록 의대 가기가 '낙타 바늘구멍 들어가기'처럼 어려워질 수밖에 없다.

그렇다면 이런 질문이 나올 만도 하다.

"의대는 어떻게 가나요?"

짐작하고 있겠지만 의대를 가려면 일단은 공부를 잘해야 한다. 지방에 있건 서울에 있건 의과대학이라는 명패를 달고 있으면 어느 곳 하나 쉽게 들어갈 수 있는 곳이 없다. 그렇다고 초중고 시절부터 특별히 더 준비하거나 신경 써야 할 과목이 있는 건 아니다. 예를 들어 생물을 열심히 공부하면 의대에 들어가서 도움될 것 같다는 말이 있는데, 경험상 딱히 맞는 말은 아니다. 생물은 의대에 가서 공부해도 충분하니 미리 공부한다고 달라질 건 별로 없다. 그것보다는 열심히 공부해서 전체 성적을 상위권으로 올려놓는 게 어떻게 보면 의대에 들어가기 위한 가장 단순하고도 쉬운 방법이라 하겠다. 물론 훗날을 위해서는 건강에도 신경 써야 한다. 또 미래를 위해 운동, 악기 같은 것을 배워두면 더 좋을 듯싶다.

그럼 여기서 조금만 질문을 달리해보자.

"그럼 머리 좋은 사람이 의대 가나요?"

"음… 글쎄, 그건 말이지…."

사실 의과대학은 뛰어난 창의력이나 번뜩이는 천재성을 필요로 하는 곳은 아니다. 의사들의 주된 업무가 무(無)에서 유(有)를 창조하기보다는 선배들이 일궈놓은 치료법과 검증된 수술법을 배워서 환자들을 치료하는 일이기 때문이다. 너무 머리가 좋아서 단순 암기는 지루하기 짝이 없는 사람, 번뜩이는 머리로 창조적인 일을 하지 않으면 좀이 쑤셔서 참지 못하는 사람은 분명 의대 생활이 답답할 것이다. 때문에 의대는 머리 좋은 사람보다는 일정 수준의 이해력, 암기력, 가공할 만한 인내력을 갖춘 사람이 더 유리하다고 볼 수 있다. 또한 장차 임상의사가 되어 열정적으로 생활하고 싶다면 두뇌보다는 사람들과의 친화력, 환자에 대한 관심, 펄떡이는 양심, 빠르고 정확한 판단능력 등이 더 필요하다. "누가 의대 가나요?"라는 질문 대신 "누가 꼭 의대에 필요한 사람인가요?"라고 물으면 이렇게 답이 달라질 수 있다.

그럼 **"의대에 가려면 꼭 적성에 맞아야 하나요?"** 하고 묻는다면 어떤 대답을 해줄 수 있을까? 간혹 의과대학을 다니다가 적성에 안 맞아서 학교를 그만두었다는 사람이 있다. 그러면 듣는 사람들은 으레 '아, 의대는 성향에 맞아야 다니는 거구나'라고 생각하게 되지만, 내 경험으로 본다면 그 말은 80% 틀린 말이다. 적성에 안 맞아서 의대를 그만뒀다는 학생들을 찬찬히 살펴보면, 사람과 어울리는 게 서투른 경우가 많다. 적성보다는 사회성이 부족한 경우로, 대학에 입학해서도 동급생들과 어울리지 못하고 그 여파로 시험에서 낙제하고 결국 유급 당하고… 사람들과 어울리는 게 시험성적과 무슨 상관이냐고 되물을지 모르지만 의대는 다른 대학과 비교할 때 공부할 양이 너무 방대해 혼자서는 절대 할 수 없다. 스터디 그룹을 짜서 서로의 정보를 공유하거나, 선배들이 건네주는 족보 등이 꼭 필요하다. 이쯤 되면 동기, 선배들과 끈끈한 유대관계를 쌓는 게 의대생에게는 생존전략이 되는 셈. 유대관계가 좋으면 그만큼 편하게 진급할 수 있고, 그렇지 않으면 아주 힘들게 학년을 보내게 되는 것이다. 정말 이건 적성과는 별로 관계가 없다.

또한 이제는 의사가 걸을 수 있는 길도 다양해져서 '적성'은 더욱더 머나먼 얘기가 됐다. 직접 환자를 보는 임상의사야 사람에 대한 애정이 있고 환자를 돌보는 일이 성향에 맞아야 즐겁게 일하고 존경도 받게 되지만, 요즘에는 의료계도 워낙 세분화돼서 마음만 먹으면 자신에게 맞는 과나 업무를 선택할 수 있다. 직접 환자를 보지 않는 영상 의학과나 해부 병리학 같은 과도 있고, 연구실에서 자신의 역량을 발휘할 수도 있다. '의사들은 이래야 한다는데…', '이런 사람이 의대에 잘 맞는다던데…' 같은 고리타분한 기준 때문에 의대에 갈까 말까 고민하기보다는 일단 그곳이 어떤 곳인지, 자신이 어떤 일들을 할 수 있는지 알아보고 스스로의 마음에 귀를 기울이는 게 훨씬 중요하다. 그 토대가 확고하다면 자신에게 맞는 의사의 길은 다양하게 알아볼 수 있다. 하지만 어떤 의사의 길을 걷든 인간존엄에 대한 경외심을 가져야 한다는 것은 분명하다.

제2차 세계대전 때 아우슈비츠에서 유대인 약 40만 명을 죽음으로 내몰았던 '죽음의 의사' 요제프 멩겔레(1911~1979)를 알고 있는가? 의사라면 자신의 부와 명예, 학문적 성과를 위해 남의 생명과 아픔을 우습게 생각해서는 절대 안 된다.

의사의 무신경한 태도와 미숙한 기술 때문에 의료과실이 잇따르면서 의사에 대한 불신이 커지자, 미국은 의사 자격증 시험에 의술을 펼칠 준비가 되었는지 마음가짐을 확인하는 시험을 도입했다. 기술이나 지식뿐 아니라 환자를 편안하게 다루는 법, 환자에 대한 매너 시험을 통과해야 의사 자격증을 얻을 수 있게 됐다. 특이하게도 이 시험은 원래, 외국에서 의대를 졸업한 학생들에게만 시행하던 것으로, 자국 의대출신들에게는 1964년 없어졌었다. 그런데 다시 부활한 것이다. 그만큼 의사들의 인성적인 부분이 점점 중시되고 있다는 뜻이다.

의사라는 직업은 인류가 존재하는 한 영원할 수밖에 없는 독특한 전문 영역이고, 나름대로 부와 명예를 함께 가질 수 있는 직업이다. 하지만 사회가 변함에 따라 이러한 장점도 점점 사라지고 있다. 따라서 앞으로의 변화는 누구도 예상할 수 없다. 그러니 지금부터 의대에 가고자 마음먹은 사람들은 최소한 10년 후 자신의 모습과 의료계 상황을 내다볼 수 있어야 한다. 물론 어느 누구도 10년 앞을 정확하게 예측할 수 없지만 현실을 파악하려고 노력하다보면 어렴풋이 흐름이라도 보이게 마련이다. 현실을 파악한 후에 자신이 걸어가야 할 길에 대한 확신과 나름대로의 철학을 세워야 흔들리지 않고 자신만의 세계를 만들어 갈 수 있는 법이다.

다른 사람 간다고 휩쓸려 간다면 얼마나 재미없을까. 게다가 병원끼리의 경쟁이 점점 심해지고 있기 때문에 앞으로는 성공하는 의사도 점점 줄어들 것이다. 그러니 나는 미래의 의사들에게 이렇게 당부하고 싶다. 경제적인 이유나 명예욕 때문이 아니라 의료계에 대한 열정과 사명감으로 의대를 선택하라고. 의사는 많아도 훌륭한 의사는 드문데, 사실 훌륭한 의사가 줄어들 이유는 전혀 없기 때문이다. 이런 생각에 공감하는 사람이라면 의대에 도전해볼 만한 충분한 가치가 있다.

✚ 의대 입시, 생활기록부, 자소서

종종 이 책을 읽고 상담을 청하는 사람 중에 저자를 입시전문가로 알고 있는 사람들이 있는데, 전혀 아니다. 하지만 최근에 아들이 의대를 진학하면서 의대 입시에 관심을 갖지 않을 수 없게 되어 한 마디 거들까 한다.

요즘은 전교 1등을 해도 의대 입학을 보장받지 못할 정도로 의대 입학이 격하게 힘들다. 각 대학마다 전형이 다르고 입학 기준도 다르지만, 가장 기본적으로는 우수한 성적이 우선이라는 것은 두말할 필요도 없다. 꿈은 꿈이고 현실은 현실이다. 성적이 기본이 되지 않는다면 아무리 고등학교 생활이 의대 입학에 특화되어 있다 해도 소용이 없다.

저자가 말하고 싶은 것은 의대 입학의 당락을 쥐락펴락하는 의대 입학 사정관들이 의대 교수 즉 의사라는 점이다. 물론 전문 입학사정관들도 관여를 하겠지만, 다수를 차지하는 것은 의대교수들이라는 점을 명심해야 한다. 의사인 의대 교수들이 생활기록부도 검토하고 자기소개서도 평가하고 면접도 본다. 그래서 의사들의 평균적인 생각과 그 분들이 생각하는 의사로 적합한 인간상이 어떤 것이냐를 고민해보고, 생활기록부 활동과 자기소개서를 작성하는 것이 중요하다. 이 책을 면밀히 읽는다면 그 힌트를 조금은 얻을 수 있을 것이다.

어떤 의대를 갈까?

예전에는 의사국가고시 예상 문제집을 팔만대장경이라 했다. 전국에 의과대학이 8개밖에 없어서 각 대학시험 예상문제를 한 문제집에 함께 수록할 수 있었다나. 그래서 제목이 팔만대장경이 됐다나 뭐라나. 그런데 현재 전국 의과대학은 무려 40개나 된다. 상황이 이러하니 과연 어떤 대학을 선택해야 할지 고민이 될 수밖에 없다.

한 대학만 바라보고 있기에는 시간이 아깝다

엄청난 화제를 모았던 드라마 〈SKY캐슬〉을 보면 서울대 의대에 입학하기 위해(혹은 입학시키기 위해) 살인까지 저지르는 장면이 등장한다. 지금은 워낙 의대 입학이 힘든 때라 어느 의과대학이든 입학만 하면 좋겠다는 학생들이 대다수지만 그중에는 재수, 삼수를 해서라도 특정 의대에 입학하려는 청춘들이 있을 것이다. 나도 그랬다. 사실 우리나라는 땅도 좁고 대학도 많지 않아서 모든 대학이 어느 정도는 서열화돼 있다. 의과대학도 마찬가지다. 미국처럼 매년 의과대학 랭킹을 신문에 발표하지는 않지만 매년 입시 때 매겨지는 예상 점수표를 보면 국내 의과대학의 서열도 대충 감을 잡을 수 있다. 게다가 그 랭킹과 예상 점수표가 딱히 바뀌지도 않는다. 그러니 목표한 대학의 점수를 보고 열심히 공부해서 자신의 성적에 맞춰 의과대학에 가는게 정석이다. 이때 내가 강조하고 싶은 것은 이것이다. 의대를 가기로 했으면 의대에 가면 될 뿐 꼭 랭킹 1위 대학에 목숨 걸 필요는 없다. 초지일관 한 의대만 바라보고 있다가는 오히려 좋은 세월 다 보내고 몸과 마음만 너덜너덜해질 뿐이다.

수험생일 때야 오로지 최고 의과대학에 가는 게 일생의 목표요 다른 의과대학은 안중에도 없을 것이다. 하지만 결과가 예상대로 나오지 않았을 때는 빨리 현명한 길을 찾아 다시 떠나야 한다. 목표로 삼은 의과대학을 보면서 최선을 다하고, 만약 성적이 그만큼 나오지 않았다면 차선의 의과대학을 선택하면 된다.

그래도 정 처음 목표로 했던 대학에 미련이 남으면 재수를 할 수는 있다고 생각한다. 재수 정도야 한 번쯤 해볼 만하고, 의대에 가면 실제로 재수생이 수두룩하기 때문에 그렇게 특이한 경우도 아니다. 그러나 삼수는 정말 심각하게 따져봐야 한다. 체력적으로나 심리적으로나 삼수는 커다란 부담이다. 물론 실제로 의대에 가보면 4수, 5수를 해서 입학한 학생도 있으니 확실하게 말할 수는 없으리라. 다만 내 경험을 돌이켜볼 때 삼수를 결정할 때는 심사숙고하고, 학문적으로 업그레이드할 기회는 의대에 들어가고 나서도 얼마든지 있다는 것을 말해주고 싶다.

상위 랭킹에 속하는 특정한 의과대학을 나와야지만 대학병원의 교수가 될 수 있다고 철썩 같이 믿는 학생들도 있다. 하지만 실제로는 대부분의 의과대학이 자부심이 강해서 같은 조건이라면 본교 출신들을 교수 요원으로 뽑는 경우가 많다. 그래서 특정한 의과대학을 졸업해야 대학병원의 교수가 되는 것은 결코 아니다. 물론 신생 의대는 졸업생이 없기 때문에 할 수 없이 다른 학교 출신의 교수들을 데려와야 하고, 그러는 과정에서 특정 의대 출신들을 많이 데려오는 경우도 있다. 하지만 그런 학교들도 졸업생이 나오면 서서히 본교 출신들로 교수들을 바꾼다. 이것에는 예외가 없다. 그러니 자신의 꿈이 어떤 대학의 의과대학 교수가 아니라 그냥 의과대학 교수라면 더욱더 한 의대에 목매달 필요가 없는 것이다.

이상과 현실에서 고민할 때 자신만의 생각을 밀어붙이는 것이 용기일 수도 있다. 하지만 그렇지 않은 경우도 많다. 장기를 둘 때도 직접 두는 사람보다는 훈수를 두는 사람의 눈에 수가 더 잘 보이는 법이다. 그러니 본인이 학교를 선택하면서 고민을 한다면, 꼭 선배들의 조언에 귀를 기울이라고 말해주고 싶다. 진부한 이야기지만 대학이 중요하긴 하더라도 그 사람의 인생을 결정하는 것은 아니다. 의과대학은 그러한 면이 더욱 많은 것 같다. 본인이 어느 의과대학에 진학하든 최선을 다해 연구와 진료에서 두각을 나타낸다면 길은 얼마든지 열려 있다.

지나고 나서야 비로소 보이는 길이 있다. 먼저 간 사람들에게 물어보고 출발한다면 시간과 노력을 줄일 수 있는 것이다.

어떤 기준으로 골라야 하나?

만약 조건이 같은 대학이라면 역사가 깊은 곳을 선택하자. 구체적으로 학교 역사가 10년 정도는 된 곳을 권하고 싶다. 의사 생활은 선후배 관계가 상당히 중요하기 때문에 앞에서 끌어주는 동문 선배가 많다는 것은 의사 생활을 시작할 때 훨씬 수월하다는 것을 뜻한다. 물론 요즘은 신생 의대들도 나름대로 제도적 장치를 마련해서 약점을 보완하고, 신생 의대만 가질 수 있는 역동적인 장점을 이용해 새로운 것을 많이 시도하기 때문에 위에서 말한 부분이 100% 정답은 아니지만 말이다.

또한 학비 때문에 걱정인 학생이라면 고민할 필요 없이 장학생으로 다닐 수 있는 학교를 선택하자. 아니면 사립에 비해 학비가 2배는 싼 국립 의대를 찾아서 가라고 말하고 싶다. 학자금 융자 제도를 활용한다고 해도 의과대학의 학비는 상당한 부담으로 작용할 수 있기 때문이다.

연고지와 학교 선택

요즘은 의대 입학이 워낙 힘들다 보니 본인의 출신 지역과 상관없이 전국 어디서든 입학이 가능하다면 가리지 않고 문을 두드린다. 하지만 만약 선택할 수 있는 상황이 온다면 한 번은 생각해봐야 할 주제다. 지방 의대인가, 수도권의 의대인가? 상당히 미묘한 부분이긴 하지만 결국엔 다 장단점이 있다. 물론 서울에 있는 대학들이 구심점 역할을 하는 것은 맞다. 학회를 해도 서울에서 많이 하고 의대 학생들의 전국적인 행사도 서울에서 많이 하고 유명한 사람이 와서 강연을 해도 서울에서만 하는 경우가 많다. 하지만 지방도 나름대로의 독특한 분위기가 있다.

그러니 일단 학교를 고를 때는, 학교의 위치가 앞으로의 의사 생활에 영향을 미칠 수 있다는 걸 기억해야 한다.

실제로 환자를 진찰하다 보면 의사끼리 도움을 주고받아야 하는 일이 많이 생긴다. 그래서 대부분 출신교 지역이나 수련받은 병원 중심으로 의사 생활을 한다. 예를 들어, 광주는 전남의대 출신 의사가, 대구는 경북의대 출신 의사가 가장 많다. 그렇기 때문에 광주에서 의사 생활을 시작할 거라면 전남의대를, 대구에서 시작할 거라면 경북의대를 나오는 게 다른 어떤 의과대학을 나오는 것보다 여러모로 도움을 많이 받을 수 있는 것이다. 물론 글로벌 시대를 말하는 이때 좁디좁은 우리나라 안에서 어떤 지역의 대학을 나와야 유리하다는 말을 하는 게 좀 우습기도 하지만 말이다.

대학의 부속병원도 중요하다

현재 '메이저'라 불리는 의대(서울대, 연세대, 가톨릭대, 성균관대, 울산대)의 존재감을 증명하는 것은 그 부속병원이다. 부속병원이 대한민국 'BIG5' 인 것이다. 그만큼 의과대학은 부속병원이 무엇보다 중요하다. 당연히 의과대학을 선택할 때는 대학의 역사, 위치와 더불어 그 대학의 부속병원도 살펴봐야 한다. 부속병원의 규모가 어느 정도인지, 인지도는 얼마나 높은지 알아봐야 하는 것이다. 비교적 역사가 짧은 울산 의과대학이나 성균관 의과대학에 좋은 학생들이 많이 가는 이유도 좋은 부속병원이 있고, 그 부속병원에 좋은 의료진들이 있기 때문이다. 아무래도 본과 시절 의대생들은 출신교의 부속병원으로 임상실습을 나가고 부속병원도 인턴, 레지던트를 뽑을 때 출신교 졸업생들을 선호할 수밖에 없다. 그러니 좋은 부속병원이 있는 대학에 입학하면 저절로 그곳에서 전공의 과정을 밟을 기회가 많아지는 셈이다. 부속병원의 존재는 나중에 교수를 하고 싶은 사람에게도 중요하다. 부속병원이 많다는 것은 그만큼 대학교수의 자리가 많다는 소리 아니겠는가. 대학의 부속병원을 따져보는 것은 여러모로 중요하다.

수련 병원 선택

그리고 말이 나온 김에 대학만큼 중요한 수련 병원에 대해서도 잠깐 알아볼까 한다.

의사들은 일단 출신 학교의 끈끈한 연으로 묶이고 어떤 병원에서 인턴, 레지던트 수련을 받았느냐에 따라 또 하나의 끈으로 묶인다. 이 두 개의 끈 중 실제 의사 생활에 중요하게 작용하는 끈은 바로 두 번째 끈이다. 앞서 말했던 것처럼 출신교를 중심으로 의사 생활이 이루어지기도 하지만 수련 병원을 중심으로 의사 생활이 시작되는 경우가 더 많기 때문이다. 그래서 수련 병원을 선택할 때도 학교 선택에 심혈을 기울였던 것처럼 꼼꼼한 분석이 필요하다. 특히 이제는 우리나라도 미국처럼 어느 대학 출신보다는 어느 병원에서 수련을 받았느냐가 중요한 포인트로 등장하고 있어서 더욱 그렇다.

재미교포이자 사지마비 장애인이면서 미국 최고 의과대학인 존스 홉킨스 대학 부속병원의 재활의학과에서 수석 레지던트로 수련받은 이승복 씨를 알고 있는가? 장애를 넘어선 이승복 씨의 투지가 더 빛났던 것은 그가 다녔던 다트머스 의과대학도 명문이지만 그가 수련을 받은 존스 홉킨스 병원이 세계 최고였기 때문이었다.

예전에는 출신교 지역의 병원에서 수련을 받거나 선배들이 자리 잡고 있는 병원에 지원하는 경우가 많았고, 지금도 대부분 그렇게 하고 있다. 하지만 서울삼성병원, 아산병원같이 엄청난 규모의 대형 병원이 생기면서 타 대학의 우수한 졸업생들이 본교 병원을 선택하지 않고, 이곳에서 수련받는 이들이 생겨났고, 부속병원이 많은 가톨릭의대나 한림의대도 졸업생 정원보다 훨씬 많은 인턴 정원을 채우기 위해 타교 졸업생들을 많이 영입할 수밖에 없는 실정이다.

어떤 경우는 인기 병원에 전공의들이 몰리다 보니, 대학병원에서 전공의 정원을 채우지 못하는 경우도 생기는데, 어느 해는 서울대 병원에 인턴이 미달되는 사태가 벌어진 적도 있었다. 그래서 요즘은 각 병원들이 전공의 모집을 위한 그들만의 당근책을 내어놓기도 한다.

특히 수도권 수험생들이 지방의대에 입학했다가 전공의가 되어서는 서울로 귀성하는 경우가 많기 때문에 지방 의대의 전공의 수급에 적지 않은 문제가 생기고 있다. 그래서 지방 의과대학은 이런 문제를 해결하기 위해 지방 출신 인재들을 위한 입학 정원을 늘려가는 추세인데, 이런 경향은 더욱 강화될 것으로 보인다. 어찌되었든 대학과는 별개로 수련 병원을 선택할 폭이 넓어진 셈이고, 따라서 수련 병원 선택에 더욱 신경을 써야 한다.

여기까지가 의과대학을 다녀보고 인턴, 레지던트 과정을 마친 선배가 개인적으로 짚어준 학교와 수련 병원 선택에 대한 가이드라인이다. 그러나 이 모든 것들을 뛰어넘는 단 하나의 선택 기준은 바로 개인의 비전과 소신이다. 당장 1, 2년 앞만 내다보고 선택하기보다는 높이 나는 독수리처럼 멀리 보고 자신의 마음에 귀를 기울여 선택하기를 진심으로 바란다.

✚ 외국에서 의대를 졸업했다면

요즘 국내 의대 입학이 힘들다 보니 외국 의대를 진학하려는 학생들을 더러 보게 된다. 내 주변에도 그런 학생들이 있다. 어릴 때 외국으로 유학을 가 외국에서 의과대학을 진학하려는 학생들도 제법 있을 것으로 안다. 만약 외국에서 의과대학을 다니고, 졸업하고, 그곳에서 의사 생활을 한다면 아무 문제가 없을 것이다. 물론 취업비자를 받을 수 있냐가 관건이겠지만 큰 문제는 없을 것으로 보인다. 생각해봐야 할 경우는 외국에서 의과대학을 다녔는데, 국내에 취업하고 싶을 때다.

예전에는 국내 의대 진학에 실패했던 학생들이 필리핀 등으로 유학 가서 의대를 졸업하고 다시 귀국해 국내 의사국가고시를 보기도 했다. 하지만 그것도 의사국가고시가 쉬웠던 때의 얘기다. 국내 의사국가고시가 어려워지면서부터 사실상 그런 방법으로 합격하기가 매우 힘들어졌을 뿐만 아니라 절차도 복잡하게 바뀌었다.

외국 의과대학을 졸업했다고 무조건 한국의 의사국가고시를 칠 수 있는 것은 아니고 일단 국시원의 검증을 거쳐야 한다. 국시원에서는 외국 의대의 교과과정 등을 검토해 그 의과대학이 국내 의사국가고시를 볼 수 있는 자격을 갖춘 학교인지를 검증

한다. 그리고 검증된 의과대학의 졸업생들은 일단 예비시험을 치러야 하고, 그 예비시험에 합격하면 비로소 우리나라 의사국가고시를 볼 수 있는 자격을 얻게 된다. 2003년부터 2017년까지 외국 의대를 졸업하고 국시원 예비시험을 통과한 후 의사국시에 응시한 사람은 총 138명이었고, 이 중 68명이 합격했다. 가장 많은 나라는 필리핀으로 43명이 응시했지만 7명만 합격했다. 헝가리 의대출신은 16명이 응시해 11명, 독일의대 출신은 15명중 10명, 우즈베키스탄 의대 출신은 11명중 7명, 미국의대 출신은 8명 중 5명이 국시에 합격해 국내면허를 취득했다. 같은 기간 외국 치대졸업 후 국내 치과의사국시에 응시한 사람은 675명으로 그 중 178명이 합격했다.

또 하나 말하고 싶은 것은 미국의 의과대학 진학에 관한 것인데, 미국은 대부분 의학전문대학원 시스템이어서 일단 학부를 졸업하고 가야 한다. 또한 대학원마다 다르지만 미국 시민권자나 영주권을 가진 사람을 우선적으로 뽑는 경우가 많고, 외국 유학생을 뽑더라도 그 인원이 매우 적고, 장학금 혜택도 부실하며, 캐나다 같은 영어권 학생들을 주로 뽑기 때문에 미국에서 의학전문대학원을 입학하기는 불가능하진 않지만, 굉장히 어렵다.

또 진학을 희망하는 의과대학 강의가 영어로 진행하는지, 아니면 그 나라말로 진행하는지를 잘 알아보고 그 언어에 자신이 없다면 입학을 더욱 심사숙고해야 한다. 세계 어디나 의대 공부 자체가 힘들고 유급도 많은데, 의사소통까지 수월하지 않다면 학생들이 감당해야 하는 스트레스가 지나치게 클 것이다.

결론은 우리나라에서 의사를 하고 싶다면 국내 의과대학을 가는 것이 가장 좋겠지만, 외국의 의대를 나와서 국내에서 의사를 하는 길도 있다는 정도로 정리하면 좋을 듯하다. 글로벌 시대에 어느 의대이든 입학과 졸업이 만만치 않다는 사실을 기억해 주길 바란다.

늦은 나이에 의대 가기

늦은 나이에 의대 가기라… 정말 할 말이 산더미 같다. 입학 때부터 졸업 때까지 이름 대신 "형", "오빠", "아저씨"로 불렸던 사람이 바로 나다.

의대 시험에서 몇 번 고배를 마시고 중간에 학교도 몇 번 옮긴 터라 자리를 잡았을 때는 벌써 동기들보다 네 살이 많았다.

하지만 의대에서는 별로 놀랄 일도 아니었다. 내가 '올드보이'로 대접받던 신입생 시절에도 나보다 나이가 많은 입학 동기가 3명이나 있었고, 그중 한 분은 나보다 여섯 살 위였다. 서울대 대학원에서 미생물학 석사까지 마치고 의대에 진학한 분이었다. 다른 한 분은 약대를 다니다가 다시 의대로 진학한 경우였고, 마지막 한 분은 일본에서 대학을 졸업한 재일교포로, 직장 생활을 하다가 국내 의대로 다시 입학한 경우였다.

물론 늦은 나이에 어린 학생들 틈에 섞여 공부하려면 여러모로 힘든 점이 많다. 하지만 나와 함께 입학했던 늦깎이 신입생들을 보면서 나이의 벽도 본인이 어떻게 마음 먹느냐에 따라 충분히 깨부술 수 있다는 것을 느꼈다. 늦은 나이에 의대 진학을 감행할 정도면 사실 어느 정도 각오를 다지고 온 경우가 아니겠는가?

나보다 여섯 살이나 위였던 분은 굉장히 활동적이고 열정적인 사람이었다. 공부를 열심히 하는 것은 물론이요, 시험기간이 되면 오히려 아홉 살 어린 동기들에게 요점을 가르쳐주기도 하면서 졸업하는 그날까지 온몸으로 뛰면서 지냈다. 결국 경쟁이 치열했던 대학병원 피부과에 지원해 합격했고 수련 과정까지 무난히 마친 후 지금 공립병원의 원장님으로 잘 생활하고 계신다.

약대를 다니다가 온 분은 워낙 조용조용하고 취향이 독특해서 둥글둥글 비빔밥처럼 섞여야 편안하게 생활할 수 있는 의대에서 유독 혼자 지냈다. 그래서인지 본과 1학년 때 한 차례 유급을 하긴 했지만 남들보다 뛰어난 노력과 열정을 가졌기에 그 후로 졸업까지도 무난했고 가정의학과 수련까지 마쳤다. 역시 서울에서 개업의로 잘 지내고 계신다.

문제는 일본에서 생활하다 온 분이었다. 본과 1학년 때 유급을 몇 번 하더니 결국 포기하고 다시 일본으로 건너갔다. 능력의 문제라기보다는 아마 한국어에 서투르고 늦은 나이에 결혼도 미룬 채 공부를 해야 하는 타국 생활에 피로를 느꼈기 때문인 것 같다.

지금은 각각 다른 곳에서 다른 모습으로 살아가고 있지만, 늦은 시작이나마 그 열정을 고스란히 담고 있는 분들이다.

학교생활은 즐겁고 당당하게!

호칭 문제

잘 알다시피 의과대학은 유독 신입생들의 나이가 천차만별이다. 그만큼 늦은 나이에 입학하는 사람들이 다른 과보다 많다. 재수, 삼수는 흔한 경우고 사수, 오수는 물론이요 직장을 다니다가 들어오는 사람도 더러 있다.

상황이 이렇다 보니 종종 재미있는 문제들이 생긴다. 그중 대수롭지 않다고 생각하면 정말 아무것도 아닌 게 되고, 조금 껄끄럽다 생각하면 정말 애매모호해지는 게 바로 호칭 문제다. 숫자상으로 워낙 많다보니 재수생까지는 현역들과 함께 나름 파릇파릇한 군단으로 묶인다. 그래서 서로 "야, 자" 하면서 말을 튼다. 그런데 여기서 조금만 관계가 꼬이면 살짝 머리가 아파온다.

승규는 고등학교를 졸업하자마자 바로 의대에 입학했다. 그런데 동기 중에 재수를 해서 들어온 A가 있었다. '굳이 선배 대우를 해줘야 할까? 1년 정도는 그냥 말을 튼다지?' 하며 다가갔는데… 아, 그 동기는 바로 고등학교 1년 선배였다. 이럴 때는 일반적으로 그냥 선배 대우를 해준다. 보통 의대 학년보다는 고등학교 기수를 중시하기 때문이다.

그 후 벌어진 술자리. 다른 친구들은 A에게 반말을 하는데, 승규만 존댓말을 하는 애매모호한 상황이 연출된다.

승규가 2학년이 되고, 후배들이 들어왔다. 그런데 1학년 신입생 중 한 명이 바로 고등학교 동창생 아닌가. 그러면 또 한 번 애매한 상황이 연출된다. 다른 신입생들이 모두 승규에게 말을 높일 때, 그 고등학교 동창생만 승규에게 말을 트는 것이다.

둥글둥글 비빔밥처럼~

그러나 사실 호칭 문제야 각 학교마다 은연 중 기준이라는 게 있고, 섞여 지내다보면 어떤 식으로든지 결정되기 마련이다. 정말 중요한 것은 어떻게 생활하느냐다. 늦은 나이에 의대를 갔다고 해서 달라지는 것은 하나도 없다. '함께' 공부하고 '함께' 시험 보고 '함께' 고생한다. 절대 모든 것을 혼자 해결할 수 없다. 정말 천재적인 암기력을 지녔다거나 밥 먹는 시간 외에 오로지 책만 파고 있었다면 몰라도, 열심히 공부했는데도 유급하는 친구들은 대부분 남들과 섞이지 못하는 특징을 보인다. 징그럽게 양 많은 의대 공부를 혼자 끌어안고 있으면 어떡하겠다는 건가? 혼자서 다 외우고 꼼꼼히 읽어보면서 이해하기란 쉽지 않다. 어떤 부분이 가장 중요한지 파악해서 그 부분을 완전히 이해하는 게 훨씬 좋다. 대부분 시험 문제도 그런 곳에서 출제된다.

그러니 의대에서는 선배들의 충고, 동기간의 정보교환이 굉장히 중요하다. 별로 공부하는 것 같지 않은데 유급 안 당하는 친구들은 '좋은 선후배 관계'라는 숨은 비법을 가지고 있다. 일단 선후배, 동기들과의 관계를 원활하게 만들어야 한다. 늦게 입학했다면 이 점에 특히 신경 써야 한다. 관계가 좋을수록 의대 생활은 더 편해진다. 실제로 의대에 들어가 보면 안다. 방대한 공부량, 시험의 압박감… 무게를 덜 수 있는데도 외면해버린다면 정말 몸이 고단해질 것이다. 둥글둥글하게 섞이는 것, 이것은 공부를 편하게 하기 위한 것도 있지만 무미건조한 의대 생활을 그나마 윤택하게 보낼 수 있는 한 가지 방법이기도 하다.

MT를 간다면 꼭 참석하고, 시간 날 땐 동아리도 기웃거려 보자. 나 역시 늦은 나이에 입학했다는 부담감이 있었다. 하지만 입학식을 치르고 나서부터는 오리엔테이션과 거의 모든 과 MT에 참가했고, 과 대항 체육대회 때는 앞장서서 응원하고 선수로도 뛰었다. 그러다 본과에 올라와서 과감히 'Dream'이라는 농구동아리를 만들었고 그걸 계기로 동기들과 편하고 즐겁게 지냈다. 뒤늦게 들어간 기독교 동아리에서도 큰 도움을 받았다. 특히 내가 다녔던 대학에는 '면담조'라는 제도가 있었는데, 한 학년에 2~4명씩 묶어 같은 지도교수 밑에 고정으로 두는 제도였다. 그래서 같은 조끼리는 정말 형제, 자매처럼 친해질 수 있었다.

그렇다고 친해져야 한다는 생각 때문에 비굴하게 굴 필요는 없다. 예과 때, 축구부에 들었다가 선배와의 관계가 불편해져서 탈퇴한 적이 있었다. '저 사람 때문에 꼭 동아리를 탈퇴해야 할까? 조금만 참으면 되지 않을까?' 갈등도 많이 했지만, 참자니 속이 까맣게 탈 것 같고 굳이 그렇게까지 해서 인간관계를 유지하고 싶지 않았다. 그런데 원래 그 선배가 남들도 다 알아주는 까탈남이었나 보다. 탈퇴 후 건너건너 들리는 얘기들이 꽤 거칠었으니 말이다. 그제야 '아, 일찌감치 멀리해서 다행이다'라는 생각이 들었다.

사실 대부분의 의대생들은 착하고 순진하다. 간혹 엇나가는 사람이 있을 뿐이다. 만약 상대방이 그렇다면 내가 피하면 된다. 그런 것 때문에 스트레스 받거나 마음을 다칠 필요는 없다는 말이다.

모나지 않게 행동하면 자연히 사람들이 모여든다. 나이 어린 선배에게도 예의를 갖추고 선배 대접을 하면 요구하지 않아도 상대방이 알아서 형 대접을 해주는 것처럼, 처음 고비만 잘 넘기면 무미건조한 의대 생활 속에서도 즐거움을 찾을 수 있다.

수련 과정도 문제없다!

늦은 나이에 의과대학에 입학했다면 '어떻게 생활해야 할까?'라는 고민 외에도 '졸업 후 수련 과정에서 어떤 불이익이라도 당하지 않을까?' 하는 걱정을 하게 된다. 수련 과정이 다분히 도제식이기 때문에 선후배 관계가 상당히 수직적이고, 따라서 후배가 자신보다 나이가 많으면 선배들이 아무래도 거북해할 것이다. 특히 인턴, 레지던트 때 그런 현상이 심하다. 그래서 '아예 나이 많은 사람을 떨어뜨리지는 않을까?' 혹은 뽑혔다 하더라도 '수련받을 때 견디기 힘들지는 않을까?' 등의 걱정을 하는 것이다. 그러나 일단 나이 때문에 떨어뜨리는 경우는 없으니 안심하길 바란다. 만약 떨어졌다면 나이 탓이 아니라 성적에서 밀린 탓이다. 그리고 나이 때문에 수련 생활이 고되지 않을까 하는 문제는 오직 자신의 마음먹기에 달렸다고 말해주고 싶다. 스스로 나이를 의식하면서 행동하면 다른 사람들도 당연히 불편해할 것이고, 나이는 숫자에 불과하다며 모든 걸 배운다는 자세로 임하면 누구나 받아들일 것이다. 오로지 자신이 이겨내고 해결해야 할 문제다.

내가 인턴 수련을 받은 곳은 서울성모병원이었다. 그때 나는 당시 인턴 중에서 나이가 가장 많았다. 50여 명의 인턴들 중 나와 동갑인 사람이 여자, 남자 각각 1명씩밖에 없었으니까. 이 세 명의 '올드보이'들은 서로 끌어주고 밀어주면서 힘든 인턴 생활을 묵묵히 헤쳐 나갔고, 그때 인기 과였던 피부과와 안과, 정형외과에 지원해 다들 합격했다.

그러니 나이가 많다고 주눅들 필요는 없다. 아무리 상하관계가 엄격하더라도 나이를 완전히 무시하는 의사들은 별로 없다. 또한 대부분의 의사들, 특히 전공의 과정을 밟고 있는 의사들은 착하고 순진하다. 중요한 것은 자신이 얼마나 열심히 하느냐에 달려 있다. 만약 실수를 해서 어린 선배에게 쓴소리를 들었다 해도 그것을 감정적인 문제로 끌고 갈 필요는 없다. 배운다는 생각으로 모든 것을 받아들이면 어느새 문제는 사라지고 시간은 쏜살같이 흐를 것이다.

늦깎이 의대생 중 가장 유명한 사람은 슈바이처다. 그는 "자신만의 행복을 위해 살아서는 안 된다. 서른 살까지는 학문과 예술을 위해 살고, 그 이후엔 인류를 위해서 살자"라고 결심한 후, 서른이 되는 해 철학박사, 신학박사라는 타이틀을 버리고 아프리카 의료 선교사로 떠날 준비를 했다. 그것을 위한 첫걸음은 바로 의대입학이었다. 그때 사회 분위기를 생각했을 때 서른에 의과대학에 입학했다는 건 요즘 나이 마흔에 의과대학에 입학하는 것과 비슷했을 것이다. 그러나 그는 아흔까지 장수하면서 남들보다 훨씬 활발하게 의사 생활을 했다.

서른 중반에 의과대학에 와서 누구보다 열렬히 활동하다가 졸업한 사람들은 내 주변에도 있다. 하나같이 강한 의지의 소유자들이었다. 이처럼 중요한 건 자신의 의지이지 나이가 아니다. 의사를 하고 싶다면 계획을 세워서 의대에 가면 된다. 나이 때문에 누가 뭐라하기는커녕 디 읍닐 '내난한 만학도'라고 신문에 실릴 것이다. 나이가 많으면 가정도 있고 경제적인 문제, 체력적인 문제를 무시할 수 없기 때문에 심사숙고할 필요가 있을 뿐이다. 개인적으로는 30대까지는 충분히 도전해볼 수 있다고 생각한다.

다만 그 이후라면 다시 한 번 생각해보라고 말하고 싶다. 지금은 의사로 큰돈을 벌 수 있는 시절도 아니고, 공부할 양은 많고, 전공의까지 생각하고 있다면 그 시간 역시 너무 길기 때문이다. 경제적으로도 큰 부담이 아닐 수 없다.

늦은 나이에 의대를 가고자 하는 사람은 이 모든 점을 생각해본 후 본인의 가치관과 주변상황을 냉정하게 판단해서 결정해야 한다. 그리고 그런 과정을 거쳤다면 나이에 상관없이 누구나 훌륭하게 의대 생활을 할 수 있을 것이다. 장담한다.

의대를 졸업하면
다 임상의사가 돼야 하는가?

- 국현: 전남대학교 의과대학을 졸업했으며, 현재 전남대학교 의과
  대학의 약리학과 교수로 연구 활동을 하고 있다. 합창 작곡가로도
  유명하다.
- 권준욱: 연세의대를 졸업한 후 현재 보건복지부에서 보건 정책을 세우
  는 일을 하고 있는 행정공무원이다.
- 김용: 한국에서 태어나 5살에 미국으로 건너가 하버드 의대를 졸업한
  의사지만, 이후 인류학 박사학위를 받고 개발도상국 의료발전 프로그
  램에 참가했다. 이후 WHO 에이즈 담당국장을 거쳐 아이비리그인 다
  트머스대학교의 총장을 거쳐 아시아인으로서는 최초로 세계은행(World
  Bank) 총재 자리에 올랐다.
- 로빈 쿡: 의사이자 소설가. 《코마》, 《바이탈 사인》 등 세계적인 의학스

릴러를 쓴 베스트셀러 작가다.

- 로이드 존스: 외과 의사였지만 사람들은 의사보다는 위대한 목사로 기억하고 있다. 20세기 가장 뛰어난 설교자로 평가받았다.

- 문국진: 서울대학교 의과대학을 졸업한 우리나라 최초의 법의학자. 국립과학수사연구소 창립 멤버이다.

- 베리 마셜: 호주의 의사이자 미생물학자. 위 속의 세균인 헬리코박터 파일로리균(Helicobacter pylori)을 발견해 2005년에 노벨생리의학상을 수상했다.

- 서종모: 안과 전문의. 현재는 서울대 전기공학부 교수로 인공시각장치 연구를 하고 있다.

- 신창재: 서울의대 산부인과 교수였으나 현재는 교보생명 CEO다.

- 안철수: 서울대학교 의과대학을 졸업하고, 기초의학인 생리학 교수직을 담당하면서 한국 최초의 컴퓨터 보안업체를 세웠다. 이후 미국 유학을 다녀온 뒤 카이스트의 교수를 거쳐 현재 정치가로 활동하고 있다.

- 안톤 체호프: 의대 졸업 후 잠깐 의사를 하다가 완전히 작가로 전향해 수많은 희곡과 단편을 발표해 러시아의 대문호 반열에 올랐다.

- 알렉산더 플레밍: 의과대학을 졸업한 뒤 세균학 연구에 몰입하여 인류를 구한 항균제인 페니실린을 발견했다. 1945년에 노벨생리의학상을 수상했다.

- 야마나카 신야: 고베대학 의학부를 졸업한 후 정형외과 의사가 되었지만, 연구자로 돌아서 만능줄기세포 연구로 2012년 노벨생리의학상을 수상했다.

- 양윤선: 성균관의대 진단의학과 교수였지만 현재는 의료 벤처기업 메디포스트의 CEO다.
- 예병일: 연세의대를 졸업한 후, 16년간 생화학 교수로 일하다가 현재는 의학교육학 교수로 일하고 있다.
- 이동수: 서울의대를 졸업하고, 세계 제2의 제약업체인 화이자의 한국지사 CEO로 활동했다.
- 이동필: 부산의대를 졸업한 내과 전문의. 사법고시를 거쳐 현재 의료전문 변호사로 활동하고 있다.
- 이종욱: 서울의대를 나와 유엔 산하기구인 WHO 남태평양 지역의 한센병 관리책임자로 근무를 시작해 WHO 사무총장까지 역임했다.
- 이충헌: 연세의대를 졸업한 정신과 전문의. 현재는 KBS 의학전문기자로 활동 중이다.
- 이호왕: 서울대학교 의과대학을 졸업한 후 미생물학을 전공했다. 세계 최초로 유행성 출혈열 병원체인 '한탄바이러스'를 발견한 뒤 백신인 '한타박스'까지 개발하면서 한국전쟁 당시 수백 명의 미군 병사들과 한국인들의 목숨을 앗아간 원인과 치료법을 밝혔다.
- 자크 로게: 전 국제올림픽위원회(IOC) 위원장. 정형외과 의사 출신으로 벨기에 요트부문 국가대표로 올림픽에도 참가한 경력이 있다.
- 정은경: 서울의대를 졸업한 가정의학과 전문의다. 예방의학으로 박사학위를 받고 현재는 질병관리본부장으로 일하는 공직자이다.
- 정의화: 부산의대 졸업 후 신경외과 의사로 이름을 떨치다가 정치에 입문해 5선 국회의원을 거쳐 19대 국회의장을 지냈다.

- 주세페 시노폴리: 이탈리아에서 태어나 의사가 됐지만 음악을 사랑하고 실력이 탁월해 음악계에 투신한다. 유럽 최고의 오케스트라 중 하나인 드레스덴 국립 가극장의 지휘자로 기억되고 있다.
- 켄정: 내과 의사 출신의 한국계 할리우드 배우. 아시안으로서 비교적 성공한 영화배우로 현재 코미디 배우로 입지를 다지고 있다.
- 코난 도일: 의사였지만《명탐정 셜록 홈즈》시리즈의 작가로 세상에 이름을 알렸다.
- 프랭크 네터: 의사이기에 더 추앙받는 전설적인 화가다. 그가 그린 정교한 5000여 종의 원색 해부도는 의학 서적의 차원을 넘어 미술 작품으로 평가받는다. 전 세계의 모든 의대생, 의사는 그의 대표작 CIBA 컬렉션 해부도를 본다.
- 황상익: 서울대학교 의과대학을 졸업하고 의학사를 전공한 뒤 대학교에서 의학사와 생명의료윤리학을 가르치고 있다.

놀랐는가? 나도 그랬다. 위의 인물들이 모두 의사였다는 사실을 알았을 때 몹시 놀라고 말았다. 지금은 너무나 유명한 쿠바 혁명군의 영웅, 체 게바라도 과거에는 젊은 의학도였다. 중국의 부르주아 혁명가이자 국부로까지 추앙받는 쑨원(孫文)도 마카오, 광저우에서 의사로 명성을 얻었지만 결국 세상을 바꾸는 일로 돌아섰다.

의대를 졸업하면 대부분 환자를 치료하는 임상의사의 길을 걷게 된다. 하지만 모두 그런 것은 아니다. 대학에서 학생을 가르치는 사람도 있고, 온전히 연구에만 매달리는 의과학자도 있다. 특히 의사는 인체 연구에 대한 최종적인 자격과 책임을 맡고 있기 때문에 의사로서 생명공학이나 기초연구에 매진하는 것은 상당히 매력적인 일이다. 사실 노벨생리의학상은 기초 파트나 연구에 전력투구하는 사람들을 위한 것일 수도 있다. 앞으로는 생명과학 분야에 집중투자가 이루어질 가능성이 높기 때문에 더욱 그러하다. 개인이 아닌 인류 전체를 대상으로 연구를 한다는 건 얼마나 매혹적인가.

이외에 의사 생활을 하면서 다른 관련 사업을 하는 사람들도 점점 많아지고 있다. 의료계에 필요한 전자 차트 사업을 하는 사람도 있고, 보험회사에 취직해서 의료와 관련된 업무를 하는 사람도 있다. 제약회사 경영진으로 들어가는 이도 있으며 의료와 관련된 기사를 쓰는 기자나 방송인으로 변신한 이들도 있다. 아예 의사를 하다가 변호사, 정치가, 작가 등 의료계가 아닌 곳에서 일하는 사람도 더러 있다.

이런 현상이 자꾸 느는 이유는 다양하겠지만, 기본적으로는 의대를 졸업한 사람이 많아졌기 때문일 것이다. 그 사람들이 전부 의사 일에 목숨 걸고 의대에 갔을까? 아닐 것이다. 사람이 많은 만큼 취향도 다양할 수밖에 없고, 의대를 졸업한 후에야 열정을 자극하는 일을 발견해 그쪽으로 방향을 틀었을 가능성도 무시할 수 없다.

물론 다변화된 사회에서는 지극히 자연스러운 현상이다. 이런 현상을 부정적으로 보지 않는다. 의과대학을 졸업했다고 해서 꼭 임상의사가 될 필요는 없다. 의학지식을 사용해서 할 수 있는 일은 얼마든지 있기 때문이다. 사실 의학을 공부했다는 것은 개인에게 엄청난 재산이 될 수 있다. 그 재산을 잘 사용하는 것도 재능이고, 꼭 임상의사로 성공해야 의사로서 성공했다고는 볼 수 없는 일이다.

특히 생명공학 분야를 주시해야 한다. 생명공학이 꽃을 피우는 시대가 되면서 바야흐로 의사 CEO들이 속속 날개를 펴고 있기 때문이다. 앞에서 살펴본 메디포스트 양윤선 사장의 꿈은 화이자와 같은 세계적인 제약회사를 설립하는 것이다. 현재 메디포스트가 집중적으로 연구하고 있는 성체줄기세포 치료법이 임상적으로 가능해진다면 300조의 블록버스터를 만들어 낼 수도 있다.

생명공학 벤처인 마크로젠, 이노셀, 마이진, 마리아 바이오텍 등도 모두 의사 출신들이 회사를 이끌고 있다. 미국 생명공학산업에서는 이미 이러한 의사 CEO 현상이 일반화됐다고 한다.

과거 1960~1970년대 인재들이 섬유공학, 화학공학, 건설공학에 진출해 우리나라의 제조업과 건설업을 일으켰던 것처럼, 1980~1990년대 인재들이 전자공학, 컴퓨터공학, 무기재료공학에 진출해 지금의 IT산업을 번창시켰던 것처럼 현재 의대로 몰리고 있는 인재들이 미래의 바이오산업을 일으킬 수만 있다면 얼마나 바람직할까? 개인적인 부와 명예가 아닌 좀 더 원대한 목표를 가지고 의대에 진학하는 학생들이 더욱 많아지고 사회적 인프라만 갖춰진다면 충분히 가능한 일이라고 본다.

정치행정계도 마찬가지다. 의료 시스템에 대한 행정과 제도를 만드는 것은 의사들이 가장 잘 알지만 정작 제도를 만들고 법안을 상정하는 것은 정치행정 쪽의 일을 하는 사람들의 몫이기 때문에 의사들이 사명감을 갖고 이 영역에도 더욱 많이 진출할 필요가 있다. 나아가 UN 같은 국제기구에도 진출해 국제의료시스템에 참가하는 것도 보람이 있을 것이다.

의대를 졸업한 후 아예 의사와는 전혀 상관없는 일을 하는 사람들도 있다. 재일교포 의사인 양방언처럼 전업 작곡가가 되거나, 일본의 와타나베 준이치처럼 전업 작가가 되거나, 켄정처럼 영화배우가 된 사람처럼. 하지만 이런 사람들도 원래 의사였다는 사실은 그들이 그 분야의 다른 경쟁자들보다 훨씬 더 주목받은 요인이 되었을 것이다. 이것도 큰 재산이다.

또한 의사로서의 자부심과 의사가 되기 위해 치열하게 공부하고 고민했던 경험들은 완전히 다른 일을 하더라도 그 일에 치열하게 파고들 수 있는 토대가 되었을 것이다. 의사로서의 지식이 무슨 일을 하든지 귀한 재산이 될 것은 말할 필요도 없다.

아무쪼록 이 책을 읽는 미래의 의사들은 다방면으로 진출해서 사회를 긍정적인 방향으로 이끌어줬으면 하는 마음이다.

PART.2

의대 생활, 입학부터 졸업까지

인체해부학과 생리학에 대해 충분한 지식 없이는 훌륭한 외과
의사가 될 수 없다. 또 생리학이나 화학에 대한 지식이 없는 내과
의사는 목표가 없이 허우적거리며 병에 대한 정확한 개념을
파악하지 못한다. 그래서 자신도 뭐가 뭔지도 모르는 채 쓸모없는
약만 처방하고, 환자에게 위태로운 만성질환만 일으키게 한다.

_윌리엄 오슬러(William Osler)

존 엔더스(John Enders, 1897~1985)

미국의 세균학자. 50세가 넘어 백신혁명을 일으킬 바이러스 연
구를 시작해 바이러스학에 혁명을 일으켰다. 1954년 소아마비
백신 개발의 공로를 인정받아 노벨상 수상자로 지명되었으나,
동료 연구원과 공동수상이 아니라면 수상을 거부하겠다고 밝
혀 3명이 공동으로 노벨생리의학상을 수상했다. 그가 홍역 백
신을 개발하기 전까지 홍역은 열에 아홉은 걸리는 통과의례였
고, 매년 600만 명이 홍역으로 목숨을 잃었다. 백신 개발을 통
한 바이러스와의 전쟁은 아직도 진행중이다.

의대 생활이란 바로 이런 것

꽃피는 춘삼월에 대학 교정에 들어서면 일단 마음이 설렌다. 원하던 의대에 입학이라도 했다면 그 기쁨은 더욱더 클 수밖에 없다. 새로운 것을 배운다는 사실에 가볍게 흥분도 되고, 다양한 사람들을 만나는 것도 신나고, 그러면서 혹시나 꿈에 그리던 이상형을 만나게 되지나 않을까 내심 기대도 된다. 물론, '학교생활을 잘할 수 있을까? 사람들하고 잘 어울릴 수 있을까? 공부하기는 힘들지 않을까?' 하는 불안도 묻어나오게 마련이다. 그래서 불안함은 잠재우고 자신감은 높이고자 지금부터 내가 경험한 의대의 모든 것을 살짝 나누려고 한다.

의대는 예과 2년 과정과 본과 4년 과정으로 나누어져 있다. 예과 시기에는 새내기의 기쁨을 완벽하게 누릴 수 있고, 본과 시기에는 '의대의 진면목'을 피부로 깨닫게 되니 어느 것 하나 허술하게 보낼 수 없다.

예과 생활

예과 과정은 의과대학과 치과대학에만 있는 독특한 과정이다. 실질적인 의료지식을 배우는 본과 시절에 앞서, 대학생으로서 기본적인 교양과 지식을 쌓는 시기다. 만약 종합대학에 진학했다면 예과 시기에는 본교에서 다른 과 학생들과 함께 공부하고 본과 과정만 부속병원이 있는 별도의 의대 캠퍼스에서 공부하게 될 것이다. 물론 대학에 따라 예과와 본과가 한 캠퍼스에 있는 대학도 있으니 100% 이 말이 맞다고 장담할 수는 없지만 말이다.

본과 선배들과 한 캠퍼스에서 공부하게 되면 좋든 싫든 예과 때부터 시금털털한 본과 분위기를 일찍 접하게 된다. 그러나 다른 캠퍼스에서 생활하게 되면 그야말로 꿈에 그리던 새내기의 발랄함을 그대로 맛볼 수 있다. '땡기는' 과목 수강해서 수업 듣고, 시험기간에만 도서관에 나타나 공부하는 티를 내주는 등 '원하는 건 다 누려라' 시기인 것이다. F학점 맞았다고 유급의 위협도 없고 그저 다음 학기에 재수강하면 된다. 가끔은 과 대항 축구시합 같은 게 벌어지기도 한다. 그럴 때면 다음과 같은 재미있는 상황이 종종 벌어진다.

의대 주전 명단: 순수 대학생
구호: 제발 순수하게 공만 찹시다
다른 과 주전 명단: all 예비역
구호: 군대에서 뛰었던 몸놀림을 잊지 마라

다른 과에서는 예비역을 주축으로 선수단이 꾸려지지만, 의대 예과생들 중에는 예비역이 있을 리 없다. 대부분 의대를 졸업하고 군대에 가기 때문에 의대 시절엔 정말 99% 순수 민간인들만 모여 있게 된다. 그러니 축구시합을 하면 오합지졸 고등학생들과 의욕살벌 예비역들의 삐걱거리는 경기가 진행될 수밖에….

그러나 대학은 공평한 법, 의대생이라서 좋은 점도 있다. 과 중에서 커트라인이 가장 높기 때문일까? 종합대학의 경우, 의예과에 다니면 알게 모르게 다른 과의 시선을 좀 더 받게 된다. 그런 연유로 의대생들은 주로 의대 건물 주위를 배회하게 되는데, 정신을 차려보면 꼭 의대 건물 앞 잔디밭이나 벤치에 앉아 있는 자신을 발견하게 된다고 호소하는 의대생들도 있게 마련이다. 그만큼 다른 과의 시선에 자신도 모르게 은근히 목에 힘이 들어가고, 그런 기분에 젖어 꼭 의대 건물 앞 잔디밭이나 벤치에서 친구들과 잡담을 나누거나 간식을 돌려먹게 되는 것이다. 남자들의 경우는 특히 미팅자리에서 '의대에 대한 사랑'이 절로 깊어진다. 이미 마음은 최고의 의사라고, 아무래도 아름다운 미팅 상대 앞에서 약간씩은 거들먹거리게 될 수밖에 없다. 지금 생각하면 피식 웃음이 나지만, 어쩌겠는가? 그 시절엔 다 똑같다.

그러나 듣자하니 미팅 자리에서 '남자 의대생'의 인기가 그리 높지 않다고 한다. 내가 아는 후배의 후배의 후배의 또 또 그 후배의… 정말 까마득한 후배는 의대생들과 단체 미팅을 하고 나서 이런 말을 했다 한다.

"아~ 뭐야~ 의대생들이라 그런지 진짜 거만하더라. 눈에 들어오는 사람이 한 명도 없어."

뭐 그래도 어쩔 수 없는 일이다. 그때는 세상을 다 얻은 듯 퍼드러지게 놀면서 '내가 제일 잘났다'고 내심 흡족해하는 시기니까. 본과생이 되기 전에 그런 기분에 흠뻑 빠져보는 것도 나쁘진 않다.

알차게 보내는 예과 생활법

그 대신 예과 생활을 알차게 보내기 위해서는 나름의 노하우가 필요하다. 대부분의 학생들은 대학만 가면 정말 자유롭고 낭만적인 생활을 보낼 수 있을 거라고 생각한다. 그러나 아무도 간섭하지 않는 자유는 때론 지루함이라는 독으로 변할 수도 있는 법! 스스로 계획을 세우고 재미를 찾지 않으면 뭘 했는지도 모르게 시간만 훌쩍 가고 추억 없이 대학을 졸업하게 된다.

• **취미 생활을 만들자**: 일단 취미 생활도 즐기고, 연애도 해볼 수 있는 만큼 하는 게 좋다. 특히 평생 신나게 몰두할 수 있는 취미를 만들라고 말해주고 싶다. 의사는 스트레스를 많이 받는 직업이기 때문에 스트레스를 풀 방법을 하나쯤은 만들어 놓아야 한다. 그러니 예과 생활 중에 질리지 않는 건전한 취미를 만들어보자. 그러면 당장 다가오는 본과 공부를 할 때도 도움이 되고(본과 시험의 압박이 얼마나 무거울지는 충분히 짐작할 수 있을 거다), 평생 그 취미로 인해 인생이 나긋나긋 말랑말랑해질 것이다. 또한 예과 생활 중 건전한 취미라도 하나 만들어 놓지 못하면 스트레스를 술이나 담배로 풀 수밖에 없는데, 의사들 중 술과 원수진 듯 술을 들이붓는 습관을 가진 사람이 많은 것도 아마 그런 이유 때문이지 싶다.

• 동아리야 이리 오너라~: 동아리에도 관심을 쏟아보자. 의과대학의 특성 상 동아리 활동은 거의 과 중심으로 이루어진다. 엄청난 시험, 특수한 학사 일정 등으로 본과에 진입한 후에 다른 과 학생들과 동아리 활동을 한다는 게 현실적으로 힘들기 때문이다. 그래서 예과 때부터 의예과 학생들로만 구성된 동아리 활동을 하게 되고 나중에 본과에 진입하면 그 동아리들이 그대로 본과로 이어진다. 본과에 들어와서 새롭게 조직되는 동아리는 거의 없다고 보는 게 맞다.

동아리는 취미를 발견하는 장이 될 뿐만 아니라 의사 사회에서 인맥을 쌓는 중요한 고리도 되기 때문에 결코 소홀할 수 없다. 의사들의 관계는 거의 평생을 함께한다. 그러니 인맥은 아무리 강조해도 부족하지 않고, 특히 인맥의 폭이 결정되는 곳이 동아리이기 때문에 동아리 활동의 중요성은 더욱더 높아진다. 이때 쌓인 인맥은 나중에 과를 선택할 때나 수련 병원을 정할 때, 개업할 때 큰 도움이 될 것이다. 그러니 자신에게 맞는 동아리를 찾아 열심히 활동하자. 여러모로 생활에 유익할 뿐 아니라 후에 의사가 되었을 때도 고마워할 일이 많이 생길 것이다.

일단 예과 때 가능한 한 많은 동아리에 관심을 가져보고, 가입을 해보자. 물론 그렇게 하면 몇몇 동아리에서는 자진 탈퇴할 가능성이 있지만 그래도 일단 많이 가입을 하는 게 좋다. 시간이 흐른 뒤 뒤늦게 가입하려고 하면 분위기 상 사람들 속으로 잘 녹아들 수가 없다.

만약 좀 더 폭넓게 사람들을 만나고 싶다면 예과 때 다른 과 학생들과 함께하는 연합동아리에 드는 것도 한 방법이다. 물론 본과에 올라가면 예전만큼 동아리 생활에 열중할 수 없게 돼 어느 순간 활동이 흐지부지

될 수도 있지만, 새로운 사람들을 만나고 경험을 쌓는 데는 확실히 도움이 된다. 의대에서는 찾을 수 없는 미술 동아리 같은 곳에 들어가면 다양한 감각도 키울 수 있고, 다른 과 학생들과 함께 작품도 감상할 수 있어서 꽤 괜찮은 일이라고 생각한다.

• **연애:** 누구나 듣자마자 눈이 번쩍 뜨이고 귀가 활짝 열릴 만한 단어, 연애. 예과 때 한 번 이상은 이성을 반드시 사귀어보라고 말해주고 싶다. 본과에 올라가면 이성을 사귈 시간이 없다. 그래서 예과 때 연애를 못해본 사람은 결혼 전까지 제대로 이성을 알 기회가 없다. 전공의 과정을 거치고 나이 들 때까지 빡빡한 일정에 시달리다가 서둘러 중매로 결혼하게 될 가능성이 그만큼 높아지게 되고, 만약 그렇게 가정을 이뤘다면 서로 잘 적응하지 못해 종종 불협화음이 생길 수 있다. 자신 없다는 핑계로 엉덩이 붙이고 앉아 있다보면 어느새 나이는 많아지고, 그럼 소개팅을 선처럼 봐야할지도 모른다. 이성을 만날 기회를 찾아라. 미팅이 들어오면 꼬박꼬박 나가고 동아리 활동도 열심히 하고… 예과 때 커플이 결혼까지 이어지는 경우도 종종 있으니 일단 부딪혀보는 거다. 사실 연애라는 게 좋을 때만 좋고 헤어질 때는 가슴 찢어질 듯하지만, 경험은 돈을 주고도 못 산다고 하지 않던가. 예과 때 이성을 파악하는 시간을 가져야, 나중에 연애전략서 뒤적거리는 순진남, 순진녀에서 탈피할 수 있다.

자, 이제부터는 의학 공부의 본격적인 시작이라 할 수 있는 본과 생활에 대해 알아보자.

본과 생활

답.답.하.다. 본과 생활은 그냥 답답~하다. 대부분 본과 건물은 부속병원의 귀퉁이에 붙어있는 경우가 많기 때문에 강의실이 그다지 풍성하지 않다. 운동장도 변변찮고 기껏해야 농구 코트나 테니스 코트 정도 있는 게 보통이다. 건물이 좁다 보니 굳이 친분이 없더라도 몇 번 왔다 갔다 하다보면 마주치는 모든 사람의 얼굴이 낯익고, 급기야 말 한 마디 안 나눠봤다 하더라도 이름이 뭔지, 대충 본과 몇 학년인지 줄줄 꿰게 된다. 한 다리만 건너면 서로의 정보를 다 알 수가 있는 것이다. 저 사람은 성격이 어떻더라, 누구랑 사귀었고 언제 깨졌더라… 뭐 이런 시시콜콜한 것도 자연스럽게 알게 된다. 그래서 우연히 학교 밖에서 만나면 '이거 인사를 해야 돼, 말아야 돼.' 하는 고민이 생길 수도 있다. 이게 바로 본과 생활이다.

본과 때는 공강 시간이 아예 없다. 그러니 수업이 없는 빈 강의실을 찾을 수도 없다. 내가 수업받고 있으면 남들도 다 수업받고 있다고 생각하면 된다. 그래서 보통 수업이 있는 시간에는 온 건물이 쥐 죽은 듯 조용하다.

본과에 올라온 첫날 생긴 일이다. 생리학 교수님이 갑자기 일이 생겼다며 자리를 비우시는 바람에 예기치 못한 공강 시간이 생겼다. 이게 웬 떡이냐? 몇몇 친구들과 신나게 농구 코트에서 공을 튀기고 있는데 갑자기 건물 꼭대기 창문이 드르륵 열리더니 약리학 교수님이 얼굴을 쓱 내미시는 게 아닌가.

"야, 거기 농구하는 놈들 다 올라와!"

우리는, 시끄러워서 다른 학년 수업을 할 수 없다는 교수님의 호통을 들은 후에야 다시 내려올 수 있었다.

아뿔싸! 본과 생활은 그런 것이다.

본과의 수업을 알려주마

아침 9시부터 저녁 5시까지 같은 강의실에서 100명이 넘게 앉아 수업을 듣는다. 수업은 보통 이런 식이다. 50분 수업에 10분 휴식…, 1시간 동안 점심을 먹고, 또 50분 수업에 10분 휴식…. 마치 고등학교 3학년 교실인 양, 오전 9시부터 오후 5시까지 거의 매일 똑같은 스케줄이 진행된다. 의대 시간은 참 잘도 간다. 더구나 요즘은 주로 PPT(Power point)를 이용해 수업을 진행하다 보니, 수업 시작과 함께 PPT가 착착 넘어가면서 수업은 정신없이 진행된다. 주말이라고 공부 안 하나. 토요일도 어김없이 수업이 있고, 토요일에는 시험도 많이 본다.

과목도 대부분 필수전공이다. 선택과목이라는 말은 본과에서는 아예 잊어버리는 게 낫다. 학년에 따라 차이가 있지만 방학도 여름과 겨울을 합쳐 3개월 정도… 만약 기말고사에 재시험이라도 걸리면 방학은 그만큼 줄어들게 된다.

본과가 되기 전부터 기초의학을 조금씩 배우기 시작하고, 본과 2학년까지 기본적인 기초와 임상 의학지식을 습득한 후 3학년이 되면 병원실습을 나간다. 요즘에는 호흡기학, 순환기학과 같은 과목은 기초와 임상 강의를 분리하지 않고 그 대신 인체의 각 장기(organ), 계통(system)별로 동시에 수업하는 통합수업이 점점 늘어나고 있다.

징그러운 본과 시험

혹시 시험공부하는 의대생을 본 적 있는가? 여기서 시험이라 하면 본과 시험을 말하는 것이다. 사실 예과 때는 교양을 배우기 때문에 시험기간의 풍경은 다른 과와 비슷하다.

그러나 본과로 올라가면 상황은 180도 달라진다. 그 시기의 의과대학생들은 정말 '살아있는 시체들'이다. 화장실에 갈 때도 시간이 아까워 족보를 들고 가고 하루가 멀다 하고 밤을 꼬박 새우니 눈은 시뻘겋고, 시험시간이 다가오니 긴장된 탓도 있지만 혹시나 깜빡 눈을 감았다가 바로 잠들까봐 걸어 다니면서 중얼중얼, 찬물에 세수하고 토끼뜀까지 뛰면서 족보를 외우는 모습 등… 한 번쯤 실제로 본다면 '이렇게는 살고 싶지 않소' 하며 의대의 꿈을 접을 사람도 분명 생길 것 같다. 만약 그 모습을 본 후에도 의대에 대한 열정이 남아있다면 천상 의사를 할 운명임에 틀림없을 것이고….

사실 본과에서 배우는 지식량은 너무도 방대하기 때문에 그것을 전부 다 외울 수는 없다. 중요한 것은 요령이다. 무엇이 가장 중요한 것인지 추려내는 능력이 관건이다. 게다가 그 능력 또한 학년에 비례해 늘기 때문에 학년이 올라갈수록 공부량은 늘지만 오히려 공부에 대한 스트레스는 적게 받는 현상이 나타난다. 학년이 올라갈수록 나날이 발전하는 의대생들의 적응력은 정말 놀라울 정도다. 시간이 흐를수록 지식의 홍수속에서 살아남는 방법들을 하나하나 알게 되는 것이다. 그러니 이 순리를 거스르고 혼자 정공법으로 가겠다며 다 암기하려고 하다가는 유급행 99.9%다. 간혹 완벽주의를 추구하는 학생이 유급을 당하는 경우가 있는데, 다 이런 이유 때문이다.

단 외워야 할 분량이 너무나 많기 때문에 아무리 평소에 공부를 잘해놓았다 해도 그 전날 처음부터 끝까지 다시 보지 않으면 시험 볼 때 머릿속이 하얘지는 경우가 있으니 주의해야 한다. 그래서 평소에 공부를 열심히 한다는 의대생들도 시험 전날에는 밤을 꼴딱 새우면서 처음부터 끝까지 다시 보는 것이다. 물론 이 과정에서 몇몇 학생들은 픽픽 쓰러지기도 한다. 이렇게 체력의 한계로 시험기간에 병이라도 나면 유급될 가능성이 몹시 높아지기 때문에 본과 때는 건강관리가 꽤 중요한 항목이 된다. 뭐 워낙 긴장한 탓인지 시험기간보다는 시험이 끝난 후에 몸살 나는 학생들이 더 많기는 하지만 말이다.

시험 얘기는 조만간 뒤에서 더 조목조목 살펴볼 예정이다. 그만큼 의대생에게는 시험이 중요하니까 말이다.

임상실습

본과 3학년이 되면 대부분 임상실습을 나간다. 대학병원에서 회진을 돌 때 제일 뒤에서 깨끗한 가운을 입고 어리숙한 모습으로 책 뭉치를 낀채 따라다니는 무리가 바로 실습생들이다. 의대생으로서는 처음으로 환자를 접하게 되기 때문에 대부분 감개가 무량하다. 4~5명씩 실습조를 짜서 각 과를 돌아다니는데, 마치 의사가 된 양 폼을 잡기도 한다. 수술방에 들어가서 교수님을 돕는 보조 역할도 해보고 말기 암 환자의 힘든 모습을 직접 눈으로 보기도 하며, 응급환자 때문에 예민해진 상태로 밤을 새워보기도 하고 환자가 병원에서 난리치는 것을 보기도 한다.

아마도 이때 임상의사의 길을 걸을 것인가 아니면 기초의학을 할 것인가 결정하는 사람도 있을 것이다. 또한 같은 실습조에 있으면서 남녀 학생들 사이에 로맨스가 싹트기도 한다. 그러니 혹시 맘에 드는 학생이 있다면 실습조를 짤 때 기를 쓰고 그 학생과 한 조가 되도록 노력하기 바란다. 임상실습, 의대 본과 생활에서는 가장 중요하고도 나름대로 즐거운 시간이다.

본과 과정은 정말 공부의 연속, 시험의 연속이지만 그 대신 방학 때는 철저히 놀 수 있다. 다른 과처럼 취업준비 때문에 속 태우며 이것저것 배울 필요가 없기 때문이다. 그래서 예비 의대생들에게는 방학 때 계획을 잘 세워서 많은 견문과 경험을 쌓으라고 충고하고 싶다. 본과 4학년이 되면 의사국가고시를 위해 다시 책에 파묻혀 살아야 하기 때문에 방학이라도 잘 활용해야 한다.

본과 생활, 지금 생각해도 정말 만만치 않다. 그래서 대부분의 의사들은 인턴 생활은 다시 하겠지만 답답한 본과 생활은 도저히 못하겠다고 한다. 만약 이런 과정을 혼자 견뎌내야 한다면 어떨까? 아마 그 누구도 버텨내기 힘들 것이다. 동기들과 함께 비전을 공유하고, 고민과 기쁨도 나누면서 함께 생활하기 때문에 이겨낼 수 있는 것이 바로 본과 생활이다. 그러니 미래의 의대생들이여~ 의대에 들어가거든 부디 좋은 친구들을 많이 사귀고 건강도 챙기면서 즐겁게 생활하도록 노력하길 바란다.

해부학 실습

어떤 대학의 무슨 과를 다니든지 상관없이, 신입생이라면 '미팅'이라는 말에 괜시리 가슴이 두근거리게 마련이다. 게다가 앞자리에 앉은 이성이 평균 이상의 빛나는 외모를 지니고 있다면 더욱더 그 자리가 즐거울 수밖에…. 그런데 의대생이라면 곧이어 이런 질문 공세를 받게 된다.

"의대 다니신다고요? 음… 그럼 진짜 해부해보셨겠네요?"
"어때요? 징그럽지 않아요?"
"우와, 정말 강심장이구나~!"

이런, 이런… 미팅자리에서까지 포르말린 냄새가 나는 해부학 실습 이야기를 해야 하다니….

포르말린은 시신의 부패를 억제하기 위해 사용하는 화학약품이다. 그래서 해부학 실습실에 들어가면 특유의 포르말린 냄새가 진동을 한다. 혹자는 포르말린 냄새를 의대생의 향수라고 하기도 하지만, 글쎄… 누가 맡든지 그리 유쾌한 냄새는 아닐 것이다. 문제는 사람들이 의대생이라고만 하면 자연히 해부를 떠올린다는 것인데, 사실 의대생들은 해부에 관해서 별로 할 말이 없다. 의사가 되기 위한 한 과정일 뿐, 별다른 감정을 품어본 적이 없기 때문이다.

단, 첫 해부실습이라면 얘기가 달라진다. 일반적으로 의대생들은 본과 1학년이 되면 해부학 실습에 들어가는데, 이때는 해부에 대한 두려움을 넘어 일말의 기대감까지 품게 된다. 장기들을 자르고 꺼내고 만지고 분석해야 하는 것에는 두려움이 크지만, 그 이면에는 '아, 내가 드디어 의사다운 일을 하는구나' 하는 감정이 들어 있기 때문이다. 그래서 해부학 실습실에는 항상 불안과 공포, 뿌듯함과 흥분이 공존한다.

그런 이유 때문일까? 어떤 대학이든 해부학 실습실에 얽힌 전설이 꼭 하나씩은 있다.

내가 들은 것 중 가장 끔찍했던 이야기는 해부학 실습실에서 죽은 한 선배의 비화였다. 해부실습에 너무 몰입해있던 그 선배. 한순간 몰려오는 극심한 피로를 이기지 못하고 실습실 구석으로 가 잠깐 눈을 붙였는데, 그 와중에 수업이 끝나버린 것이다. 사람들은 아무 생각 없이 실습실을 빠져나갔고, 문을 잠글 때까지 아무도 그를 발견하지 못했다. 그리고 다음날 아침. 학생들이 해부학 실습실 문을 여는데 지난밤 실습실에서 홀로 밤을 지새웠을 그 선배가 싸늘한 시체로 변해 있더라는 것이다. 극심한 공포감에 사로잡혀 문을 열려고 애를 썼는지 문에는 할퀸 자국이 역력했고, 그 선배의 손톱은 모조리 빠진 상태였단다.

물론 이 이야기가 사실인지 지어낸 것인지는 아무도 모른다. 다만 이 이야기를 통해 밤에 홀로 실습실에 남겨지는 공포를 은연중에 접할 수 있을 뿐이다.

나 역시 운 나쁘게도 아주 잠깐 동안 그 공포를 접해본 적이 있다. 눈코 뜰 새 없이 바쁜 시험 기간 때였다. 해부학 실습실에 중요한 족보를 놔두고 온 죄로 조교 선생님에게 해부학 실습실 열쇠를 얻어 홀로 발걸음을 옮겼다. 석양이 질 무렵이라 주변은 어둑어둑, 보통 때는 아무렇지 않게 드나들던 실습실이었는데, 그날따라 등골이 몹시 오싹했다. 주위는 어둡지, 사람은커녕 쥐새끼 한 마리 지나가지도 않지… 갑자기 그 '실습실의 전설'이 생각나서 문이 잠기지 않도록 헐레벌떡 문고리에 옷을 걸쳐놓고 족보를 찾았던 기억이 지금도 생생하다.

그러나 위의 이야기는 어디까지나 저녁 시간의 실습실에 대한 얘기일 뿐이다. 실제로 첫 해부학 실습은 무척 엄숙한 분위기에서 진행된다. 실습실에 들어서면 맨 먼저 하얀 천으로 덮여 있는 카데바(의대생들이 시신을 일컫는 말)가 눈에 띈다. 학교에 따라서 상황이 다르겠지만 보통 한 카데바를 10~20명 내외의 학생들이 맡는데, 첫 실습 시간에는 카데바에 메스를 대기 전 시신을 기증해주신 분들에게 고마움을 드리는 의식을 갖는다. 그 과정이 끝나야 비로소 흰 천을 벗기고 카데바에 조심조심 메스를 대기 시작하는 것이다.

그런데 이 첫 실습이 끝나면 실습실 분위기가 갑자기 변하기 시작한다. 상상했던 것과는 다르게 생명의 숨이 빠져나간 몸은 몹시 차갑고, 뻣뻣하고, 고무 같은 느낌만 감돌아 오히려 김이 새는 것이다. 카데바의 몸은 수분이 완전히 빠져나간 상태라 피부를 만져도 사람이라는 느낌이 들지 않고, 피부를 절개해도 피가 나지 않을 뿐더러 드라마에서 나왔던 것처럼 시신이 벌떡 일어난다든가 갑자기 주먹을 쥔다든가 하는 일은 절대로 없다. '사람이 죽으면 이렇게 아무것도 아닌 상태가 되는구나'라는 허무함마저 엄습하는 가운데, 시간이 지날수록 '내 앞에 누워있는 이분도 예전엔 나처럼 살아있었겠지' 하는 의식이 점점 약해진다. 당연히 사람 몸에서 느낄 수 있는 어떤 경이로움 같은 것도 점점 희미해질 수밖에 없다.

특히 가장 극심한 변화를 일으키는 이들은 여학생들이다. 실습 첫날 가벼운 구토까지 했던 그들은 두 번째 실습부터 카데바 옆에서 말도 잘하고 농담도 주고받고 심지어 과자까지 먹는다!

고로 해부학 실습은 누구나 무난히 마칠 수 있는 과정이다. 그때 필요한 것은 두려움을 없애는 우황청심환이 아니라 오히려 인체를 경이롭게 바라보는 진지하고 엄숙한 자세다.

갑자기 예전에 열렸던 '인체의 신비전'이 생각난다. 몸에 대한 왜곡된 인식과 공포를 없애고 인체가 더욱 아름답고 소중하게 느껴지도록 한다는 게 그 전시회의 목적이었다. 그러나 나는 그 의견에 전적으로 반대한다. 인체의 아름다움과 경이로움은 생명이 있을 때 비로소 느낄 수 있는 것이다. 이건 의사로서 생활하면서 알게 된 진리다. 일반인들에게 인체 해부표본을 보여주는 것은 오히려 몸에 대한 왜곡된 인식과 공포를 일으킬 뿐이며 인간에 대한 존엄성, 경외심도 사라지게 할 뿐이라는 게 내 생각이다.

의대생들 역시 해부실습시간이 아니라 수술실에서 인체에 대한 경이로움을 느낀다. 몸이 살아 있을 때, 생명의 숨결이 남아 있을 때 인체에 대한 고귀한 감정을 느끼는 것은 의대생들도 마찬가지다. 나 역시 처음 수술실에 들어서면서 느꼈던 감정을 잊을 수가 없다.

의대생들은 본과 3학년이 되면 임상실습 차 수술실에 들어가게 된다. 그때야 처음으로 생명을 열망하는 몸을 마주 대하는 것이다. 힘차게 펄떡이는 심장, 첫 울음을 터뜨리며 엄마의 자궁 밖으로 몸을 밀어내는 아기, 사진에서만 봤던 몽글몽글한 수많은 뇌조직을 실제로 접하면 학생들은 인체에 대한 신비로움을 넘어 인간에 대한 존엄성과 두려움, 신의 존재감마저 느끼게 된다. 물론 그런 모습을 보고 몹시 놀라거나 흘러내리는 피 때문에 정신이 아득해지는 학생들도 있기는 하다. 그래도 의사를 희망하는 학생이라면 그것은 경이로움을 동반한 충격이지 않을까? 만약 아무리 해도 그 충격이 가시질 않는다면 칼을 잡는 외과 의사 대신 기초 분야나 내과계열의 의사를 선택할 수도 있으니 심각하게 걱정하지 않아도 된다.

사실 의사들이 진정으로 고민하고 조심해야 할 것은 두려움이 아니라 반복되는 과정에 지쳐 사람에 대한 경외심마저 무뎌지는 순간이다. 그런 순간이 오면 사람을 위한 의술이라는 대의마저도 흔들리게 된다. 그러니 미래의 의사를 꿈꾸는 후배들이여, 언제 어디서나 다른 사람의 생명과 몸을 소중히 하는 마음, 항상 간직하길 바란다.

전형적인 의대생들

괴짜라는 말이 퍽이나 어울렸던 대학 동기가 생각난다. 그 친구가 일으켰던 사건은 아직도 기억에 생생하다. 입학 때부터 어눌한 말투로 시선을 단박에 사로잡더니, 벌이는 일들은 시종일관 튀는 것들뿐. 무심결에 던지는 말들 역시 범상치 않아 금세 화제에 오르곤 했었다. 사실 의대생들은 색깔이 다 비슷비슷하다. 딱히 이유는 모르겠지만 아무튼 대부분 온순하고 체제 순응적이고, 안전 지향적이고… 섣부른 변화보다는 현재의 상황을 유지하기를 좋아한다. 그러니 그런 우리들 틈에서 그의 존재감은 얼마나 유별난 것이겠는가?

예과 1학년 시절 그 친구는 차분한 의대 건물에 또 한 번의 바람을 일으켰다. 한 마디 귀띔도 없이 교내 가요제에 떡하니 출전하더니 그만 덜컥 상을 타온 것이었다. 다른 과였으면 '그게 무슨 대수냐' 했겠지만 의대에서는 흔치 않은 일이었다. 게다가 다른 과에서는 누가 출전한다고 하면 삼삼오오 모여서 무대 앞머리에 앉아 응원이라도 하는데, 그 친구는 말 그대로 바람과 같이 나갔다가 바람처럼 상을 타온 것이다. 그 후 한동안 베이스 기타에 목숨을 걸더니 급기야 예과 2학년 시절, 교내에서 제일 유명한 메탈 그룹 일원으로 다시 우리 앞에 섰다. 이미 화려한 개인기와 무대 매너로 인기란 인기는 다 독차지한 채.

나는 그의 다음 행로가 궁금해지기 시작했다. 과연 본과에 가서도 그처럼 다양한 호기심의 불꽃을 꺼뜨리지 않을 수 있을 것인가? 만약 그렇다면 그의 열정은 밑바닥이 없는 샘과 같은 것이리라.

하지만 그도 본과에 가더니 변하기 시작했다. 비로소 평범하고도 전형적인 의대생 대열에 끼어들게 된 것이다. 죽었는지 살았는지 사건사고한 번 안 일으키고 묵묵히 본과 생활을 견뎌내더란 말이다. 그리고 졸업을 했다. 그 당시 나는 '캬, 저 친구도 어쩔 수 없구면. 의대 생활이란 게 다 그렇지. 개성을 발휘하기에는 너무 빡빡하잖아' 하는 생각을 했다. 그런데 그 생활이 인턴, 레지던트 때까지 이어지자 결국 그 친구는 자리를 박차고 뛰쳐나갔다. 레지던트 1년차를 넘기는가 싶더니 그만 수련 생활을 포기하고, 독특하기로는 둘째가라면 서러웠던 다른 몇몇 친구들, 선배들을 모아서 의료 벤처기업을 세웠다. 그러고는 발로 뛰는 영업인으로 이름을 날렸다. 그러더니만 또 어느새인가 회사를 접고는 머리숱이 별로 없는 이들에게 꿈과 희망을 심어주기 시작했다. 바야흐로 식모술의 대가가 된 것이다. 식모술로 치자면 지금 우리나라에서 열 손가락 안에 든다. 물론 자신이 하는 일에 항상 자부심을 갖고 있으며 여전히 다양한 활동에 왕성한 호기심을 보이고 있다. 참 열심히 재미나게 살고 있는 것이다.

다시 그 친구를 만나면 이렇게 물어보고 싶다.

"야, 너 지금 행복하냐?"

그럼 그 친구는 뭐라고 대답할까? 아마도 이렇게 말하지 않을까 싶다.

"의대는 내 평생 꿈이었어. 그 길을 후회해본 적은 없지. 게다가 스스로 길을 개척했으니 더 행복할 수밖에 없지 않겠어?"

지금 의대를 꿈꾸는 사람들 중에도 내 동기처럼 독특한 사람이 있을 것이다. 그들도 똑같은 열정으로 의대를 열망하고 공부하고 입학할 것이다. 사실 의대란 곳이 그렇다. 모든 학년이 같은 시간에 수업 듣고, 같은 시험을 보고, 같은 시간에 밥을 먹고 그리고 또 다시 시험을 보고, 학기가 바뀌고, 그럼 또 시험을 보고…. 이런 생활을 하다 보면 입학할 땐 저마다 개성으로 발랄했던 학생들도 졸업할 때쯤엔 거의 비슷한 색깔을 지니게 된다. 그렇기 때문에 개성이 강한 친구들은 처음엔 상당히 힘들어한다. 그러나 내 친구의 경우에서도 알 수 있듯이 개성이 강하다고 지레 겁먹을 필요는 없다. 단지 개성을 펼칠 때와 잠시 묻어둘 때를 구분하면 그만이다.

의대생들은 보통 단체 활동에도 약하다. 지금은 대학교에서 데모를 하는 경우가 별로 없지만 내가 대학을 다닐 때만 해도 전국 대학교가 연합해 데모를 하곤 했었다. 그런데 유독 의대생들은 찾아보기 힘들었다. 그만큼 의대생들은 다른 과와 격리되다시피 생활했고, 다른 과 학생들도 그것을 자연스럽게 받아들이는 분위기였다.

동아리 활동도 마찬가지다. 다른 과와 함께하기보다는 의대생들끼리 모여 관현악단이나 노래 부르는 동아리를 만들어 활동한다. 혹시 다른 과와 함께하는 연합 동아리에 가입하면 '엇, 좀 특이한데?'라고 보는 시각이 있다.

이런 기질은 레지던트 때까지 죽 이어진다. 더구나 의학이라는 학문이 책에서 배우는 것으로 그치는 게 아니라 위로부터 직접 손으로 하나하나 배워야 하기 때문에, 전문의가 되기까지의 모든 과정은 도제식 교육으로 진행된다. 그런 이유로 선후배 관계의 군기도 세고 그 관계가 평생 이어지기 때문에 온순한 양처럼 지낼 수밖에 없는 것이다. 특히 환자의 건강과 생명을 다루는 직업이다 보니 어떤 모험이나 새로운 시도도 함부로 할 수 없다. 이제 의사라는 직업이 왜 지극히 보수적인 줄 알겠는가?

게다가 의사가 된 후로는 병원 안에서만 생활하다보니 병원 밖 사회 변화에 둔감해진다. 그래서 다른 사람들의 생활에 점점 무관심해진다. 어느 순간부터는 어릴 때 절친했던 친구들과도 대화가 원활하게 되지 않고, 오히려 같은 의료계에 종사하는 친구들과 점점 더 가까워지는 순간이 온다. 관심의 초점이 달라졌기 때문이다.

그렇지만 내 친구의 경우처럼 갑자기 예전의 기질이 다시 살아나는 경우도 있다. 대부분 전문의를 취득한 후 혹은 사회에 나선 순간부터 억눌려 있던 기질이 되살아나기 마련이다. 그래서 전문의를 따기까지는 모든 사람들이 거의 같은 길을 걸어가지만 그 이후로는 각양각색이다. 경영에 수완을 발휘해 개업의사가 되는 사람도 있고, 의대 교수로 남아 연구에 심취하는 사람도 있으며, 의료 선교사가 돼 과감히 오지로 떠나는 사람도 있다.

모름지기 자기가 하고 싶은 일을 해야 신도 나고 힘도 나고 아프지도 않는다. 사람의 기질은 만들어지는 부분도 있지만 타고 나는 부분도 있어서 그것은 결코 사라지거나 바뀌지 않는다. 갑갑한 의대 과정과 수련 과정에서 개성이 사라지고 모두들 비슷비슷해진다고 너무 고민할 필요는 없다. 언젠가는 반드시 자신의 개성을 발휘할 기회가 온다. 하지만 의대 과정과 수련 과정을 무사히 마치려면 할 수 없이 남들이 통과해야 하는 그 과정을 넘어야 하는 것을… 수련 과정은 그렇다 쳐도 최소한 의대를 졸업할 때까지는 모든 과정을 받아들이고 자신을 조절할 수 있어야 한다. 그 과정을 통과해야만 자신의 끼를 더 발휘할 수 있고, 자신에게도 떳떳해진다. 의대의 전통적인 분위기가 멋있어 보일 수도 있고 고리타분하게 보일 수도 있지만, 일단 잘 적응하여 의사가 된 다음에 나름대로의 기질을 살려 성공하기를 바란다.

의대 커플과 결혼 이야기

이제 모두가 궁금해 마지않는 '연애 이야기'를 좀 더 본격적으로 해볼까 한다. 솔직히 알콩달콩 연애담이라든지 '어떻게 하면 대학생 시절에 화려한 커플 생활을 누릴 수 있을까'를 풀기에는 나의 경험이나 노하우가 턱없이 부족하다. 자칫하면 미래의 의사들을 더 외로운 솔로 생활로 내 몰지도 모른다. 그래서 나는 지금껏 유지해왔던 입장을 그대로 지키기로 했다. 즉 '연애기술 지침'보다는 '의대생에게 연애란 어떤 것인가'라는 관점에서 아주 긍정적이면서도 현실적인 시각을 제시할까 한다.

내가 의과대학에 입학할 당시 입학정원 140명 중 여자가 24명이었다. 116:24라… 남학생 수에 훨씬 못 미치는 여학생 수 때문에 그 시절 의대에 입학한 여학생이라면 얼굴이나 성격 그 모든 걸 차치하고서라도 캠퍼스 커플이 될 기회는 무궁무진했다. 내가 알기로도 24명 중 15명이나 한동안 커플 생활을 누렸다(어떻게 아냐고 물으신다면 앞에서도 말했듯이 의대에서 비밀은 없다고 답하겠다). 결혼까지 골인한 커플도 세 쌍이나 됐다. 그중한 커플은 그야말로 예과 1학년 때부터 붙어다니다가 인턴과정을 마치고 결혼했고, 다른 한 커플은 예과 2학년 때부터, 또 다른 커플은 본과 3학년 때부터 사귀기 시작해서 결국 결혼에 골인했다.

워낙 과 활동이 많고, 의대생끼리 뭉쳐 다니다보니 과 커플이 심심찮게 생겨나는 건 당연했다. 게다가 그 관계가 대부분 졸업 때까지 이어지다보니 졸업사진에 둘이 함께 찍은 사진을 게재한 과감한 커플들도 제법 있었다. 물론 그들이 다 결혼에 성공한 것은 아니었으니 몇 명은 본의 아니게 다시 보기 힘든 민망한 사진첩을 갖게 되지 않았을까 싶지만 말이다.

연애, 잘~해야 좋은 것

사실 연애는 무미건조한 의과대학 생활을 좀 더 매끄럽게 만들어주는 윤활유 역할을 한다. 대학 생활 중 특별한 인연을 만나는 것만큼 좋은 게 어디 있으랴. 힘들 때 서로 의지할 수 있는 든든한 버팀목이자 버석버석한 생활에 한 줄기 고소한 양념이 되는 연애는 가능하면 누구나 경험해봐야 한다는 게 나의 지론이다. 그러나 여기서 잊지 말아야 할 게 한 가지 있다. 연애는 '하는' 것보다 '잘하는' 게 더 중요하다는 사실! 모든 대학의 과 커플이 그렇듯이 사귈 때는 '우리 너무 행복해요' 모드여서 주위의 부러운 시선을 한 몸에 받지만, 끝나고 나서는 주변인들도 몹시 어색하게 만들어버린다는 단점이 있다. 게다가 그냥 대학도 아니고, 별로 안 친한 사람들도 하루에 세 번씩은 마주친다는 의대에서 과 커플이 됐다가 헤어지면 그 불편함은 이루 말할 수 없을 것이다. 비슷한 시기에 둘의 사랑이 끝났을 경우에는 일정시간이 지난 후에 다시 좋은 관계를 유지할 수 있지만, 무섭게 싸우면서 헤어졌다거나 한 명이 너무 일찍 마음이 식어 균형을 잃은 상태에서 헤어지게 됐다면 아마 그 후유증은 좀 더 오래가지 않을까 싶다. 물론 워낙 마주치는 일이 많아서, 마음이 아파도 혹은 얼굴 보기 불편해도 억지로 인사하고 관계를 유지하는 게 찬바람 쌩쌩몰고 다니며 모른 척하는 것보다는 현명한 태도겠지만 그만큼 힘든 일임에는 틀림없다. 그러니 오는 사랑 막지 말되, 연애할 때도 잘~ 헤어질 때도 잘~하라고 말해주고 싶다.

"아예 다른 과 사람을 사귀는 건 어떤가요?"

글쎄. 다른 과 학생을 사귀는 의대생들은 그리 많지 않다. 특히 본과 학생들은 몹시 바쁘고 해야 할 일도 많기 때문에 상대방이 철저히 의대생 위주로 스케줄을 맞춰야 한다. 그래야 겨우겨우 관계가 이어지는데, 어디 그러기가 쉬운가? 처음엔 사랑으로 감싼다 해도 사람 마음이 원래 자기 위주라 서운함이 쌓일 수밖에 없다. 서운함이 쌓이면 미움이 되고 미움이 쌓이면 증오가 되고 그렇게 되면 결국 헤어지게 되는 것이다. 그래서 그런지 본과에 올라오면 연인과 자주 다투거나 헤어지는 사람들이 늘어난다.

여학생들은 남학생들보다 더욱더 다른 과 학생과 커플이 되질 않는다. 나는 내가 아는 모든 의대생들을 통틀어 그런 경우를 딱 두 번 봤을 뿐이다. 생활이 바빠 아예 연애에 관심이 없을 수도 있지만, 의사를 최고의 직업으로 생각하는 사람들이니 본인은 아닌 척해도 은근히 콧대 높은 학생들이 많을 것이다. 그러니 도통 다른 과 남학생들에게 눈이 가지 않을 수밖에…. 물론 그렇지 않은 여학생들도 본과 생활을 시작하고 나면 열이면 아홉은 관계에 금이 가고 만다.

아아, 의대생들이여 공부도 해야 하고, 연애도 하고 싶은데 시간이 없는 게 그저 한일 뿐이다. 그래서 그런지 과 커플을 제외하고는 연애를 하는 친구들이 그리 많지 않다. 시험 끝나면 잠도 실컷 잘 수 있고 애인이랑 싸워서 스트레스 받을 일도 없고… 생활이 바쁘다보니 오히려 솔로로 지내는 것을 편하게 생각하는 사람들이 훨씬 많은 것 같기도 하다.

"의사와 간호사 커플은 많죠?"

예전에는 그랬다고 한다. 그런데 요즘엔 딱히 그런 것 같지 않다. 의사와 간호사, 병원에서 항상 마주치지만 거의 업무를 둘러싼 분쟁이 많기 때문에 사랑보다는 미운 정이 쌓이기 쉽다. 간혹 미운 정이 고운 정으로 변해서 결혼하는 경우도 있지만 그리 흔한 케이스는 아니다. 단지 의사와 간호사 커플들의 특징은 두 사람 다 마음이 비단결처럼 곱다는 것. 부딪칠 수 있는 면이 많은데도 불구하고 잘 사귀는 이유는 정말 둘 다 착한 사람들이기 때문이 아닐까.

결혼을 생각할 때는…

요즘 결혼의 시기도 조금씩 늦춰지고 있다. 의사라는 특수성 때문이라기보다는 전반적인 사회 분위기 상 늦은 결혼이 유행하는 것 같은데, 남자 의사라면 서른을 넘기는 경우가 대부분이다. 만약 만나는 사람이 있다면 보통 인턴 마칠 때쯤 아니면 레지던트 1년차를 마칠 때쯤 결혼을 한다. 그 전에는 정신이 없기도 하고 결혼한다고 하기엔 어쩐지 눈치가 보여서 조금씩 뒤로 늦추는 것이다. 만약 딱히 사귀는 사람이 없다면 여유가 좀 생기는 레지던트 2년차 때부터 결혼에 대한 관심이 생기고 그때쯤 사람을 만나기 시작해 2년차를 끝낼 때쯤 결혼을 한다. 이 과정에서 머뭇거렸던 사람은 전문의 자격증을 손에 쥐는 삼십대 중반까지 그냥 솔로로 있게 될 가능성이 높다. 일에도 흐름이 있듯이 결혼 시기에도 흐름이 있어서 몇 번의 포인트를 그냥 지나치면 결혼은 삼십대 중반 이후로 미뤄지는 것이다.

여자 의사에 대해서는 이런 말이 있다.
"여자 의사는 남자 의사와 결혼하는 게 가장 좋고, 남자 의사는 여자 의사와 결혼하는 게 가장 나쁘다."
즉 여자들은 자녀교육, 부모님 모시기, 남편 뒷바라지 등 짊어지게 되는 여러 가지 역할이 많은데, 남편이 같은 의사라면 의사 생활의 고충을 이해하니까 굳이 그런 일들에 대해 완벽성을 강요하지 않는다는 것이다. 그러나 반대로 남편 입장에서는 전통적인 관점의 내조를 받을 가능성이 적어지므로 꼭 좋다고는 할 수 없다는 뜻이다. 물론 지금도 여기에 동감하는 사람들이 많겠지만, 요새는 이 말이 전통적인 현모양처를 최고의 신부로 생각하던 10년 전 이야기로 비춰지고 있다. 또한 요즘은 과거와 달리 맞벌이 부부가 많아지고 있다. 의사라고 예외는 아니다.

"의사는 돈을 잘 번다는데… 한 명만 벌어도 되는 것 아닌가요?"

모르는 소리. 의료계 경쟁도 극심하고 자녀들의 교육비며 생활비며… 과거와는 달라진 게 너무 많다. 그래서 맞벌이 의사부부의 남편은 우아하게 골프 치러 다니지만, 외벌이 의사 남편은 가족을 위해서 끊임없이 일을 해야 한다는 말이 나오고 있는 것이다.

특히 대학병원의 남자 전임의들은 상대적으로 월급이 적다. 만약 아내가 똑같이 의사라면 마음 놓고 대학원 과정까지 무난히 마칠 수 있지만 그렇지 않은 경우에는 교수의 꿈을 접고 직업전선으로 뛰어들어야 한다.

개업의사의 상황도 마찬가지다. 혼자서 일한다면 아침부터 저녁까지 병원을 떠나지 못하고 그 안에 갇혀서 세월을 보내야 하는 경우가 많을 수밖에 없다.

무엇보다도 부부가 함께 의사를 하면 업무의 고충과 어려움을 잘 알아 서로가 가까운 동료 겸 안식처가 될 수 있다는 게 가장 큰 장점이다. 그러니 의사 사회에서도 의사부부를 부러워하는 시선이 늘 수밖에….

물론 모든 부부들이 그렇듯이 의사부부에게도 단점은 있다. 너무 속속들이 서로의 생활을 꿰뚫고 있어 조금 갑갑하다는 점, 같은 일로 스트레스를 받고 있어서 예민하다는 점, 의사 일 외에는 둘 다 무관심하기 때문에 다양하고 폭넓은 삶을 살 기회가 줄어든다는 점이 그러하다. 특히 응급상황이나 긴 수술이 많이 잡히는 과에 있는 경우 가정에 충실할 기회가 줄어들 수 있다.

그러나 의사냐 아니냐가 중요한 게 아니라 서로 사랑하느냐 아니냐가 중요한 법이리라. 사실 그것만 확고하다면 문제될 건 아무것도 없다. 그러니 의사라서 좋다, 의사라서 나쁘다고 미리부터 복잡하게 생각하지 말고 열심히 생활하다가 사랑하는 사람이 생기면 결혼하면 된다. 아무것도 걱정하지 말고 복잡하게 생각하지 말고 위의 이야기들은 그냥 하나의 정보로만 알고 있자. 마음에 들어오는 사람이 있으면 열심히 사랑하고 나중에 후회하지 않도록 현명하게 행동하면 된다. 마음이 시키는 일은 되도록 신중하게, 그러면서도 당당하게 결정하도록 하자.

시험이 목을 조를 때

"자, 이제 의대 구경하러 갑시다. 단, 시험기간에 가야 합니다!"

나는 의대 진학을 꿈꾸는 사람들에게 한 번이라도 시험기간에 의대에 가보라고 말하고 싶다. 세상에 저렇게 공부하는 곳도 있구나 싶어서 새로운 시각으로 의대를 바라보게 될지도 모른다. 의대는 시험에 한해서는 정말 축복 받은 땅이다. 그렇게 풍족할 수가 없다. 각 과목 교수님마다 수시로 시험을 공지하고, 중간고사, 기말고사, 쿼터 시험, 땡 시험, 구두시험, 재시, 삼시, 기초종합시험, 졸업종합시험… 종류가 어찌나 많은지 그야말로 눈이 핑핑 돌 지경이다. 만약 과목이 쿼터별로 끝났다면 정규 시험기간에 상관없이 시험도 쿼터별로 본다. 시험기간은 1~2주 정도로 다른 대학과 다를 바 없지만 공부의 강도는 상상을 초월한다. 물론 평소에 어느 정도 공부했느냐에 따라 강도가 달라지기는 한다. 그러나 일단 시험기간이라면 하루에 평균 2~3시간씩만 자고 버틸 각오를 해야 한다.

예를 들어 이런 식이다. 하루는 밤을 꼴딱 새고 그 다음날은 어제 밤샜으니까 낮잠 2~3시간 자주고, 그 다음날은 또 밤을 새고, 그 후에는 또 3~4시간 정도 눈을 붙이고… 시험이 끝날 때까지 이 과정이 반복된다.

왜 그렇게 사냐고 묻는다면 일단 공부 양이 너무나 많아서 어쩔 수 없다는 대답을 하게 된다. 게다가 대부분 달달 외워야 하는 과목이기 때문에 평소에 아무리 공부를 많이 했다 하더라도 하루 전날 한 번쯤은 다시 봐야 시험지에 적을 수 있다. 그러니 어디 잠 잘 생각이 나겠는가.

날밤 새고 시험장에 가서 또 외우고, 잠 오니까 복도를 빙빙 돌아다니면서 외우고, 깡충깡충 뛰면서 외우는 등등 악을 쓰는 모습이 별 미친놈들이 다 있구나 싶을 만큼 처절하다. 만약 이런 식으로 한 달 동안 계속 시험을 치른다면 모두들 일찍 하나님 곁으로 갈 거라는 우스갯소리까지 나온다.

만약 "이걸 어떻게 다 외워!"라는 말이 나올 정도로 시험범위가 무지막지하게 책정된 과목의 경우에는 과 대표단이 행동에 나선다. 각 과의 수석 레지던트 선생님을 찾아다니며 대표단이 애걸복걸하기 시작하는 것이다.

"선생님, 힌트 좀 주세요. 네?"

이 기간만큼은 시험범위를 얼마나 줄여오느냐가 과대표의 능력을 측정하는 기준이 된다.

시험에서 살아남기

아무래도 시험기간에는 시간이 관건이다. 그래서 집이 먼 학생들은 학교 옆 여관에 방을 잡는다. 3~4명씩 한 방을 잡고 생활하는데, 방에서 가장 눈에 띄는 것은 5~6개 정도 되는 알람시계다. 잠이 부족한 생활이 계속되다보니 혹시나 깜빡 졸다가 시험시간에 못 일어날까봐 모두들 집에 있는 알람시계란 시계는 모조리 긁어와 여관방에 비치해놓기 때문이다. 또 어떤 친구는 빨리 학교에 가서 외워야 한다고 학교 100m 앞에서 택시를 잡아탔더니 기사분이 "참 요새 것들은 팔자 좋다"며 한껏 핀잔을 주셨다 한다.

시간에 대한 압박은 시험장에까지 이어진다. 교수님들이 들어오셔서 책 넣으라고 할 때까지 족보를 꽉 쥐고 마지막 하나라도 더 외우려는 모습은 흔하다. 오죽하면 끝까지 족보를 붙들고 있으니까 교수님들이 족보 안 넣으면 시험지 안 준다고 학생들에게 으름장을 놓기까지 할까.

내가 본과를 다닐 때는 시험 중 거의 다가 주관식 시험이었다. 그런데 요즘은 객관식 시험이 많이 늘었고, 컴퓨터로 시험을 봄으로써 결과도 바로 알 수 있는 시스템도 도입되었다. 주관식 시험을 칠 때는 시험 시간 내내 답안지에 빼곡히 적어도 시간이 빠듯할 정도로 무지막지한 문제들도 더러 나온다.

만약 커닝을 할 생각이 있다면 접는 것이 좋다. 걸리면 바로 유급 처리를 당한다. 나는 한자리에서 8명이 무더기로 유급을 당하는 경우도 봤다. 그리고 커닝으로 해결될 수 있는 단편적인 답을 요구하는 의대 시험 문제는 거의 없다. 시험 시간이 빠듯해서 커닝할 시간도 없고 말이다. 그러니 커닝은 아예 머리에서 지워주시기를….

잊어서는 안 되는 게 한 가지 더 있다. 바로 시험 노하우 1위인 족보다. 족보 없이 시험 볼 생각하지 말지어니….

보통 기출문제 리스트를 족보라고 하는데, 매년 조금씩 업그레이드까지 되는 놀라운 놈이다. 어떤 학생들은 아예 책 대신 족보만을 파기도 한다. 시험이 임박해지면 족보 중에서도 정말 중요한 것만 쏙쏙 골라놓은 필살기, 일명 '전투족보'(줄여서 전투족이라고 한다)까지 돌아다닌다. 하지만 이 전투족도 양이 만만치가 않아서 그것도 다 암기를 못하는 경우가 대부분이다. 물론 어느 의과대학이나 소위 말하는 '천재소년'들이 있기 마련인데, 그들의 공통점은 평소에는 공부를 하지도 않다가 시험기간만 되면 어슬렁어슬렁 족보를 구하러 다닌다는 것이다. 그러고는 시험 전날 또는 새벽에 휙 하니 자리를 잡고 앉아서, 아무리 거르고 걸렀어도 방대하기는 마찬가지인 전투족보를 단숨에 외운다. 그리고 거뜬히 진급한다. 아, 얄미운 천재소년들 같으니라고…. 이건 그 애들을 붙잡고 앉아서 분석한다 해도 도저히 답이 안 나오는, 천상 좋은 머리를 타고났다고밖에 볼 수 없는 상황이다.

그런데 신기하게도 천재소년은 있지만 천재소녀는 별로 없다. 왜냐! 대부분의 여학생들은 평소에도 공부를 열심히 하기 때문이다. 유급이나 낙제하는 여학생이 아예 없는 건 아니지만 눈에 띄게 농땡이를 치는 여학생들은 거의 없다고 봐야 한다.

땡시의 악몽

땡시는 주로 해부학이나 병리학 실습시험으로 많이 치러진다.

예를 들면 이런 식이다. 50개의 현미경이 준비돼 있다. 각 현미경마다 다른 조직이 담긴 슬라이드가 놓여 있다. 학생들은 각각 다른 현미경 앞에 선다. 한 현미경을 보는 시간은 5초에서 10초 정도로 제한돼 있고, 제한 시간이 되면 '땡'하고 종소리가 난다. '땡'소리가 나면 전원이 다함께 다음 현미경으로 이동한다. 이게 바로 그 무시무시하다는 땡시다. 전원이 함께 움직이기 때문에 답이 떠오르지 않더라도 울며 겨자 먹기로 다음 슬라이드를 볼 수밖에 없다. '땡' 소리 나면 이동하고 '땡' 소리 나면 이동하고…. 포크댄스 교실도 아니고 나란히 줄 서서 뭐하는 짓이란 말인가?

이렇게 말하니 재미있게 느껴질 수도 있지만 당시에는 정말 피 말리는 시험이었다. 조직 이름이 생각 안 날 때면 머리가 원망스럽고, 방금 전 놓친 문제가 아쉬워 다음 슬라이드를 봐도 속상하고, 미적거리다가는 다른 사람들의 원성을 사기 때문에 어쩔 수 없이 땡 소리에 맞춰 이동해야 하니 전혀 즐겁지 않다.

해부학의 경우에는 구두시험을 치르는 경우가 많다. 이 시험 역시 교수님 앞에서 답을 설명해야 하기 때문에 은근히 긴장감이 감돈다.

예를 들어 이런 식이다. 교수님이 앉아 계신다. 그 앞에 상자가 있다. 상자 안에는 사람의 모든 뼈가 적힌 100개도 넘는 카드가 들어 있는데, 손을 넣어 그중 2개의 카드를 뽑는다. 그리고 둘 중 자신 있는 카드를 선택한다. 그러고는 교수님 앞에 놓인 수많은 뼈 중에서 카드에 적힌 뼈를 가져온다. 교수님 앞에서 그 뼈에 대해 설명한다. 각 뼈의 작은 구조물을 일일이 설명하고 그 부위를 지나는 혈관이나 신경을 이야기하고 드문드 문 던지는 교수님 질문에도 대답을 해야 한다. 정말 살 떨린다. 뼈를 들고 벌벌 떨다가 아무 소리도 못하고 그냥 나왔다는 친구도 있고, 자신이 선택한 뼈를 버젓이 들고는 갑자기 엉뚱한 다른 뼈에 대해 장황하게 설명하다가 퍼뜩 정신을 차리고 처음부터 다시 시작했다는 사람도 있다. 충분히 이해한다. 그 수많은 뼈 이름을 외우느라 거의 밤을 샜을 텐데 정신이 없을 수밖에 없다.

본과 1학년은 눈 딱 감고 넘겨라

본과에 올라가면 선배들이 그렇게 대단해 보일 수가 없다. 어떻게 이 시험들을 통과했을까? 갑자기 한 학년 위의 선배들이 신처럼 보인다.

나는 아직도 본과 1학년 첫 시험시간을 잊을 수가 없다. 신경해부학 시험이었는데 정말 잠 한숨 안 자고 공부했다. 그런데 시험 당일에 아무 것도 생각나지 않는 게 아닌가! 그저 망치로 머리를 얻어맞은 것처럼 멍하기만 했다. 허무했다. 이럴 줄 알았으면 잠이라도 잘 걸. 그때 처음으로 '나는 안 되는구나'라는 좌절감에 빠졌었다. 그런데 나중에 여러 사람 얘길 들어본 결과로는 본과 첫 시험 때는 누구나 나처럼 좌절감에 허덕인 다고 한다.

✚ **시험과 잠**

본과에서 시험 준비한답시고 절대로 밤 꼴딱 새지 마라. 시험범위 중 일정부분 포기하는 한이 있더라도 30분에서 1시간 정도는 꼭 눈을 붙여야 한다. 그래야 머릿속에 저장해놓았던 다른 지식들이 움직이기 시작한다.

신기한 건 이런 상황에도 적응이 된다는 것이다. 나 역시 본과 1학년 때는 '과연 이렇게 사는 게 사는 건가'라는 회의에 시달렸지만, 우습게도 그런 고민은 몇 개월 후에 싹 사라져버렸다. 학년이 올라갈 때마다 공부해야 할 양은 배로 늘어나고 그럴 때마다 '내 머리는 돌머리'라며 우울해했지만 어느새 정신을 차려보면 또 그 많은 양을 소화해내고 있었다. 이런 과정이 전문의를 딸 때까지 계속된다. 한 해 한 해가 힘들지만 사람의 능력이 무궁무진한 것인지, 아니면 사람이 고통을 잊을 줄 아는 망각의 동물이라서 그런지, 단순하게 시험 노하우가 점점 쌓여서 그런 것인지 본과 1학년만 눈 딱 감고 넘기면 졸업까지는 무리가 없다.

물론 그 당시에는 누가 의과대학 가겠다고 하면 쌍수를 들고 말렸다. 이제 의사의 시대는 끝났고, 생각하는 것보다 더 고행길이니 아예 갈 생각 접으라고 말렸다. 그렇지만 이제는 의대 간다는 걸 시험 때문에 말리지는 않는다. 힘든 건 사실이지만 그것을 이겨내야 의사가 될 수 있다는 것도 사실이기 때문이다. 이 악물고 하는 수밖에 없다.

특히 본과 1학년 때는 아무 생각 하지 말고 그냥 바보처럼 공부만 하라고 말하고 싶다. 물론 어느 정도 요령이 있기는 하나 그것에도 한계는 있게 마련이다. 그냥 들입다 공부에 파고드는 게 정답이다. 상념에 잠긴다거나 회의에 빠진다거나 하면 그때부터 생활이 복잡해진다. 그냥 마음을 비우고 1년을 보내라. 의대에 대한 회의가 들어도 일단은 본과 1년 이후로 밀어놓는 게 좋다. 그때 밀려드는 회의는 십중팔구 공부하는 게 힘들어서 즉흥적으로 떠오른 생각들이 많기 때문이다. 너무 힘든 시기라 올바른 판단을 하기 불가능하니 일단 넘기고 보자.

쉬운 공부가 없는 것처럼 이 세상에 쉬운 시험은 없다. 평가를 위한 게 바로 시험 아닌가? 아마 전문의 자격증을 딸 때까지 쉬운 시험은 하나도 없을 것이다. 매번 치르지만 매번 어렵고 매번 생소할 것이다. 내가 아는 한 친구는 전문의 시험을 앞두고서 며칠 동안 불면증에 시달렸다고 한다. 의사 생활 중 마지막 시험이라 할 수 있는 전문의 시험을 치르기 위해서 수없이 많은 시험을 통과했을 텐데, 그래서 시험에 이골이 날 만도 한데 또 긴장하더란 말이다. 시험은 그런 것이다. 앞으로 수많은 시험을 앞두고 있는 미래의 의사들에게 마음을 담아 파이팅을 날린다.

유급, 멀면서도 가까운 존재

유급. 보통 학기제나 학년제로 이루어지는데, 유급을 받으면 학년 진학이 좌절되기 때문에 즐겨 받았다가는 결국 의대에 뼈를 묻게 된다는 위협성 경고가 따라다닌다. 그러나 생명 다루는 법을 가르치는 곳이기 때문에 진학 문제에 대해서는 각별히 엄격하다. 그래서 의과대학에서는 유급이 흔한 편이다. 보통 때는 정원의 10%가 유급을 당하거나 휴학을 택하고, 의대생 시절 중 가장 힘들다는 본과 1학년 때는 그 비율이 15%에 다다른다. 그러니 통상 입학 정원의 70%만이 제때 졸업을 한다는 결론이 나온다. 내가 졸업할 때도 마찬가지였다. 그때 입학 동기는 140명이었으나 졸업 동기는 80명에 지나지 않았다. 절반 조금 넘는 사람만이 유급 없이 무사히 졸업했다는 말이다. 그래서 의대생들은 무엇보다도 유급을 두려워할 수밖에 없는 것이다.

물론 요즘은 의과대학 입학이 과거보다 워낙 어렵다보니, 의대에 들어온 친구들은 대부분 예전 학생들보다 훨씬 더 똑똑하고 성실하다. 그래서 예전에 비해 유급생이 훨씬 적다. 하지만 그래도 유급은 의대생들에게는 영원한 공포의 대왕이다.

특히 의대 본과의 모든 과목은 전공필수다. 그러니 거기에서 한 과목이라도 F를 받으면 유급처리가 된다. 게다가 가혹하게도 F 받은 과목 이외의 것들도 다음 학기에 전부 다시 이수해야 한다. 즉, 그 학기에 얻은 학점이 깡그리 없어지는 셈이다. 예를 들어 어떤 학기에 한 과목만 F를 받았을 뿐 그 외에는 전부 A+를 받았다고 하자. 그래도 결과는 당연히 유급. A+받은 과목도 전부 인정되지 않는다. 아차 하는 사이 한 학기 비싼 등록금이 날아가고 또다시 머리 터져가며 공부해야 하는 것이다.

또한 F를 받지 않았다 하더라도 평균 학점이 너무 좋지 않으면 유급을 당할 수 있다. 꼴찌로 진급한 학생들에겐 '문 닫고 올라왔다'는 말을 하는데, 마지막으로 올라왔든 어쨌든 유급을 면했다는 사실만으로 정말 기뻐할 일이다.

예전에는 이렇게 엄격한 유급 제도가 몹시 불합리하게 느껴졌었다. 물론 지금도 그 가혹함에 대해서는 심하다는 생각이 들지만 그게 다 미래를 위해서라는 것도 알고 있다. 의대생들은 앞으로 다가올 인턴·레지던트 수련 기간에도 책을 보면서 공부를 해야만 한다. 그러니 미리미리 몸과 마음을 단련시켜놓을 수밖에 없는 것이다.

그런데 다행스럽게도 의대에는 유급대상자들을 구해주는 '패자부활전'도 있다. 그게 바로 재시(정확히 말하면 재시험)와 삼시다. 재시는 정규시험인 중간고사나 기말고사가 끝난 뒤 다시 치르게 되는데 재시 볼 사람들의 명단은 정규시험이 끝난 뒤 각 과목마다 공고된다. 간혹 수시로 치르는 각 임상과 시험도 교수님의 요구에 따라 재시 명령이 내려오기도 한다. 그런 과정을 거쳐 만약 며칠 뒤 보는 재시에서 성적이 잘 나오면 그 과목은 통과되는 것이다. 재미있는 것은 어려운 과목일수록 전원 재시도 심심치 않게 볼 수 있다는 거다. 사실 의대시험의 특성상 대부분의 학생들이 한두 개 과목은 재시를 보기 때문에 재시 안 보면 서운하다는 농담이 있을 정도다. 그런데 재시가 4~5개 정도 떴다면? 1~2개정도라면 모를까 4~5개 과목이 재시에 걸렸다면 유급될 가능성이 높다고 보면 된다. 위태위태한 친구에게 아무리 좋은 족보를 얻어다주고 많이 가르쳐줘도 한계는 분명히 있는 법이다. 간혹 과목 교수님의 권한으로 삼시의 기회까지 주어질 때도 있지만 말이다.

일단 시험은 제때 제때 잘 보는 게 상책이다. 시험기간에 몸을 다쳤다든가, 심하게 몸이 안 좋다든가, 실연 같은 정신적인 스트레스를 받으면 시험을 망칠 가능성이 높아진다. 족보 없이 나 홀로 공부하는 학생 역시 마찬가지다. 그러니 시험기간만이라도 스스로의 감정과 생활을 잘 컨트롤해야 한다.

또한 뭐니뭐니해도 정보를 잘 입수해야 한다. 대충 학년마다 유난히 낙제생이 많은 과목이 있는데 미리 그 과목들에 대한 정보를 입수해 집중공략하면 그나마 유급의 공포를 피할 수 있다. 나이 많은 늦깎이 남학생들이라면 더욱 유급에 신경 써야 한다. 늦게 학교 들어와서 몇 번 유급당하다보면 졸업이 늦어지고, 그러다 보면 바로 군대에 가야 할 경우가 왕왕 생기기 때문이다. 그런 경우에는 군의관이 아닌 일반병으로 군대를 다녀와야 하는데 그것도 힘들지만 군대에서 2년간 쉬다가 다시 학교 공부를 시작해야 하는 건 얼마나 더 힘들겠는가? 아무쪼록 늦깎이 남학생들이라면 기를 쓰고 유급을 피해야 한다.

정해진 기간의 1.5배 이내에 끝내야 하는 교육법에 의해서 대부분의 의과대학은 유급은 많아도 3회만 가능하고 4회째 유급이 되면 제적이 되는 경우가 많다. 어떻게 보면 이런 제도가 학생들의 시간을 더 보호해 주는 게 아닌가 싶다. 굳이 자신과 맞지 않는 공부를 하면서 시간을 흘려 보내기보다는 자신에게 맞는 다른 길을 찾는 게 더 의미 있을 수 있기 때문이다.

사실 유급에 대한 두려움과 거기서 파생되는 여러 문제들은 세계 어느 나라나 마찬가지다. 그러니 벌써부터 불안에 떨고 있는 학생들에게 내가 해주고 싶은 말은 바로 이거다.

"의대 가면 너도나도 유급생들이다. 그래도 모두 잘만 졸업하니 너무 걱정하지 말도록!"

유급. 결코 반갑지 않은 손님이지만 어쩔 수 없이 맞이해야 한다면 숨 한 번 크게 쉬고 함께 걸어가라. 1년 늦게 의사가 된다고 해서 크게 문제될 건 없다. 어렵게 들어온 의과대학이니만큼 한 번쯤 되돌아보는 시간을 가지면서 잠깐의 휴식을 즐기는 것도 나쁘지 않다. 일부러 한 학기 쉬는 학생들도 있으니 마음을 열고 다음 학기를 알차게 준비하면 된다. 사실 진짜 승부는 의사가 된 다음부터라는 것만 기억하길 바란다.

의사국가고시

의사국가고시 합격이야말로 의과대학의 존재 목적이다. 의사국가고시는 추운 1월에 이틀 동안 진행되며, 전 과목 총점의 60% 이상 득점하고, 동시에 각 과목 모두 40% 이상 득점해야 합격할 수 있다. 시험결과는 일주일이면 알 수 있고 요새는 친절하게 문자 메시지로도 합격여부를 알려준다.

예전에 의사국가고시는 정상적인 의대를 졸업하는 본과 4학년이라면 누구나 쉽게 붙을 수 있는 자격고사에 불과했지만, 1995년부터는 분위기가 싹 바뀌었다. 1994년까지는 97%를 넘어서는 높은 합격률을 보였는데 1995년에 합격률이 64.3%로 뚝 떨어졌다. 시험이 갑자기 어려워지면서 의대생들이 대거 국가고시에서 탈락했고, 그것 때문에 학생들이 데모를 불사하기도 했다. 사뭇 달라진 시험 때문에 의대생들이 적잖이 당황한 것이다. 아무튼 그 이후부터는 본과 4학년 때부터 꼬박 1년간은 국가고시를 위해 긴장의 끈을 놓지 않고 공부해야 하는 상황이 이어졌다. 내가 본과 1학년이었던 1993년도에는 본과 4학년생들이 실습만 끝나면 여유롭게 운동장에서 운동하는 모습을 종종 볼 수 있었다. 의사국가고시가 몇 달 앞으로 다가왔을 때야 비로소 예상 문제집을 슬슬 훑어보고 시험을 치렀는데, 그래도 거의 다 합격하는 분위기였다. 그래서 나 역시 의사국가고시는 쉽다고만 여기고 있었다. 고사장에 몇 분 일찍 들어가서 문제집만 슥 봐도 반은 맞춘다는 말까지 있었으니 오죽했겠나.

그러던 게 언젠가부터 큰 부담으로 자리매김한 것이다. 이제는 도서관에 지정석을 정해놓고 실습을 마친 후에도 내내 책과 씨름하는 본과 4학년 학생들을 종종 볼 수 있다. 물론 지금도 무엇이 정답인지는 판단하기 힘들다. 의학적인 지식이 나날이 발전하기 때문에 알아야 할 지식의 양도 덩달아 많아지는 시점이니 어렵게 시험을 보는 게 맞는 것 같다가도 과거 무난히 시험에 합격하고도 여태껏 의사 생활 잘하고 있는 사람들을 보면 또 이렇게 어렵게 시험을 통과해야 하나, 힘들게 본과 4학년까지 올라온 학생들을 또 그렇게 내쳐야 하나 하는 의문이 들기도 한다.

물론 최근 들어 합격률이 90% 이상으로 높아지고 있다. 그러나 이것은 시험이 쉬워졌다기보다는 전국의 의대생들이 그만큼 시험유형에 맞춰서 무시무시하게 공부했기 때문이라고 봐야 한다. 급기야 어떤 신생의대는 국가고시 합격률을 높이기 위해 본과 4학년을 유급시키는 일도 하고 있다고 한다. 산전수전 다 겪은 본과 4학년이라면 유급을 잘 시키지 않는 게 보통인데 합격률 때문에 의사국가고시를 위한 모의고사를 쳐서 점수가 불안한 학생들은 유급을 시킨다는 것이다. 본과 4학년마저도 유급을 걱정하고 국가고시를 걱정해야 하는 각박한 현실이 된 것이다.

사실 최근 합격률은 90%를 넘었으니 일견 다른 국가고시보다는 엄청나게 높은 합격률이지 않냐고 반문할 수도 있다. 하지만 실상을 따져보면 꼭 그런 것만은 아니다. 본과 4학년들이 누구인가? 의대가 들이미는 시험을 다 통과하고 유급이라는 장애물을 다 돌파한 역적의 용사들이 아니던가? 게다가 의사국가고시는 아무나 볼 수 있는 시험이 아니다. 의과대학을 졸업했거나 졸업할 사람에게만 시험자격이 주어진다. 그런 학생들끼리 모여 겨루는 시험이니 불합격률이 5%만 넘어도 시험을 치르는 입장에서는 누가 떨어질지 모르는 엄청난 스트레스로 다가오게 된다. 국가고시를 앞두고서는 평소 자신의 성적도 전혀 위안거리가 되질 않는다. 워낙에 공부할 양이 방대하고 그 방대한 양을 한 번에 보기 때문에 의대에서 수재 소리 들으며 1등을 놓쳐본 적 없는 사람도 떨어질지 모른다는 불안심리가 있게 마련이다.

정말 국가고시의 시험 범위는 방대하기 그지없다. 나중에 전문의가 된다면 전공 과에 대한 지식은 더 쌓이겠지만 습득해야 할 이론적인 의학 지식은 전체 의사 생활을 통틀어 아마 의사국가고시를 볼 때 최절정에 다다르지 않을까 싶다. 그래서 의사국가고시를 볼 때쯤 의대생들은 모든 질병이 다 고칠 수 있는 병들이고 모든 질병에는 효과가 있든 없든 간에 이론적인 치료 방법이 있다고 착각하며 의학이라는 학문에 대한 무한한 자신감과 의사라는 직업에 대해 자부심을 갖기도 한다. 그러나 그 지식들은 사실 인턴, 레지던트, 전문의 과정을 통해 임상경험과 버무려질 때 진짜 지식이 되고 임상경험과 연결되지 않으면 하나둘씩 잊어버리게 된다. 게다가 같은 질병이라도 사람마다 나타나는 증세가 다를 수 있고, 같은 약에 반응하는 것도 다 다르다. 의사를 하면 할수록 사람의 병은 결코 이론만으로 다룰 수 없다는 사실을 느끼게 되는 것이다. 그러나 의사국가 고시를 앞두고서는 그런 오묘함보다는 이론적인 의학의 완벽함에 짓눌려 그것을 받아들이는 것만으로도 숨이 벅찰 때다.

만약 시험에 합격하지 못하면 다음 해에 다시 응시해야 한다. 군대에 아직 가지 않은 남자라 해도 나이가 너무 많지 않은 이상 입대는 연기할 수 있고, 시험에 다시 응시할 수 있다. 떨어지는 게 결코 유쾌한 일은 아니지만 다음 해를 기약하며 공부하는 수밖에 없다.

또한 의사국가고시는 합격여부가 중요한 시험이라 성적은 그리 중요한 게 아니지만, 지금은 병원 인턴을 선발할 때 의사국가고시 성적을 상당 부분 반영하는 병원이 많기 때문에 만약 경쟁률이 높은 병원에 지원할 생각이라면 좋은 점수를 받기 위해 신경 써야 한다.

✚ 의사국가고시 실기시험과 미국의사고시

2010년 의사국가고시부터 실기시험이 시작되었다. 연극배우가 연기하는 모의환자를 대상으로 치러지는 시험이다. 미국에서는 USMLE STEP2 CS 과정으로(p.175 참조) 예전부터 해왔지만, 아시아에서는 우리나라가 처음으로 도입하는 것이다.

이쯤에서 미국의 시스템을 한 번 살펴보는 건 어떨까? 미국의 시스템은 다음과 같다. 본과 2학년 1학기까지는 생리학이나 해부학 같은 기초의학을 배우고 그에 대한 국가시험을 치른다. 그 시험에 합격하면 남은 본과 2년 동안 내과, 외과 같은 임상의학을 배우고 이것에 대한 시험을 또 한 번 치른다. 그 후에야 경험 있는 지도의사 아래에서 의술을 배울 수 있는 자격을 얻게 된다. 그렇게 해서 수련을 받고 일정 기간이 지난 후에는 또 시험을 치른다. 최종적으로 그 시험에 합격해야만 개업을 할 수 있다.

배워야 하는 지식의 양은 점점 더 많아지고 시험도 많아지고 어려워지기까지 하니 앞으로 학생들의 고통은 더해질 것 같다. 그러니 의사가 되려고 마음먹었다면 하루라도 빨리 의사가 되고 볼 일이다. 이래저래 의대생들 앞길만 더 힘들어질 것 같다.

PART.3

수련 병원 25시

우리의 중요한 임무는
먼 곳의 희미한 것을 보는 게 아니라
가까이 똑똑하게 보이는 것을 실행하는 것이다.

_토마스 칼라일(Thomas Carlyle)

카를 란트슈타이너(Karl Landsteiner, 1868~1943)

오스트리아의 의사, 병리학자. 무척이나 내성적이었지만 과학
자로서는 전설적 인물이었던 그에게 낮은 실험을 위한 시간이
었고, 밤은 읽고 생각하는 시간이었다. 그는 혈청학, 바이러스
학, 면역학, 알레르기학의 기초를 확립했다. 항원 항체의 개념
을 밝혔고, 이를 근거로 ABO식 혈액형을 발견해 수혈이 가능
하게 했다. 1930년 혈액형 연구로 노벨생리의학상을 수상했다.
수혈이야말로 의학 역사상 가장 많은 목숨을 구한 위대한 발
견이다. 1940년 ABO식 외에 다른 혈액형 인자인 Rh 인자를
발견했다. 1943년 실험실에서 심장발작으로 쓰러져 사망할 때
도 그의 손에는 피펫이 쥐어져 있었다.

전공의 과정이란
무엇인가?

의대를 졸업하고 국가고시에 합격하면 의사로서의 면허가 주어지고 환자를 진료할 수 있는 자격이 주어진다. 하지만 한 사람의 의사가 모든 병을 다 치료할 수는 없는 일이다. 그래서 과를 정해 수련 과정을 거치는 데 그것을 마치면 전문의로 거듭나게 된다.

전공의 과정은 크게 인턴 과정과 레지던트 과정으로 나뉜다.

인턴

인턴 때는 각 과를 돌면서 1차 진료 의사로서 갖추어야 할 기본적인 수기, 지식 및 경험을 축적하게 된다. 소위 메이저 과라고 일컬어지는 내과, 외과, 소아과, 산부인과, 정신과와 응급실 등 주요 과를 필수적으로 1개월씩 순환 근무해야 하며, 그 일들이 끝나면 안과나 피부과와 같은 마이너한 과에서 근무를 할 수 있다. 과거 인턴들은 24시간 병원에 머물면서 숙식을 하고 지냈으나 현재는 당직만 제외하고 출퇴근 하는 게 보통이고, 예전에 비하면 인턴들의 일이 많이 편해진 면도 있다.

그래도 인턴의 일상은 육체적으로 많이 힘들다. 잠도 제대로 못 잘 때도 있고, 밥도 잘 챙겨 먹지 못할 때도 많다. 그러나 의사도 인턴 때 인간관계를 배우고 고생해봄으로써 더 숭고한 의료정신을 배울 수 있는 게 아닐까 싶다. 물론 의료계 일각에서는 미국에서처럼 학생 때 임상실습을 더욱 철저히 하고 인턴 과정을 없애자는 말이 있긴 한데, 아직은 지켜볼 일이다. 사실 장기적으로 봤을 때는 병원이나 의사 모두 선택적으로 인턴 제도를 받아들이고, 그 대신 학생 때 임상교육을 강화해 인턴을 하지 않더라도 능력을 인정받고 바로 레지던트를 할 수 있는 시스템이 더 효율적이지 않을까 하는 생각도 든다.

레지던트

레지던트 때는 한 가지 전문 과목을 택해 집중적으로 수련하게 된다. 이때야 비로소 한 과에 소속돼 지도교수(또는 전문의)들의 감독을 받고, 실제로 권한과 책임을 가지고 진료에도 임하게 된다. 즉, 실제로 책임을 지고 환자를 직접 보게 되는 것이다.

레지던트 과정은 임상의사로서의 첫걸음인 동시에 앞으로 해야 할 독자적인 진료를 위한 수련 과정이다. 이 과정을 어떻게 보냈느냐에 따라서 앞으로 어떤 의사가 되는지 결정된다고 해도 과언이 아니다. 그런데 요즘엔 워낙 의학이 세분화되다보니 과 속에서도 점점 범위가 잘게 나눠지고 있다. 그래서 레지던트 과정을 마친 후 각 분과 전임의(fellow)를 선발해 1~3년 정도 실무경험을 쌓게 하는 경우도 있다.

간혹 열악한 근무환경, 낮은 급여, 환자와 선배의사에 대한 인간적인 실망 등 처음의 기대와는 다른 현실로 인해 목표를 상실하는 전공의들이 있다.

그럴 때는 무조건 초심을 떠올려야 한다. 누구보다도 성실하고 누구보다도 겸손한 자세를 유지하고 누구보다도 뜨거운 가슴을 잃지 않아야 회의적인 감정에서 벗어날 수 있다.

선배, 동료, 환자, 병원 내 다른 종사자들에게도 겸손해야 함은 물론이요 무엇보다도 자신에 대해 겸손해야 한다. 자신의 능력을 과신할 때 의료사고가 발생하고, 동료들 간의 협력구조가 무너지기 때문이다. 레지던트 시절 스스로를 낮추고 선배나 동료에게 조언을 구하던 사람이 전문의가 돼서 존경 받고 인정받는 모습을 많이 본다.

인체라는 게 딱 한 가지 정형화된 패턴으로 반응하는 게 아니라서 의사라면 이렇게 저렇게 여러 가지 상황과 이유를 생각해볼 줄 알아야 하고 그 과정에서 기꺼이 다른 조언들을 들어보는 유연성을 지녀야 한다.

수련 환경에 대한 긍정적 전망

　인턴·레지던트 생활을 한 마디로 표현하면 '영혼이 쑥 빠져나갈 정도로 정신없다'가 아닐까 싶다. 하루에 2~3시간밖에 못 자는 경우도 흔하고 아무래도 생명을 다루다보니 신경은 매일매일 예민할 것이다. 거기다 연봉도 높은 편이 아니니 동기부여가 될 수도 없다. 아무리 숭고한 정신으로 의료계에 뛰어들었다 해도 말이다. 물론 과거에는 그저 배우는 것에 만족해 월급을 받지 않고 일하기도 했다. 하지만 이제는 상황이 바뀌었다. 1998년에 '대한전공의협의회(대전협)'가 결성된 것도 이런 이유 때문이다. 이 전국적인 조직은 전공의들의 수련 환경과 처우개선 등을 부르짖으며 일어났는데, 2000년 '의료대란' 때 전공의들이 의료계 투쟁 선봉에 앞장서면서 조직에 힘이 생겼고, 이후 전공의 노조가 출범하기도 했다.

　미국의 경우에는 2002년부터 근무 시간이 일주일에 80시간을 넘지 않도록 제한했다고 한다. 그 제한시간을 초과하면 ACGME(Accreditation Council for Graduate Medical Education)라는 기관에서 해당병원의 수련을 중지시킨다. 뉴욕 시의 한 병원에서 과도하게 일하던 레지던트가 순간적인 판단 착오를 저질러 환자가 사망한 사건이 세상에 알려지면서 환자의 생명을 위해서라도 레지던트의 근무시간을 제한하는 게 필수라는 목소리가 높아졌고, ACGME 단체가 만들어졌다고 한다. 그 전까지는 미국의 레지던트들도 한국과 마찬가지로 일주일에 136시간까지 근무했다고 한다.

　우리나라도 2017년부터 주당 최대 80시간 근무를 골자로 한 '전공의 법'이 시행됐고, 각 병원들도 이를 준수하려고 노력중인 것으로 알고 있다. 하지만 실제로 전공의들이 느끼는 수련 근무 환경은 별로 좋은 편은 아니다. 물론 이것이 법으로 정해진다고 해서 하루아침에 해결될 문제는 아니라고 본다. 사람이 죽고 사는 현장에서 근무 시간을 지킨다는 것이 가능한 일이겠는가?

　물론 우리나라도 이제는 많이 좋아졌다. 병원의 시설도 날이 갈수록 훌륭해지고 인턴, 레지던트들의 처우에도 사뭇 신경을 쓰는 것 같다. 아직은 갈 길이 멀겠지만 그래도 미래의 의사들, 힘을 내길 바란다. 다들 부러워하는 자리에 있는 사람들 아닌가? 긍지와 자부심을 가진다면 한결 힘든 수련 기간을 버텨내기가 쉬울 것이다.

수련 병원 선택하기

수련 병원 선택하기

　의사 생활을 하려면 반드시 하게 되는 두 가지 고민이 있다. 첫째, 어디 의대를 갈 것인가? 둘째, 어떤 병원에서 수련받을까? 이 두 가지 고민은 앞으로의 의사 생활에 크나큰 영향을 미치기 때문에 섣불리 결정할 수 없다. 특히 수련 병원은 제대로 선택해야 한다. 수련 병원에서 맺은 인간관계가 사회에 나왔을 때 피가 되고 살이 되기 때문이다. 지금은 예전에 비해 다양하게 수련 병원을 선택할 수 있기에 더욱더 그러하다. 1부에서도 잠깐 언급했듯이 과거에는 대부분의 학생들이 출신대학의 부속병원에서 수련을 받거나 출신교 지역에 있는 종합병원, 아니면 대학선배들이 자리 잡고 있는 병원에서 수련을 받았다. 그러나 삼성서울병원이나 서울아산병원처럼, 좋은 시설과 훌륭한 의료진들을 갖춘 대형병원이 생기기 시작하면서부터 이러한 관행에도 조금씩 변화의 바람이 일고 있다. 대형병원이 새롭게 생기다보니 인턴, 레지던트를 원하는 손길이 부쩍 많아졌고, 본교 출신들만으로는 필요한 인원을 채울 수 없는 경우가 빈번히 발생하기 때문이다. 이에 따라 의대생들도 출신대학의 부속병원이 아닌 다른 대학병원에서 인턴, 레지던트를 하는 경우가 많아진 것이다.

어떤 병원에서 수련을 받을 것인가?

수련 생활의 목표는 단지 경험을 쌓는 것만이 아니다. 수련 과정은 전문의가 되기 위한 중간단계이므로 수련 병원을 선택하는 제1기준은 '어떤 병원이 내가 원하는 수준의 수련을 제공할 수 있느냐'가 돼야 한다. 즉, 레지던트 수련을 알차게 할 수 있는 병원을 선택하라는 말이다. 이와 더불어 수련 병원의 이미지와 명성도 고려해야 한다. 만약 가고 싶은 과가 확고하다면 과에 대한 명성도 어느 정도 따져보는 게 좋다.

일반적으로 의사를 평가할 때에는 "어느 의과대학을 졸업했는가?"도 물론 중요하지만, "어느 병원, 어느 교수에게서 수련을 받았는가?"도 그에 못지않게 중요하다. 어쩌면 의사 사회에서는 수련병원이 더 중요해 보일 수도 있는데, 이러한 경향은 선진국일수록 더욱 심한 것으로 알고 있다. 그래서 의사들은 본인을 소개할 때 반드시 "저는 OO대학교 출신이며, XX병원에서 트레이닝을 받았습니다"라고 말한다. 나를 예로 들면 의사 모임에서 인사할 때 "부산의대를 졸업하고, 성모병원에서 트레이닝을 받은 이종훈입니다"라고 말한다. 수련받은 병원이 같은 사람들은 의국 선후배가 된다. 출신 대학과는 별도로 어디에서 레지던트 수련을 받았느냐에 따라 출신 의국이 다시 정해지는 것이다.

의국생활이라 함은 군대생활과 비교되는, 병원에서의 독특한 수련 생활을 일컫는 말로, 보통 레지던트 과정에 있는 사람들을 의국생활한다고 한다. 각 의국은 나름대로 문화와 전통이 있고, 의사들은 의국생활 동안 선후배관계, 교수님과의 관계, 의사와 환자와의 관계 등 의사로서의 모든 생활을 경험하게 된다. 학문적인 수련 외에도 의사로서 갖추어야 할 품성, 자세 등을 은연중에 교육 받게 되므로 어느 병원을 택할 것인가가 앞으로 어떤 의사가 될 것인가를 결정하는 중요한 선택이라 할 수 있다.

수련 병원의 중요성은 아마 시간이 지나면 더욱 실감하게 될 것이다. 왜냐하면 전문의 이후의 진로도 결국은 출신 의국에 따라 결정되는 경우가 많기 때문이다. 예를 들어 성모병원에서 수련받은 안과 출신들은 개업을 하면 하나같이 성모안과라고 이름 짓는데, 이것도 의국의 영향력을 단적으로 보여주는 예다.

출신교 부속병원 vs 타교 부속병원

얘기가 나온 김에 수련 병원을 선택하는 문제에 대해 좀 더 실질적으로 알아보자. 수련 병원을 고를 때 가장 고심하게 되는 문제 중의 하나가 '출신대학의 부속병원에서 수련받는 게 나을까?' 아니면 '좀 더 지명도가 있는 타교 부속병원에서 수련받는 게 나을까?'일 것이다.

　요즘은 의과대학 입학이 힘들어지면서 의대에 들어갈 수만 있다면 연고지는 상관하지 않는 추세다. 그래서 의대를 졸업한 뒤 수련병원을 선택할 때는 또 다시 연고지로 돌아가는 경우도 많다. 그래서 수련병원을 선택할 때 본교 부속병원으로 갈지, 타교 부속병원으로 갈지 고민하는 경우가 예전보다는 많다고 본다. 더군다나 수도권에 대형 대학 부속병원들이 많이 생겨나고, 전공의도 많이 뽑으면서 이런 일은 더욱 심해졌다고 본다.

　물론 의사 사회가 상당히 폐쇄적이고 보수적이기 때문에 의대를 졸업하면 대부분 본교 부속병원이나 모교 선배들이 많은 수련 병원에서 전공의 과정을 밟는 게 지금도 일반적이다. 그리고 수련 이후의 진로에 있어서도 모교 교수님들이나 선배들의 영향을 많이 받게 된다. 하지만 이러저러한 이유로 다른 병원을 선택하려고 한다면 위의 두 가지 질문 사이에서 고민할 수밖에 없다.

　일단 출신 대학의 부속병원에서 수련을 받는다면, 몇 가지 장점은 분명히 존재한다. 익숙한 병원과 익숙한 교수님들이 그러하다. 그리고 문제를 일으키지 않고 좋은 인간관계를 유지한다면, 레지던트 과정을 마친 뒤 전문의가 된 뒤에도 병원에 계속 남아 전임의나 대학교수의 길을 걸을 가능성도 높다. 아무래도 전임의나 교수 요원을 뽑을 때 팔이 안으로 굽지 않겠는가.

　하지만 의대교수를 뽑을 때 타교 출신의 교수를 뽑는 경우가 과거에

비해 훨씬 많아진 것도 엄연한 사실이다. 원칙적으로는 국립 대학 같은 경우는 타교 출신의 교원을 3분의 1 이상 채용하도록 되어 있는 교육 공무원 임용령에 따라야 하고, 실제로도 그것을 적용하려고 많은 노력을 기울이고 있는 것으로 안다. 그래서 만약에 그 룰을 지키지 않는다면 제재를 가하는 경우도 있다. 대학병원의 순혈주의는 새로운 학문과 기술의 발전을 저해하기 때문에 타교 출신 교수 채용 규정은 아마도 앞으로 더욱 강화되리라고 본다. 따라서 수련 병원을 선택할 때 교수가 되는 것까지 목표로 하더라도, 반드시 본교의 부속병원을 가야 하는 이유가 많이 줄어들었다고 본다.

본인이 수련한 대학병원에서 전임의가 되고 교수가 된 뒤에도 다른 대학병원에서 좋은 조건으로 모셔가는 경우도 많다. 그렇기 때문에 꼭 본인이 수련한 대학병원에서 교수가 된다고 말할 수도 없다. 단, 대학병원에서 근무하는 의사가 되기보다 개업이나 취업을 목표로 한다면, 지명도가 있는 병원에서 수련하는 것이 더 유리할 수도 있을 것이다. 본인에게 좋은 경력이 될 것이니 말이다. 하지만 유명한 병원일수록 수련하려는 사람들도 많을 것이니, 경쟁도 치열할 것이다. 그러니 실제로 본인이 갈 수 있는 병원의 범위를 좁혀본 다음 선택하는 것도 중요하다고 생각한다.

사실 의학도에게 가장 중요한 것은 도전 정신이다. 교수가 되려고 작정을 하고 갖은 노력을 해도 절대 안 되는 사람이 있는가 하면, 교수가 될 바엔 차라리 죽겠다는 사람이 '어? 어?' 하다보니 교수가 되어 있더라는 경우도 있다. 내일 일은 아무도 모른다. 그러니 교수가 되겠다느니, 개업을 하겠다느니 같은 계산을 하느라 미리 시간을 낭비하지 않기를 바란다. 실패를 두려워하지 않는 투지를 갖추고서, 자신이 수련하고 싶은 병원에서 한번 부딪혀보라고 말해주고 싶다.

과를 보고 수련 병원 선택하기

요즘에는 레지던트 시험도 재수, 삼수를 하곤 한다. 그만큼 인기 과와 비인기 과의 차이가 극명하다는 소리다. 그래서인지 지명도가 떨어지는 병원이라도 자신이 원하는 과에 들어갈 수 있다면 과감히 인턴 때부터 그 병원을 선택하는 사람들이 있다. 또한 경쟁자들이 많아 자신이 원하는 과 레지던트를 하기 힘들다는 판단이 서면, 아예 병원 자체를 바꿔서 다른 병원으로 레지던트를 지원하기도 한다.

물론 여기에 정답은 없다. 단지 주의해야 할 점은 유행에 휩쓸려 과를 선택하거나 '난 죽어도 이 과야'라고 미리부터 못 박고 시작하지 말라는 것이다. 의사 생활을 하다보면 예상치 못한 문제가 여기저기서 터지고 그 와중에 마음마저 수시로 바뀔 수 있으니 신중을 기해야 한다.

쓴맛, 단맛 병원생활

인턴 생활

"찍지도 않은 X선(X-ray) 필름, 인턴에게 '찾아오라!' 하면 어김없이 가져온다."

내가 인턴을 할 때 유행했던, '인턴의 초능력'을 말해주는 말이다.

내가 인턴이던 1990년대에는 오늘날의 전자 차트나 모니터에 의한 영상 검사 시스템이 없었다. 종이 차트를 작성하고, 검사나 처방을 하려면 일일이 처방전(slip)을 써야 했으며, X선 필름 같은 영상 사진 필름을 인턴들이 일일이 찾아서 판독대에 걸고 판독했다. 그리고 각종 검사 결과도 컴퓨터로 자동으로 입력되지 않아서 인턴들이 일일이 결과지를 찾아오곤 했다. 어느 날이던가, 수술을 받은 환자의 CT 필름이 없어져서 밤을 거의 꼴딱 새우며 찾았던 적이 있다. 회진 때마다 입원한 환자에 관한 엄청난 양의 필름과 두꺼운 차트를 들고 다니느라 팔의 힘이 다 빠지기도 했고, 새벽까지 병동을 돌아다니며 처방전을 썼던 웃지 못 할 일도 있었다. 오죽했으면 그 당시에는 필름을 빨리 찾아오는 능력으로 인턴들을 평가하기까지 했다. 지금 생각하면 그저 웃음만 나올 따름이다.

하지만 요즘은 OCS(처방 전달 시스템), EMR(전자 의무 기록), PACS(의료 영상 저장 전송 시스템) 덕에 처방전, 종이 차트, 필름, 검사결과지 등이 대부분의 병원에서 없어졌다. 그래서 인턴들을 정말 짜증나게 했던 '잡일'도 많이 없어졌다. 그럼에도 불구하고 인턴의 생활은 고달프기 짝이 없다. 1월 초에 치르는 의사국가고시에 합격하면, 1월 말에는 바로 본인이 인턴 수련을 받을 병원을 정한 뒤 원서를 낸다. 이 과정에서 의사국가고시 성적이 가장 중요하지만, 학교 성적도 그 다음으로 중요하다. 수학능력시험 점수 못지않게 내신도 중요한 것과 비슷하다. 병원에 따라서는 추가적으로 자체 인턴 시험(슬라이드 시험이나 실기 시험 등)을 보는 경우도 있고, 면접 서류에 영어 공인 점수나 봉사 점수를 기재하도록 요구하는 경우도 있다.

인턴시험에 합격하면 빠르게는 2월 초부터 연수를 시작한다. 연수 기간 동안에는 수련원에서 인턴들끼리 함께 숙식을 하면서 병원의 전반적인 시스템에 대한 설명도 듣고 우애도 다진다. 그리고 정식 인턴 근무는 그 후 2월 중순에서 말 사이에 시작된다.

눈물 쏙~ 인턴의 낮과 밤

인턴들은 수술실에서까지 졸기도 한다는 말, 처음에는 농담인 줄 알았다. 그런데 실제로 경험해보니 정말 졸음이 쏟아지는 게 죽을 맛이 따로 없었다. 교수님께서 수술을 집도할 때면 인턴은 단순히 힘쓰는 일을 하거나 환자의 수술 부위를 벌린 채 힘주는 일을 하게 된다. 그런데 그런 일을 하고 있으면 몸은 피곤하지, 집중력은 떨어지지… 진짜 잠이 쏟아진다.

"정신 차려!"

어김없이 이어지는 교수님의 버럭 소리. 깜짝 놀라 잠을 깼다가 다시 몽롱해지다가 다시 버럭 소리에 잠을 깨는 일을 반복하는 동안에도 노련한 교수님의 손길은 바쁘고 수술은 쉼 없이 이어진다.

인턴이 되면 뭘 할까? 그들은 수술실에서 환자의 조직 검사를 하는… 게 아니고, 그것을 위해 검체를 운반하며, 정맥·동맥혈 뽑기, 관장, 소변줄 삽입하기, 위세척을 위해 코줄 삽입하기, 환부 소독, 검사동의서 받기… 이처럼 몹시도 중요한 최고급(!) 하위 말단 일을 맡고 있다.

그뿐 아니라 연락을 해도 죽어라고 받지 않는 레지던트들 찾으러 다니랴, 수술실에서 환자 팔다리 붙잡고 버티랴… 단순하게 힘을 써야 하는 일에는 어김없이 인턴들이 불려간다. 또한 교수님들이 레지던트에게 시킨 자질구레한 일들마저 내려오고 또 내려와서 결국은 인턴들이 떠맡게된다. 물론 요새는 군대생활 바뀌듯 인턴과 레지던트의 관계에도 변화가 일고 있다지만 아직까지는 잘 모르겠다.

간혹 드라마를 보면, 잘만 운행되는 엘리베이터 놔두고 8층이든 15층이든 미친 듯이 계단을 뛰어다니는 의사들이 나온다. 그들은 십중팔구 불쌍한 인턴일 것이다. 콜폰(스마트폰의 일종)이 울렸을 때 조금이라도 늦으면 불호령이 떨어지기 때문에 엘리베이터가 내려오길 초조하게 기다리느니 자연히 계단을 애용하게 된다. 게다가 급박한 상황이 많다보니 5층이 아니라 15층이라도 자연히 계단으로 뛰어오르게 되는 것이다.

회진을 돌 때도 이런 상황은 마찬가지다. 만약 사람이 너무 많아 엘리베이터에 자리가 모자라면 조용히 내리는 사람들은 인턴들이다. 그리고 또다시 튼튼한 두 다리로 계단을 오르내린다. 교수님들이 도착하기 전에 회진 준비를 마쳐야 하기 때문에 천천히 올라갈 수도 없다. 여성들에겐 미안한 얘기지만 인턴을 마치고 나면 다리 하나는 남부럽지 않게 튼튼해진다. 상황이 이러니 밥이라도 제대로 먹을 수 있을까?

이제는 시골의사로 유명해진 박경철 선생님의 '자장면에 얽힌 처절한 비화'가 아마 모든 인턴들의 생활을 대변해줄 것이다. 조금 과장이 섞인 감도 있고, 요즘 실정과는 거리감도 좀 있어 보이지만 그는 자신의 책에 '인턴생활과 잠과 배고픔'을 정말 생생하게 담아냈다. 그는 인턴 때 계속되는 야근도 무시무시했지만 무엇보다도 밥 먹을 시간마저 없어 미칠 것 같았다고 한다. 그래서 한 번은 맘먹고 휴게실에서 자장면을 시켰다는데 … 하늘도 무심하시지 그때를 놓치지 않고 또 호출기가 울려대더란 거다. 에라, 모르겠다! 막다른 길에서는 쥐도 고양이를 문다고 했나? 그는 호출기를 꺼버린 채 배짱 두둑하게 자장면을 기다렸고, 이윽고 도착한 자장면 냄새에 취해 기세 좋게 자장면을 비비기 시작했다. 얼마나 시간이 지났을까? 뭔가 이상해서 불현듯 거울을 본 그는 자신의 가운과 입에 온통 자장면 소스가 처덕처덕 발라져 있는 걸 발견했다. 딴은 이렇게 된 것이다. 자장면을 비비다가 죽음 같은 졸음을 못 이겨 그만 자신도 모르게 자장면 그릇 위로 엎어져 잠이 들었던 것. 정신을 차리고 일어났을 때는 이미 돌처럼 굳어버린 자장면과 엉망이 된 얼굴만이 덩그러니 남아 있을 뿐이었다. 그런데 더욱 야속한 것은 바닥에 나동그라진 자장면을 보자 염치없이 식욕이 다시 돌기 시작하더라는 것이다. 그는 땅에 떨어진 자장면 덩어리를 손에 들고 베어 먹다가 자신의 처지가 너무 서러워 눈물을 뚝뚝 흘렸다고 한다.

이렇듯 인턴 시절에 식사를 제때 한다는 것은 엄청난 사치요, 하루에 두 끼만 먹어도 감사해서 눈물이 난다. 화장실에 가서 볼일을 볼 때도 야속한 호출기는 여지없이 울려대니 오죽할까.

내 인턴생활 역시 말할 수 없이 힘들었다. 게다가 나는 하필 인턴 숙소가 완성되기 전에 지옥에 발을 들여놓게 됐다. 인턴 숙소라고 가보니 그냥 6인실 병실이었다. 아우슈비츠 수용소마냥 그곳에 2층 침대를 빽빽이 늘어놓고 '자 여기가 너희들 숙소다'라고 하는데 왈칵 눈물이 쏟아질 뻔했다. 그렇게 해서 그 6인실 병동은 불쌍한 인턴 서른 명의 숙소가 되고 말았다. 그래, 가족 같은 동기들인데 서른 명이든 마흔 명이든 함께 생활하면 어떠리⋯ 했던 것도 아주 잠깐. 문제는 호출기였다. 요즘 인턴들은 병원 안에서 콜폰으로 연락을 주고받지만, 내가 수련하던 때만 해도

1990년대의 삐삐처럼 호출 기능만 있는 호출기를 인턴들이 들고 다녔다. 침대에 누워 자려고만 하면 호출기가 울리고 또 울리고 인턴의 특성상 누군가의 호출기는 항상 울리기 마련이니까 밤새 삐리릭 삐리릭 소리가 그칠 줄 몰랐다. 오, 신이시여. 머리 주변에서 수백 마리의 뻐꾸기가 우는 걸 실제로 경험하게 되다니. 밤새 머리를 쥐어뜯었다. 그러나 손이 아프다가도 배가 더 아프면 손 아픈 걸 잊어버린다고 했던가. 그 다음날부터는 워낙 몸과 마음이 피곤한지라 눈만 감으면 바로 정신을 잃었다. 수백 마리의 뻐꾸기가 일시에 잠잠해진 건 물론 아예 내 호출기가 울려도 눈을 뜰 수가 없었다. 그래서 불안한 마음에 호출기를 귀에 바짝 붙인 채 잠을 청하곤 했다.

그런데 당직이었던 어느 날. 원래 당직은 여러 개의 호출기를 가지고 다닌다. 병원에 남은 인턴이 혼자인지라 여기저기서 부르는 호출을 다 받아야 하기 때문이다. 평소보다 더 긴장된 마음으로 여러 개의 호출기를 귀 옆에 늘어놓고는 불안한 마음으로 눈을 감았다. 이윽고 울어대는 호출기들. 삐리릭! 삐리릭! 삐리릭! 삐리릭!

"뭐… 뭐얏!"

주변에서 시끄럽게 울어대는 호출기 때문에 화들짝 잠은 깼으나 그 정신없는 소음에 안타깝게도 한동안 멍하니 앉아 있을 수밖에 없었다.

일을 늦게 마치고 새벽 2시가 넘어 숙소에 들어오면 역시나 밤늦게까지 일을 한 레지던트들이 만만한 인턴 숙소에 쳐들어와 버젓이 침대를 점령하고 있기 일쑤다. 그러면 급한 마음에 소파에 엎어져 잠을 청하거나 친한 인턴 옆을 파고들어서 함께 잔다. 인턴 때는 항상 잠이 고프기 때문에 나 역시 머리를 붙이기만 하면 정신을 잃기 일쑤였다. 오래간만에 오프를 받아 극장에 갔을 때도 몇 분 버티지 못하고 그만 잠이 들어버렸다. 일어나니 벌써 엔딩 자막이 올라가고 있더라.

목숨을 건 졸음운전이 생활화됐을 뿐 아니라 인턴 휴게실 소파만 보면 왠지 머리를 기대고 싶어졌다. 이것은 다른 인턴들도 마찬가지인지라 휴게실에서 커피를 마시며 담소를 나누는 풍경보다 피곤에 절은 인턴들이 소파에 붙어 졸고 있는 모습이 더 흔했다. 하여튼 머리만 붙일 수 있다면 아무 곳에서나 눈을 감았다. 심지어는 수술실의 구석진 곳에서도 몸을 웅크린 채 두더지같이 자는 인턴들이 있을 정도니….

물론 편한 과를 돌 때는 위의 상황과는 살짝 거리감이 있다. 그때는 휴일마다 쉴 수도 있고 잠도 많이 잘 수 있다. 또한 말턴이 되면 요령이 생겨 일을 빨리 끝낼 수 있기 때문에 나름대로 여유도 가질 수 있다(인턴 초반기는 '초턴'이라고 하고 10월쯤 되면 '말턴'이라고 한다). 어렵고 시간이 많이 걸리는 채혈도 말턴이 되면 주사 바늘만 던져도 제대로 꽂힌다는 말이 나올 정도다. 그렇기 때문에 그 바쁜 와중에도 12월에 보는 레지던트 시험 준비를 할 수 있는 것이다.

요즘 인턴들은 과거의 인턴들에 비해 육체적으로는 많이 편해진 편이다. 그러나 과거의 인턴들에 비해 훨씬 피곤해진 점이 하나 있다. 바로 사람들이 인턴들을 보는 시선이다. 요즘 환자나 보호자 들은 여러 매체를 통해 인턴이나 레지던트가 어떤 사람들이고, 어떤 과정에 있음을 훤히 안다. 그래서 인턴들이 조금이라도 서툴거나 실수하는 것 같으면 가

차 없이 인턴 본인에게, 혹은 병원의 고객만족실 등에 항의하곤 한다.

이에 따른 스트레스는 인턴에게 생각보다 큰 충격으로 다가온다. 나는 이런 과정을 겪어내는 것도 인턴에게는 훈련이라고 생각한다. 레지던트가 되고 전문의가 되면 책임도 더 커지고, 본인에게 돌아오는 정신적 압박감도 더해지기 때문이다. 그러니 인턴 때부터 이런 맷집을 단련해야 한다고 생각한다. 아울러 아직 실력이 부족하다면 환자들에게 인간성으로라도 어필할 필요가 있다. 그러니 인턴 때부터 환자들을 대하는 인간적인 매너 같은 것을 훈련해야 한다고 생각한다.

그리고 일반인들도 인턴들의 고충을 어느 정도 이해해주는 아량도 베풀어주었으면 하는 마음도 있다. 이건 욕심일라나? 그러나 일반인들도 한 사람의 훌륭한 의사가 만들어지는 과정에서 나도 한몫을 하고 있다고 생각해준다면 어떨까?

레지던트 시험과 인턴 근무성적

운 나쁘게 10, 11월에 바쁜 정형외과나 내과 같은 과를 돌게 되면 아무리 노련한 말턴이라도 사실상 공부하기 어렵다. 게다가 설상가상으로 시험을 본다고 아무도 배려해주지 않기 때문에 어떻게든 스스로 여유시간을 만들어 알아서 공부해야 한다.

말턴이 되면 전공할 과를 선택해 원서도 내야 하는데, 대부분 수련받은 병원의 레지던트를 지원하지만 원하는 과를 전공하기 위해 다른 병원에 원서를 내기도 한다. 레지던트 시험은 '전공의 임용시험'이라는, 전국에서 동시에 치러지는 내과, 외과, 산부인과, 소아과 등 주요 과목에 관한 시험을 말한다. 여기에 추가적으로 인턴 성적과 면접, 그리고 병원에서 자체적으로 요구하는 시험 등으로 최종 레지던트를 선발하게 된다. 그래서 소위 말하는 인기 과를 지원하기 위해서는 인턴 근무성적도 좋아야 하고, 레지던트 시험도 잘 봐야 한다. 그러니 인턴 후반기 때는 일도 일이지만 마음의 부담감이 클 수밖에 없다.

그래도 레지던트 성적은 공부한 만큼 나온다 치고… 역시나 인턴 근무성적에 자꾸 마음이 쓰인다. 한 달마다 과를 바꿔가며 인턴 생활을 할 때 각 과에서 그 인턴에 대한 성적을 매긴다. 바로 그 점수들이 모여 인턴 근무성적이 되는 것이다. 성적은 각 과의 과장이 직접 매길 때도 있고, 의국장(치프라고도 함, 레지던트들을 대표하는 사람)이 하는 경우도 있고, 인턴과 가장 많이 부딪히는 레지던트 1년차의 말을 참고하는 경우도 있다. 크게 게으름을 피운다거나 모난 행동을 하지 않았다면 인턴 근무성적이 낮게 나오지 않겠지만 그게 또 필기시험처럼 확실한 기준이 있는 게 아니라서 평가가 완벽할 수는 없다. 더구나 사람을 평가하는 게 보통 어려운 일인가. 그래서 점수를 잘 받아야 할 사람은 점수가 형편없고 못 받아야 할 사람들의 점수가 높은 경우도 발생하곤 한다. 인턴들끼리는 함께 생활하다보니 누가 성실히 일하고 누가 요령을 피우는지 잘 알고 있는데 만약 실제 점수가 생각과 다르게 나왔다면 모두들 웃지도 못하고 울지도 못하는 묘한 상황이 연출된다. 인턴끼리 점수를 매겨 올해의 베스트 인턴에게 가산점을 주는 방법이 시행된다면 더 괜찮아질까나.

어쨌든 우리의 인턴들, 인턴 근무점수를 잘 받기 위해서라도 오늘도 내일도 뛰는 걸 멈출 수 없어 보인다.

인턴도 의사다!

　환자나 보호자가 인턴과 레지던트를 구분하지 못해 벌어지는 해프닝도 있다. 간혹 나이 들어 보이는 인턴을 붙잡고 "환자 가망이 있습니까?" 혹은 "감사합니다, 다 선생님 덕분입니다"를 연발하는 보호자들을 볼 수 있다. 그러나 알다시피 대부분 인턴들에게는 독자적인 판단권한이 없다. 인턴들의 주된 역할은 레지던트들이 내린 오더에 따라 부수적인 일을 수행하는 것이다.

　이러한 인턴들의 역할 때문에 간호사와 문제가 생길 수도 있다. 왜냐하면 간호사들도 인턴과 마찬가지로 의사들의 오더를 받아 일을 하기 때문이다. 예를 들어 채혈을 의사들이 할 때도 있고 간호사들이 할 때도 있는 것처럼, 시기와 상황에 따라 누가 오더를 받아 일을 해야 하는지 애매해질 때가 많다. 그럴 경우 조금만 조율하면 되는데 서로 너무 피곤하다 보니 문제가 생긴다. 인턴이 힘든 것처럼 간호사들 역시 밤낮이 바뀐 채 24시간 3교대로 일하고, 환자, 보호자들과 접촉이 많다보니 신경이 예민할 수밖에 없다. 환자는 많지, 의사들의 오더는 복잡하지, 거기다 생명을 다루는 일이라 실수도 용납되지 않는다. 상황이 이러니 인턴과 간호사가 자주 부딪힐 수밖에. 게다가 경험 많은 간호사들은 인턴들보다 여러 면에서 더 많은 것을 알고 있어서 감정적으로도 미묘한 문제들이 발생한다. 그럴수록 서로를 이해하며 일한다는 마음을 잊어서는 안 된다. 그래야 간호사도 인턴도 여러모로 덜 피곤할 것이다.

　그래도 다행인지 불행인지 인턴에게는 부여된 책임이 별로 없기 때문에 몸이 죽어나는 것과는 다르게 정신적인 스트레스는 심각하지 않다. 또 아무리 힘든 과가 걸려도 한 달만 버티면 과가 바뀐다는 사실이 계속적으로 동기부여를 해준다. 물론 연속으로 힘든 과를 만날 수도 있지만 인턴 때 도망가는 사람이 별로 없는 걸 보면, 그래도 참아낼 수 있을 정도의 고통인 것 같다. 아마 의사로서 처음으로 환자를 대한다는 사실, 그때 느끼는 두려움, 설렘, 보람과 실망, 무력감 등 하루하루 다양하게 일어나는 감정들의 파도가 오히려 의사로서의 열정을 다시금 되살려주는 건 아닐까 싶다.

나는 지금도 인턴 생활 첫 달에 만났던 한 소녀를 기억하고 있다. 날마다 내 손으로 소독을 해주었던 어린 환자. 그때 그녀의 나이는 16세였다. 루프스라는 희귀병을 앓고 있었는데, 의식 없이 보조기구에 기댄 채 하루하루 연명하고 있던 상태였다. 웃기만 해도 바쁠 나이에 저렇게 아파해야 하다니…. 그녀를 볼 때마다 내 마음은 한없이 우울해졌다.

복도에 쪼그려 앉아 하염없이 면회시간을 기다리시는 소녀의 할머니를 볼 때면 더욱 그랬다. 면회시간이 돼서 들어간다 한들 말 한 마디 나눌 수 있을까. 그저 아이의 파리한 얼굴을 들여다 보고 또 들여다 보고 그러다 결국 눈물만 흘리시고 말 텐데 할머니는 그렇게도 면회시간을 기다리셨다. 그 순간 만큼은 사랑하는 손녀와 함께 숨을 쉬고, 함께 있을 수 있다는 사실만으로도 위안을 받으시는 것 같았다. 그분은 면회시간이 끝나도 돌아가실 줄을 몰랐다. 다음날 면회시간이 될 때까지 복도에 앉아 소녀의 병실 문만을 뚫어지게 바라보고 계셨다. 파리한 안색의 소녀와 그녀를 지켜보는 할머니의 주름진 얼굴은 그 시절 그렇게 나를 따라다녔다.

그러던 어느 날, 드디어 올 것이 오고 말았다. 응급상황 발생. 레지던트 선생님과 교수님들이 수시로 자리를 바꾸며 소녀의 병실을 지켰지만 결국 소녀는 눈을 감고 말았다. 그때 난 어린 생명을 지키지 못했다는 안타까움과 손녀를 자신의 손으로 보내야 했던 할머니의 먹먹한 심정이 피부로 느껴져 눈물을 훔치고야 말았다. 손녀를 하늘로 보낸 후 할머니는 내게 빵을 쥐어주시면서 이렇게 말씀하셨다.

"의사선상… 의사선상도 그동안 고생 많았소."

눈에서는 쉼 없이 눈물이 흐르고 있었지만 할머니의 말투는 오히려 담담했다. 차분한 그 모습이 오열을 터뜨리는 것보다 깊은 슬픔으로 다가왔음은 왜일까. 나는 그때 함께 눈물을 흘리며 처음으로 의사라는 직업에 대한 두려움과 보람, 감사가 뒤섞인 미묘한 감정을 느꼈다. 아무리 판단할 권한이 없어도 환자들과 부대끼는 한, 인턴은 의사다. 누가 뭐라 해도 의사인 것이다. 그러니 어려운 중에서도 자부심과 보람을 붙잡길 바란다. 꿈을 꿀 줄 알고 순수하게 에너지를 환자들에게 쏟을 줄 아는 그들에게 박수를 보낸다.

레지던트 생활

12월에는 다음 해 1년차 레지던트 전공의가 결정된다. 그렇기 때문에 간혹 말턴 때부터 레지던트로 근무하게 되는 경우가 있다. 그런 사람들은 '픽스턴(fix tern)'이라고 부르는데, 일반적인 사례는 아니다. 보통은 새로운 인턴이 들어오는 2월에 인수인계를 마치고 과에 따라서 이틀 정도 휴식기를 갖거나 아니면 바로 레지던트 생활을 시작하곤 한다.

레지던트가 되면 여러 가지 권한과 함께 책임도 늘어나기 때문에 어떻게 보면 인턴생활보다 훨씬 더 많은 스트레스에 시달릴 수 있다. 더군다나 아무것도 모르는 1년차 때는 그야말로 맨땅에 헤딩하는 기분일 것이다. 2년차가 차근차근 가르쳐주면 별 문제 없겠지만 2년차들도 초반에 바쁘기는 매한가지. 친절하게 사근사근 가르쳐주는 선배는 기대하지 않는 게 좋다. 바야흐로 눈치가 1년차의 밥줄인 셈이다. 또한 1년차들은 입원환자의 오더를 많이 내기 때문에 환자의 상태를 수시로 체크해야 하며, 응급실도 들락날락해야 한다. 그래서 빨리 몸이 지치기 쉽다. 초반에 유령처럼 비몽사몽 병실을 밤새도록 돌아다니며 오더를 내리는 사람들은 볼 것도 없이 1년차 레지던트라고 생각하면 된다.

레지던트 생활의 모든 것을 알려 주마

이런 얘기가 있다. 너무도 바빠 아들의 돌잔치에도 못 간 아버지. 그런데 돌잔치 기념사진에 아빠 얼굴이 없으면 안 되니까 나중에 자기 증명사진을 뜯어다 붙였단다.

우리 과 레지던트 1년차의 실제 이야기다. 환자 돌보랴, 하늘같은 의국 선배들 눈치 보랴, 교수님 모시랴… 정말로 레지던트 초반에는 거의 병원을 벗어날 수가 없다. 그래서 인턴 때 도망가지 않던 사람이 1년차가 되면 결연한 표정으로 보따리를 싸서 도망가는 경우가 종종 생긴다. 특히 수련 과정이 힘든 신경외과나 외과 같은 경우 거의 예외 없이 1년차들 중 도망자가 나온다. 물론 대부분 2~3일 후에 침울한 표정으로 돌아와서 교수님들께 싹싹 빌고 다시 일을 시작하지만 영영 돌아오지 않는 경우도 있다. 나중에 얘길 들어보면 십중팔구 선배와의 갈등, 과에 대한 실망 같은 심리적인 이유를 털어놓는다. 그러니 레지던트 때 의지할 수 있는 동료, 끌어주는 선배를 만나는 게 무엇보다도 중요하다. 물론 요즘에는 그 반대의 상황도 일어나고 있다 한다. 워낙에 인기과와 비인기과가 극명하게 갈린 탓인지, 비인기과에서는 레지던트 지원자를 유치하기 위해 인턴 선생님들에게 공을 들이는 경우가 많다. 심지어 1년차들이 혹여나 도망을 갈까 노심초사하면서 비위를 맞추는 경우도 많다.

사실 힘들지 않은 연차가 어디 있겠나? 특히 레지던트는 배우는 입장이기 때문에 공부를 엄청나게 해야 한다. 새벽마다 컨퍼런스, 세미나가 자주 열리는데, 준비하는 것도 여간 부담스럽지 않다. 어설프게 발표했다가는 정말 눈물이 쏙 빠질 정도로 혼나기 때문에 준비에 완벽을 기해야 한다.

논문 쓰기는 또 어떤가? 과마다 다르긴 하지만 레지던트라면 보통 전문의를 따기 전까지 일정 논문을 학회지에 게재해야 한다. 물론 논문이라는 게 대부분 교수님들이 짚어준 주제를 가지고 자료정리하고 실험결과 분석하는 것이긴 한데, 열정이 충만한 교수님을 만나면 그만큼 논문주제도 까다롭고 해야 할 양도 많기 때문에 땀 꽤나 흘려야 한다. 하지만 그 반대의 경우도 생길 수 있다. 중소병원에서 수련할 경우에는 논문거리가 없어 4년차가 될 때까지 규정 논문 수를 채우지 못해 가슴이 까맣게 타는 경우도 있다고 한다.

물론 레지던트 시절에도 낭만은 있다. 특히 봄과 가을, 1년에 두 번씩 있는 학회가 돌아오면 그나마 숨통이 트인다. 학회 때는 병원에 당직만 남겨 놓고 교수님들과 레지던트들 모두 학회장소로 이동한다. 학회는 부산에서도 열리고 운이 좋으면 제주도에서도 열린다. 그래서 사실은 MT 가는 기분이 들기도 한다. 호텔에 방을 잡고 낮에는 학회에 참석하느라 바쁘지만 날이 어두워지면 학회 준비 때문에 정신없었던 기간도 다 보상받을 만큼 즐거운 회식과 모임이 기다리고 있다.

레지던트 시기에는 바쁜 와중에도 선후배 관계, 교수님과의 관계가 더욱 끈끈해지는데, 도제식으로 배우기 때문에 사람들끼리 똘똘 뭉칠 수밖에 없다. 그래서 나중에 대학 동창회는 빠져도 출신의국 망년회는 꼬박꼬박 참석하게 된다. 손을 잡고 하나하나 가르쳐주신 스승에 대한 고마움도 있거니와 전문의가 된 후에도 문제가 생길 때마다 의국의 도움을 많이 받기 때문이다.

만약 레지던트 시절에 존경할 만한 선배나 교수님을 만난다면 굉장한 행운이다. 레지던트 때야말로 롤 모델을 찾을 수 있는 기간이기 때문이다. 기회가 된다면 선배, 교수님들과의 만남을 통해 닮고 싶은 모델을 찾아보는 것도 좋다. 더 나아가 좀 더 눈을 크게 뜨고 자신의 반쪽을 찾아보는 건 어떨까. 나 역시 그랬지만 레지던트 때야말로 결혼하기에 딱 좋은 시기인 것이다.

레지던트야말로 진짜 의사!

뭐니뭐니해도 레지던트 때 느낄 수 있는 감회는 자신이 선택한 과에서 직접 환자를 치료한다는 데서 온다. 정말로 그때는 환자들과 같이 울고 웃게 된다. 수술하기 전 환자, 보호자들과 함께 노심초사하기도 하고 수술결과가 좋게 나오면 서로 손을 잡고 기뻐하기도 하고 경제 형편이 좋지 않은 환자가 있으면 어떻게 도와줄 수 있을까 고심하기도 한다. 의학이 다수의 사람들에게는 희망이지만 소수의 사람들에게는 기댈 수 없는 꿈이라는 현실, 그 속에서도 의사의 따뜻한 말 한 마디가 얼마나 환자에게 힘이 되는지 깨닫기도 한다. 또한 환자의 고맙다는 말을 가슴에 품고 지내는 시간이기도 하다.

내가 지금 친구들에게 꼭 해주고 싶은 말은 레지던트가 됐을 때 미래를 준비하는 시간을 꼭 가지라는 것이다. 바쁜 와중에도 어떻게 미래를 설계할 것이며 그러기 위해서 레지던트 생활을 어떻게 할 것이고 레지던트가 끝나면 뭘 하겠다는 계획을 가진다면 레지던트 과정을 더 보람 있고 알차게 보낼 수 있을 것이다. 그리고 무엇보다도 인간관계에 신경 쓰라고 말하고 싶다. 아무리 힘들고 짜증나더라도 후배 의사를 인격적으로 모독한다든가 동료들로부터 따돌림 당할 짓을 해서는 안 된다. 반드시 후회할 날이 올 것이다. 전문의를 따고 나서 직장을 구할 때나 동업할 때 평판이 좋지 않은 사람들은 고립되기 마련이다. 아무리 재주가 좋고 똑똑하다 하더라도 아무도 그런 사람과는 함께 일하려고 하지 않는다. 그러니 항상 인간관계에 신경 쓰고 인격적인 트레이닝도 함께한다는 자세로 레지던트 생활을 보내길 바란다.

레지던트, 아마 그때의 열정은 다시 돌아오지 않을지도 모른다.

✚ 간호사 대 의사

간호사와 의사의 관계는 묘하다. 주로 의사는 오더를 내고 간호사는 그 오더를 환자에게 시행하는 관계지만, 애매하게 겹치는 일도 많다. 특히 인턴 때는. 또 함께 일을 하다가 연인으로 발전해 결혼까지 하는 경우도 있지만, 사실 서로에게 불만을 갖는 경우가 더 많다.

간혹 간호사들을 함부로 대하는 의사(특히 전공의 시절)들이 있는데, 이런 의사는 언젠가 큰 코를 다치게 된다. 예를 들어, 이런 경우다.

평소 으르렁거리던 그 레지던트가 오후에 복부 CT촬영할 환자에게 금식 오더를 내리지 않았다. CT촬영은 위 속에 음식물이 없어야 가능하기 때문에 보통은 간호사를 통해 금식 오더를 내리게 마련인데 그만 그 레지던트가 깜빡한 것이다. 다른 선생님이었으면 오더가 빠진 것 같다고 연락할 텐데, 일부러 가만히 있는다. 당연히 환자의 촬영은 연기되고, 그 레지던트는 교수님께 혼쭐이 나고… 나중에 그 레지던트 씩씩거리며 병동에 나타나서 하는 말.

"이 병동 간호사들은 왜 이래?"

그때 간호사들은 이렇게 합창한다.

"우리는 오더대로 했는데요~."

간호사와 의사의 관계가 나빠지는 경우는 대부분 태도와 말투 때문이기에 서로에 대한 배려가 필요하고 오더 때문에 생기는 문제도 많다. 그러니 복잡한 오더를 낸다든가 평소와 좀 다른 오더를 낼 때는 간호사들에게 잠깐이라도 이야기를 해주는 게 좋다. 아무 설명 없이 복잡한 오더를 낸다면 간호사들이 힘겨워할 뿐 아니라 서운한 감정을 품을 수도 있다. 오더에 관해 질문했을 때 자세하게 답해주고 혹시 잘못된 오더를 지적하면 고맙게 생각할 줄도 알아야 한다. 간호사들과 의사들은 정말로 서로 도와주는 관계이기 때문이다. 간호사들과의 관계가 좋아질수록 레지던트 생활을 훨씬 편하고 즐겁게 할 수 있다는 것을 기억하기 바란다. 간호사들은 24시간 3교대로 환자들과 의사를 대하면서 힘든 일을 마다하지 않는 소중한 분들이다. 그 분들의 노고를 잊어서는 안 된다.

어느 전공 과를 지원해야 하나?

인턴과정을 마친 의사들이 가장 고민하는 건 뭐니뭐니해도 '무슨 과를 가지?'다. 사실 이 고민은 의과대학생 시절부터 죽 이어진다. 나 역시 그랬다. 의대에 입학하기 전에는 '과'의 개념 없이 그냥 '의대'만 머릿속에 가득했다. 그저 '의대 입학 = 의사'라는 공식만 믿고 있었다. 그러다가 본과에 들어가게 되고 임상과목을 배우면서부터 조금씩 각 과의 특성에 눈을 뜨기 시작했다. 그때부터 사람의 생명을 극적으로 살릴 수 있는 외과에 큰 뜻을 품기 시작했다. 그와 동시에 공부를 지지리 많이 해야 하는 내과는 절대로 가지 않겠다고 굳게 결심했다. 그랬던 맘이 졸업할 때쯤 되니까 정신과 쪽으로 슬그머니 기울더란 말이다. 인턴 생활을 할 때는 가정의학과를 살포시 기웃거리기도 했는데 각 과의 중요한 내용을 폭 넓게 다루면서도 적당히 여유 있어 보였기 때문이었다. 그러다가 응급실에서 인턴근무를 하게 되면서 응급의학과에 상당한 매력을 느꼈다. 그 후엔 또 어땠는가? 너무도 멋있고 보람차게 생활하고 있는 선배를 만나 '나도 저 선배처럼 살아야겠다'고 결심했는데 그 선배가 바로 재활의학과 레지던트였다! 또 어느 날은 '이렇게 힘들게 인턴 생활하는데 여기서 제일 인기 있는 과에 지원해야 하는 것 아닐까?'라는 생각에 사로잡히기도 했다. 그래서 최종적으로 재활의학과와 그 당시 가톨릭 의대부속병원의 초절정 인기 과인 안과를 놓고 고민하는 상황에 이르렀다. 결국 안과를 선택했고 운이 좋아 합격의 기쁨까지 맛보게 됐다.

어떤가? 내 경우만 봐도 알겠지만 이처럼 과 선택은 몇 년에 걸쳐 이루어진다. 그리고 학생 때부터 시작됐던 그 고민은 결국 인턴 말에 이르러 그때 품었던 생각과 처해진 환경에 따라 결론이 난다.

물론 '임상을 할 것인가?' 아니면 '기초를 할 것인가?'에 대한 고민은 대충 대학생 때 정해진다. 다양한 수업과 임상실습을 돌면서 스스로의 적성을 자연스럽게 알게 되기 때문이다. 간혹 기초의학에 뜻을 품고 대학원에 다니다가도 어느 순간 임상의학이 운명이라고 느껴져 다시 인턴 생활을 하는 사람들도 있기는 하지만 말이다.

인턴을 돌면서는 '칼을 쓰는 외과계열'에 갈 것인지 아니면 '내과계열'에 갈 것인지에 대한 고민을 끝낸다. 그럼 마지막까지 남은 고민은 역시 '그중에 어떤 과를 갈 것인가?'다. 그것은 개인적인 성향과 성적, 경쟁률 등에 따라 달라지는데, 아이러니컬한 것은 인턴시절까지는 각 과에 대한 상황들을 자신이 생각하는 것만큼 그렇게 잘 알지 못한다는 것이다. 레지던트를 해야 비로소 선택한 과에 대해 제대로 알게 된다.

"앗, 정말요? 그럼 어떡하죠? 선택했는데 후회하게 되는 것 아닌가요?"

아마 이렇게 물을지도 모르겠다. 그런데 신기한 게 바로 그 부분이다. 잘 모르고 들어갔지만 생활하면서 흥미도 느끼고 환멸도 느끼고, 미운 정 고운 정 다 들어 결국은 그 과를 사랑하고 아끼게 되는 것이다. 그래서 '의사가 된 것을 후회하는 사람은 많아도 전공과목 선택을 후회하는 사람은 없다'라는 말이 나오는 것 같다. 일단 과가 정해지고 열심히 하다 보면 자연히 애정이 솟더라는 말은 내 경험을 돌이켜보더라도 90% 진실이다. 때문에 내과계열이냐 외과계열이냐와 같은 근본적인 방향만 선택했다면 세부적인 전공과목을 정하는 문제는 필요 이상으로 걱정하지 말라고 말하는 사람도 있다.

간혹 자신이 원하는 과를 가기 위해 삼수까지 하는 경우가 있는데 대부분 재수에서는 마음의 결정을 내려야 하지 않나 싶다. 과 선택에 그 이상의 시간을 들이는 것은 명백한 낭비요, 시간을 들인다고 해서 의도대로 잘되지도 않는다. 의학의 세계는 무궁무진하기 때문에 차선의 과를 선택하더라도 또 다른 매력을 느끼게 될 것은 분명하다.

그런데도 자신이 하고 싶어 했던 과가 아니어서, 혹은 선배들과의 관계가 어려워서, 생활이 너무 힘들어서, 몸이 아프거나 과에 대한 실망감이 좀처럼 애정으로 바뀌지 않아서 사람들은 수련을 포기하기도 한다. 그런 경우라면 대부분 다음 해에 다른 과에 지원해서 1년차부터 다시 시작하는데, 몸이 약해 첫번째 과를 포기한 경우라면 그 후에는 육체적으로 좀 더 편한 과를 선택하곤 한다.

또한 인기 과라고 무조건 좋아하고 비인기 과라고 무조건 외면하는 건

바보짓이라고 말해주고 싶다. 세상에 영원한 인기 과란 없다. 연예인만 봐도 그렇다. 예전에는 마초 냄새 풀풀 풍기는 '사나이'들이 소녀들의 가슴을 녹였다면 이제는 '저게 남자야, 여자야' 싶을 정도로 미모를 뽐내는 꽃미남들이 새롭게 각광 받고 있지 않나. 시간이 흐르면 모든 것은 달라지게 마련이다.

의료계도 마찬가지다. 예전에 인기 과였던 외과, 내과의 경우 지금은 힘들다는 이유로 주가가 하락하고 있고 인기 과가 아니었던 정신건강의학과, 피부과, 성형외과와 같은 과들이 새롭게 급부상하고 있다. 물론 '의료분쟁이 적고, 힘은 적게 들고, 돈은 많이 벌고'가 요새 인기 과를 결정하는 기준이라고 하지만 언젠가는 이 기준도 변할 것이다. 이 기준은 대충 5년마다 한 번씩은 변하는 것 같다. 그러니 5년이나 10년 후면 또 어떻게 바뀔지 아무도 알 수 없다.

오르막이 있으면 내리막이 반드시 있으니 경제적인 이유로 과를 선택하기보다는 자신이 하고 싶은 과를 과감히 선택하라. 의사는 보람을 먹고 사는 사람들이라는 것을 언제나 기억하길 바란다.

✚ 2개의 전문의(더블보드)

간혹 전문의를 따고서도 다시 다른 과에 지원해 전문의를 하나 더 따는 경우도 있다. 결코 쉽지 않은 결정이다. 의술에 대한 끝없는 호기심과 도전 정신으로 다시 공부를 시작하는 것이기에 정말 존경할 수밖에 없다. 내가 해내지 못한 일을 하는 사람들이라 더욱 감동적이다.

나 역시 안과 전문의를 딴 후, '응급상황에 빠진 사람들을 직접 도와주고 싶다'는 열망에 사로잡히곤 했다. 그래서 응급의학과를 1년 정도 공부해보고 싶었지만 '내년에는, 내년에는…' 하다가 결국 아직까지 실행하지 못했다. 그래서 지금도 응급의학과 선생님이나 생명을 다루는 외과 선생님들을 보면 같은 의사지만 존경심을 숨길 수 없다.

수련한 과가 아닌 다른 과 진료를 주로 하는 의사들도 있다. 예를 들어 외과 전문의를 땄는데 성형외과 진료를 한다든가, 흉부외과 전문의를 따고서도 그냥 내과진료를 한다든가… 이것은 주로 우리나라 의료정책의 문제 때문에 발생하는 현상이라고 볼 수 있는데 그 부분에 대해서는 나중에 다시 말하고자 한다.

혹은 개업하기 힘든 과를 선택한 사람들이 차선책으로 다른 과를 선택하는 경우도 있다. 열정이 있어 하고 싶은 과를 선택했더라도 막상 개업하게 될 때는 경제적인 이유를 고려할 수밖에 없기 때문이리라.

✚ 전문의 종류(총 26개)

임상의학: 내과, 신경과, 정신과, 외과, 정형외과, 신경외과, 흉부외과, 성형외과, 마취통증의학과, 산부인과, 소아청소년과, 안과, 이비인후과, 피부과, 비뇨기과, 영상의학과, 방사선종양학과, 진단검사의학과, 결핵과, 재활의학과, 예방의학과, 가정의학과, 응급의학과(23개)

기초의학: 병리과, 핵의학과, 산업의학과(3개)

병역의 의무

어느 군의관의 이야기

아침 8시까지 출근해서 간단히 입실환자를 본다. 그런 다음 커피 한 잔과 함께 다른 군의관과 여유로운 대화를 나누며 하루를 연다. 확실히 사회에 있을 때보다 환자 수는 적다. 그러나 어떻게든 일에서 빠져 보려고 꾀병을 부리는 군인, 아니면 군인정신이 너무 투철해서 무조건 아프지 않다고 말하는 군인 등 여러 특성의 환자들이 섞여 있어서 처음엔 상대하기가 힘들었다. '저 사람이 지금 꾀병을 부리는 건가? 아니면 정말 아픈 건가?' 또는 '저 사람은 정말 괜찮아서 저리 안 아프다 하는 걸까?'라는 의문이 든다. 그러나 시간이 흐르자 내 맘 같지 않았던 환자들, 열악한 의무시설과 보조인력 틈에서도 나름대로 노하우가 생겼다. 더구나 여유로운 점심시간과 오후일과 후의 체력단련 시간은 지쳐있던 내 몸과 마음에 생기를 불어넣어줬다. 체력단련이 과업이라니… 예전에는 상상이나 할 수 있었을까?

그래도 군대라고 몇몇 몰지각한 고급장교는 어디서나 계급을 들먹이며 치료 순서를 어기거나 무리한 검사를 요구하고 원하는 대로 해주지 않으면 화를 내기도 한다. 거기에 얽힌 유명한 일화가 있다.

유독 목이 뻣뻣한 부대장과 그걸 절대 못 참던 한 군의관이 있었다. 그래서 곧잘 그들 사이에서는 큰소리가 일었고, 그 때문에 그 군의관은 헌병과 부대장에게 요주의 인물이 돼버렸다. 그런데 그 군의관에게는 남들이 모두 인정해주는 장점이 하나 있었다. 사병들을 정말 성심성의껏 치료해준다는 것이었다. 의무대에서 해결할 수 없는 거라면 사병을 데리고 직접 본인이 수련받았던 병원까지 가서 해결해줄 정도였다. 결국 그 마음 씀씀이가 군 전상망에 회자됐고, 그는 친절군의관으로 뽑혀 표창을 받게 됐다. 그런데 표창을 주는 사람이 바로 그 사이 안 좋은 부대장인 것이라. 미운 놈에게 상장 주려는 부대장 마음도 마음이었겠지만 그 군의관의 고집 또한 보통이 아니었다. 그 부대장 얼굴 보기 싫다고 진료 평계를 대면서 상장마저도 다른 사람이 대신 받아오게 했으니 말이다.

정말 추억거리도 웃음거리도 눈물거리도 많은 게 군대인 모양이다.

의예과 시절과 함께 의사 생활 중 가장 한가하다는 '군대생활' 이야기 좀 해볼까 한다. 마치 릴레이 경기하듯 한 과정 마치면 다음 과정이 떡하니 기다리고 있고, 그 과정을 뛰어넘으면 또 다음 과정이… 이처럼 빡빡하기 그지없는 의사 생활. 그런데 군대에 입대하면 조금은 숨통이 트인다.

물론 알고 있다. 남들은 군대 가면 머리가 굳고, 경쟁력이 팍 떨어지고, 선임병들의 각종 시달림에 눈물 마를 날 없다면서 피하려고 안달이라는 것을…. 그러나 군의관이라면 말이 좀 달라진다.

물론 군의관이라고 해서 다른 장교들의 생활과 특별히 다를 것은 없다. 하지만 사회에서 고도로 훈련된 전문가 집단을 군에서 활용한다는 것 때문에 군내에서는 다른 군인보다 확실히 여유로운 생활이 보장된다. 다른 장교들은 보직이 자주 바뀌다보니 새로운 일에 적응하기 위해서 혹은 진급을 위해서 상관 눈치도 보고 규정에 맞춰 살아야 하지만 군의관은 주된 업무인 환자 보는 일을 제외하고는 일에 적응하는 스트레스도 적고 수련의 생활에 비하면 오히려 꿈결 같이 여유롭다.

아침 8시쯤 출근해서 5시에 퇴근한 후에는 자유롭게 생활할 수 있을 뿐 아니라 집이 가까이 있다면 출퇴근도 할 수 있고, 원한다면 관사나 독신자 숙소를 제공 받을 수도 있다. 근무시간에도 환자가 많지 않기 때문에 손 안에 넘치는 게 시간이다. 그래서 그때를 이용해 새로운 운동을 배우거나 영어 공부를 하는 사람도 있고, 그동안 읽지 못했던 책에 파묻혀 사는 사람도 있다. 가족들과도 간만에 좋은 시간을 보낼 수 있다. 정말 그동안 못 누렸던 자유를 한껏 누릴 수 있는 것이다. 그러니 긴 복무기간 동안 찌들었던 몸과 마음을 다시 추스르고 미래를 향한 건강한 계획을 세워보길 바란다.

군대, 어떻게 갈까?

대부분은 레지던트과정을 마친 후에 군대에 가지만, 의과대학을 마치고 바로 갈 수도 있고 인턴과정을 마치고 갈 수도 있으며, 학생 때 갔다올 수도 있다. 군의관이 아닌 일반병 생활을 해보고 싶다면(물론 딱히 많을 것 같진 않지만) 학생 때 일반병으로 지원해서 입대하기도 한다. 만약 레지던트 2년차까지 마치고 군에 입대하면 사회경력을 인정받아 대위로 임관하고 그 전에 입대한 사람은 중위로 임관하게 된다.

군의관 혹은 공중보건의사

의사면허를 땄다면 군에서 군의관이나 공중보건의사로 근무하게 된다. 그런데 군의관이 되느냐 공중보건의가 되느냐는 국방부가 결정한다. 필요한 의사 수에 따라 신체 등급 및 성적을 고려해 먼저 군의관을 선발하고 나머지는 공중보건의로 선발하기 때문에 그 비율은 과마다 해마다 사정이 다르다. 육군, 공군, 해군도 국방부에서 임의로 지정해준다.

군 입대의 문제점과 대안

군의관이나 공중보건의사가 아무리 편하다 해도 24개월 근무하는 일반병보다 1년 이상을 군에 더 있어야 한다는 사실은 크나큰 부담으로 다가온다. 수시로 뽑을 수 없다는 게 이유라고는 하나 아무래도 불만의 소리가 높다. 물론 장기복무 군의관도 있긴 하다. 하지만 사회의 의사들보다 수입이 적기 때문에 실질적으로 장기복무를 신청하는 군인은 그리 많지 않다. 물론 별까지 달고 전역하는 군의관들도 있지만 말이다.

우리나라 군병원은 사실 경험이 많지 않은 군의관들이 잠시 머물다가 가는 경우가 많기 때문에 의료 수준이 그렇게 높다고 하기는 어렵다.

그렇다면 다른 나라의 경우는 어떤가?

미국의 경우 군 병원은 최고급 대학병원과 맞먹는다. 월터리드 육군병원이나 베데스다 해군병원은 세계적 수준의 의료기관으로 이미 자리를 잡았다. 1985년 당시 미국의 대통령이었던 레이건은 베데스다 해군병원에서 암수술을 받았고 미국의 대통령들은 매년 베데스다 해군병원에서 머리털부터 발끝까지 건강검진을 받는다.

월터리드 육군병원은 심장흉곽질환과 간 이식에서 독보적인 성과를 보였는데, 의사 수만 700명이 넘는다고 한다. 2003년에는 콜린 파월 미국무장관이 월터리드 육군병원에서 암 수술을 받았고 미국의 육군 원수 맥아더 역시 투병생활을 하다가 그곳에서 생을 마감했다고 한다. 미국 외에도 프랑스 등 세계의 군사강국들은 하나같이 군 병원의 수준이 높아서 그 나라의 VIP들이 많이 이용한다고 하니 새삼 놀랄 일이다.

우리나라도 서울지구병원은 서울지역의 대학병원 등과 연계해 군 장성 및 청와대의 건강을 책임지고 있으나 시설이나 재정 면에서 아직 만족할 만한 수준은 아니다. 하지만 요사이 제대로 된 치료를 받지 못해서 피해를 입었다는 이야기며 오진 사고가 보도됐기 때문인지 군 병원을 대학병원급 수준으로 올리고자 하는 정부의 노력이 보이는 같다. 이런 식으로 군 병원의 수준과 처우가 점차 나아진다면 미래에는 장기 복무 군의관의 수도 많아지지 않을까 싶다.

전문의 시험

전문의 시험은 의사가 치르는 마지막 시험이다. 물론 전문의 시험을 보고 나서도 박사학위나 순수하게 학문을 위해 시험을 다시 보는 경우도 있지만 대부분의 의사들은 전문의 시험을 마지막으로 지긋지긋한 시험과는 안녕을 고한다. 물론 전문의 시험도 어렵기는 매 한 가지다. 단지 레지던트 과정을 마치고 보는 게 차이점이라고 할까.

보통 레지던트 4년차가 되면(일부 과는 3년차) 전문의 시험을 위해 봄부터 조금씩 공부를 한다. 하지만 4년차라 하더라도 진료도 하고 수술도 하고 논문 준비도 하는 등 해야 할 일이 많기 때문에 본격적으로 준비를 할 수는 없고, 그냥 지식을 잊어버리지 않을 정도로 틈틈이 공부한다는 게 맞을 것이다. 그러다가 늦가을이나 초겨울이 되면 모든 일을 3년차에게 넘기고, 본격적으로 공부를 하게 된다. 그러나 이 모든 권한은 교수님께 달렸다. 하루라도 빨리 일에서 손을 떼고 싶으면 무조건 교수님께 잘 보일 수밖에…. 잘못 보이면 늦게까지 일을 풀어주지 않을 때도 있으니 적당한 애교와 싹싹함은 필수다.

전문의 시험 역시 혼자 공부하기는 힘들기 때문에, 4년차 레지던트끼리 아파트나 오피스텔을 빌려 함께 공부를 하기도 한다. 이때 출신의국을 중심으로 파가 갈리기도 하는데, 예를 들어 서울에서는 서울대파, 연대파, 가톨릭파 등으로 큰 줄기가 나뉘고, 몇몇 다른 파가 그곳에 소속돼 같이 공부를 하게 된다. 지방이라면 지역별로 각 지역 레지던트 4년차들이 함께 공부를 하게 된다.

시험은 보통 1월에 1차 필기시험이 있는데, 전국의 레지던트들이 한곳에 모여서 시험을 치르게 된다. 전국의 레지던트들이 한 자리에 모이니 한동안 보지 못했던 대학 동기나 선후배를 만나기도 한다. 1차 시험에 합격하면 1월 중순 이후에 각 과별로 실기시험을 치르게 되고 여기서도 합격하면 비로소 전문의가 되는 것이다.

시험이 임박하면 전국에 흩어져 있던 여러 분파들이 함께 서울에 모여 호텔에 방을 잡고 본격적인 정보 교류에 들어가게 된다. 단결이 잘되는 과는 전국의 레지던트들이 아예 한 호텔에 같이 합숙하면서 자신들이 가진 정보를 모두 공유한다. 그런데 무슨 정보를 공유하느냐고? 설마 시험 문제 유출! 그럴 수만 있다면 한시름 놓겠지만 여기서 말하는 정보라 함은 정말 정보에 불과하다. 그러나 각 분파의 교수님들이 해마다 적당한 비율로 고시위원이 되고 그 밑에서 공부한 레지던트들이 있기 때문에 정보를 모으면 모을수록 큰 도움이 된다. 그분들이 평소에 강조하던 부분이나 특별히 관심이 있어 하던 분야의 정보를 분파끼리 모으면 그 양도 상당하다.

그러나 정보를 공유하는 분위기는 예전 같지 않다. 과거에는 대부분의 과들이 예외 없이 정보를 사이좋게 공유했지만 전문의들의 숫자가 많아지면서 자연히 시험이 어렵게 출제되고, 그러면서 각 파들의 정보교환도 점점 이해득실을 따지게 됐다. 하나 주면 하나 받고, 뭐 이런 식이다. 이런 삭막한 변화는 상대적으로 불합격률이 높은 과에서 특히 심하다.

시험이 심하게 어려울 때는 과에 따라 합격률이 50~70%대인 때도 있었다. 하지만 합격률은 대부분 평균 90%대를 유지한다. 지원자가 줄어들고 있는 과들은 거의 붙여주는 분위기지만, 그래도 시험인지라 불합격하는 사람은 반드시 나오게 마련이다. 만약에 불합격하면 대부분 병원에 취직해서 생활하다가 가을쯤에 병원을 그만두고 다시 전문의 시험에 매진하여 다음 해에 시험을 치른다. 또 불합격하면 다시 그런 생활을 반복하게 되고, 그러다 보면 결국 합격을 못 하는 사람도 나오기 마련이다.

개인적으로는 의사국가고시보다도 전문의 시험이 더 긴장됐던 것 같다. 가정이 생기다보니 책임감도 있고 양가에서 당연히 합격할 거라고 생각하니 부담도 되고 나이도 있어서 체력적으로 몸도 사려지고 전문의 시험이라 정말 꼼꼼한 것 하나까지 알아야 한다고 생각하니 정신적으로 너무 피곤했다. 휴식시간도 없이 몇 시간씩 앉아서 무식하게 시험을 치러야 하고 필기와 실기를 다 치러야 하니 여간 부담스럽지 않았다. 오죽

했으면 이 책의 추천글을 써 주신 백남호 교수님이 그해 안과 고시위원
장이라는 걸 알았을 때 입이 귀에 걸릴 정도로 기뻐했겠는가. 내심 약간
의 정보라도 주시지 않을까 기대했던 것이다. 물론 그 기대는 정말 기대
로 끝나고 말았지만….

시험이 끝난 후 교수님께서 시험을 치른 4명의 레지던트들을 부르셨다.
"시험이 어렵지는 않았냐?"

그러시더니 모두 합격했다는 소식을 듣고는 본인의 일마냥 좋아하셨
다. 그 모습을 보니 '이 시험, 정말 만만치 않았군' 하는 생각이 절로 들
었다.

그래서 그런지 전문의 시험이 끝나면 이루 말할 수 없이 기쁘다. 게다가
더 이상의 시험이 없다는 사실, 그 지긋지긋했던 시험들을 이제는 추억으
로 간직할 수 있다는 사실에서 오는 그 해방감은 말로 설명할 수 없다.

전문의 이후의 진로

　모든 사람들이 그렇다. 의대에 들어가기 전에는 '의과대학만 들어가면 만사 오케이야~', 의대에 들어가고 나면 '졸업만 하면 괜찮겠지?', 의사 국가고시에 합격한 후에는 '아 전문의가 되면 이젠 끝이겠지?' 하고 생각하게 된다.

　그러나 모든 게임은 사실 전문의 이후부터 시작된다. 전문의가 되기까지는 누구나 비슷한 길을 가지만 그 이후로는 극명하게 달라지기 때문이다. 개업을 할 수도 있고, 종합병원에 남을 수도 있고, 교수의 길을 선택할 수도 있다. 물론 교수의 길을 걷다가 중간에 개업이나 종합병원 봉직의로 진로를 바꿀 수도 있다. 반대로 개업의로 있다가 대학병원의 교수로 영입되는 경우도 있다. 대학병원이 대형화되면서 분원도 많이 생기고, 따라서 진료에 필요한 교수에 대한 수요도 늘어나면서 생긴 현상이라고 생각한다.

의대교수의 길

교수의 길은 명예와 권위라는 장점이 있고, 개업의의 길은 잘되면 높은 수입을 올릴 수 있고 누구에게도 얽매이지 않는다는 자유로움이 있다. 이 두 가지 길에 대해 자세하게 말하고자 한다면 정말 밤을 새면서 얘기할 수도 있을 것이다. 그러나 여기서는 교수의 길에 대해서만 말하려고 한다.

사실 요즘에는 대학병원이 커지면서 대학병원에 근무하는 의대교수들도 많아졌는데, 의대교수들 사이에도 여러 복잡한 단계가 있다. 먼저 의과대학에서 직접 학생들을 가르치며 병원에서 진료도 직접 하는 겸직교수(학교와 병원에 모두 관여되어 있어서 그렇게 불린다), 학생들을 직접 강의실에서 가르치지는 않지만 대학병원에서 진료를 하는 임상교수, 그리고 학교와는 별개로 병원에 소속된 진료교수 등으로 나눌 수 있다. 물론 임상교수나 진료교수도 임상실습을 나온 학생들을 가르치고, 인턴과 레지던트 수련을 지도하며, 경우에 따라서는 교실에서 강의할 수도 있고, 자리가 난다면 겸직교수도 될 수 있다. 그렇기 때문에 교육과 진료가 엄격하게 분리되어 있다고 말하기는 곤란하다. 대학병원이 커졌지만, 의과대학의 정원이 늘어난 것은 아닌 경우가 대부분이기 때문에 겸직교수의 숫자가 늘어난 경우는 별로 없고, 임상교수나 진료교수의 숫자가 과거에

비해서 많이 늘어났다고 볼 수도 있다.

학문적인 관심이 높고 의학적으로 크게 성장하고 싶은 사람이라면 교수 요원으로 남는 게 바람직하다는 생각이다. 꿈도 이루면서 진정한 의학의 발전에도 이바지할 수 있기 때문이다.

그럼 교수가 되려면 어떤 길을 걸어야 할까? 앞에서도 설명했듯이 먼저 전임의 과정을 거쳐야 하고 그 후에 전임강사, 조교수, 부교수, 정교수의 길을 걷는 게 정석이다. 그리고 보통 전임강사부터 교수요원으로 인정하기 때문에 교수라는 호칭이 붙는다.

물론 교수 되는 길은 쉽지 않다. 어떻게 보면 교수사회 역시 조직사회라고 할 수 있다. 그래서 그 나름의 조직문화가 있고 상하관계도 분명하다. 간혹 그런 조직문화에 적응하지 못하고 다른 길을 찾는 사람들도 있으니 그만큼 교수되는 길이 쉽지 않다는 말일 수 있겠다.

학문적으로나 의술적으로 자신을 항상 업그레이드시켜야 하는 부담감도 있을 것이다. 요사이는 대학병원끼리의 경쟁도 치열해져서 그것 역시 또 다른 스트레스다. 게다가 수련의를 가르쳐야 하는 부담에, 학생들 가르치는 것도 등한시할 수 없으므로 눈코 뜰 새 없이 바쁘다.

하지만 그만큼 의사로서의 보람은 최고다. 개업의가 되면 싫으나 좋으나 어느 정도는 경영자의 마인드를 가지고 환자를 대할 수밖에 없지만, 그래도 대학교수들은 소신껏 진료를 할 수 있다는 점에서 보람이 남다르다. 누가 뭐라 해도 의사로서의 최고 자리는 역시 대학교수가 아닐까? 의사가 누구인가? 자부심으로 사는 사람들 아닌가! 교수의 길은 그 자부심을 높여주기에 충분하다. 그리고 교수요원이 되면 대부분 1~3년 정도 해외연수를 가는데 그 시간을 잘 이용하면 개인적으로 좋은 기회를 많이 얻을 수 있다.

　물론 수입 면에서는 개업의들과 교수들 간의 차이는 분명히 존재한다. 병원의 운영이 잘 되어 수입이 많은 개업의들에 비해 교수들의 수입은 상대적으로 적을 수 있다. 하지만 여기서 중요한 점은 개업의 중에도 수입이 많은 개업의가 있는 반면, 수입이 적어 병원을 운영하기도 빠듯한 개업의도 많다는 사실이다. 그리고 대학교수는 퇴임 후 공무원 연금이나 사학 연금 같은 연금을 받는다. 또한 개업의들이 부러워하는 휴가라든지 국내외 학회 참석, 해외 연수의 기회도 있다. 그런 면에서 교수들의 수입이 무조건 적다고 할 수는 없다.

　하지만 나 개인적으로는 훌륭한 교수들의 수입이 지금보다는 많아져야 한다고 생각한다. 물론 요즘에는 대학병원에 인센티브제 같은 것을 만들어 명성이 높고 진료를 많이 담당하는 교수들을 더 우대하는 대학병원들도 많다. 그래도 의사 중의 의사라고 할 수 있는 교수들에 대한 처우는 지금보다 더 많이 보장되어야 한다고 생각한다. 어차피 난이도가 높고 어려운 수술은 대부분 대학병원에서 해야 하는 경우가 많다. 그러니 교수들의 위상은 결국 의료계 전체의 문제라고 할 수 있을 것이다. 즉, 대학교수직이 의사들에게서 가장 선망을 받는 자리가 되어야 의료계의 큰 틀이 잡히고, 그 안에서 우리나라 의학도 발전할 수 있다고 생각한다.

　무엇보다도 중요한 것은 교수가 되고 싶은 사람은 임상의사로서 실력을 갖추고, 좋은 논문 등으로 성과를 내야 한다는 것이다. 교수는 아무나 하는 것이 아니다. 앞에서도 언급했지만 대학병원도 이제 본교 출신들로 교수 요원을 채우는 과거의 순혈주의를 탈피하고, 다양한 대학 출신들을 뽑는 경우가 늘어나고 있다. 그뿐만 아니라 교수가 된 뒤에도 다른 대학교로부터 스카우트 제의를 받는 경우도 있고, 대학교수의 자리를 유지하는 일 자체도 만만치 않다. 더군다나 요즘은 무슨 일을 하던 실력으로 입증해야 하는 시대다. 그러니 교수가 되고 싶다면 마음을 단단히 먹고 연구와 진료에 매진하겠다는 결심을 해야 한다.

그리고 또 하나 중요한 것이 있다. 바로 원만한 인간관계다. 아무리 실력이 뛰어난 교수 요원이더라도 인간관계가 원만하지 않은 사람이 교수로 뽑힐 가능성은 희박하다. 원만한 인간관계는 아무리 강조해도 부족하다. 선후배들로부터 신망을 얻어야 학생들을 가르칠 수 있고 존경도 받을 수 있다. 그리고 환자들에게도 믿음도 줄 수 있는 것이다.

✚기초의학 교수의 길

의과대학 교수는 크게 두 가지 길로 나뉜다. 대학병원에서 환자들을 직접 치료하면서 학생들을 지도하는 임상의학교수와 직접 환자들을 보지 않고 연구와 교육에만 집중하는 기초의학교수가 바로 그 두 가지 길이다. 만약 기초의학교수를 선택하게 되면 해부학, 생리학, 생화학, 미생물학, 면역학, 약리학, 기생충학, 발생학, 법의학, 의사학 등을 연구할 수 있다.

일단 기초의학교수는 임상의학교수와 달리 환자 치료로 인한 스트레스가 없고, 방학이 있다는 큰 장점이 있다. 임상의학교수가 되려면 꼭 거쳐야 하는 전공의 과정을 안 거쳐도 되고, 그 대신 대학원을 다니면서 전공의 과정에 해당하는 조교과정을 이수하면 된다. 또한 전공의 과정이 교원근무 기간으로 인정받지 못하는 것에 비해, 조교기간은 교원근무 기간으로 인정해주므로 임상의학교수보다 훨씬 유리하다. 급여 역시 임상의학교수와 크게 차이 나지 않는다. 물론 기초의학교수는 임상의학교수와는 달리 끊임없이 연구해야 하고, 좋은 논문을 써야 한다는 스트레스에 시달리기는 하지만 말이다.

그래도 생명공학이 발달할수록 기초의학의 비중은 커질 것이기 때문에 우수한 의대생들이 기초 파트에 더 많이 지원했으면 하는 바람이다. 본인의 꿈과 의학의 발전을 이루는 좋은 계기가 될 것이다.

봉직의사 혹은 개업의사의 길

의대교수 자리는 한정돼 있기 때문에 대부분의 의사들은 봉직의 또는 개업의사의 길을 걷게 된다. 봉직의사는 말 그대로 한 병원에 소속되어 월급을 받는 의사를 말하고, 개업의사는 자신이 병원을 개원해서 스스로 경영하는 의사를 말한다.

사실 바로 개업의의 길에 들어서는 의사들은 별로 없기 때문에 대부분 봉직의 생활과 개업의 생활을 모두 경험한다고 보면 된다. 개업의는 의사인 동시에 경영자요 사업가이기 때문에 봉직의 생활을 하면서 경험을 쌓은 후 개업을 하는 게 아무래도 안전하다. 물론 독립적으로 개업하기 힘든 과의 경우에는, 예를 들어 병리과나 마취과, 흉부외과 등의 의사들은 봉직의로 계속 근무하는 경우도 많다.

'교수가 좋을까, 봉직의가 좋을까?' 물었을 때 딱 잘라 말하기 힘든 것처럼, '개업의가 좋을까, 봉직의가 좋을까?' 하고 물으면 그것 역시 정답을 말해줄 수 없다. 봉직의는 말 그대로 월급을 받는 의사기 때문에 환자를 돌보는 의사의 임무에만 집중할 수 있고, 그만큼 마음이 편하다. 하지만 아무래도 자기 뜻대로 할 수 없는 게 많을 수 있다.

그러면 개업의사라고 다 편할까? 일단 마음대로 할 수 있다는 것이 상당히 매력적이긴 하지만 경영이나 병원 매출에 신경 써야 하기 때문에 몹시 피곤하다. 환자가 줄어든다거나 병원에 여러 가지 돌발 상황이 생겨도 혼자 다 해결해야 한다. 망하기라도 한다면? 그것을 책임지는 것도 자신의 몫이다. 물론 병원이 잘되면 더할 나위 없이 좋겠지만 말이다.

모든 일에는 이렇듯 장단점이 있다. 훌륭한 병원에서 소신대로 진료도 하고 보람도 찾고 수입도 많다면 그만큼 행복한 일이 없을 것이며, 개업의로 성공해서 돈도 많이 벌고 자유롭게 좋은 일도 많이 할 수 있다면 그것 또한 큰 기쁨일 것이다.

물론 요즘에는 쏟아져 나오는 의사들 때문에 경쟁이 치열해져서 개업의들의 입지도 예전 같지 않다. 거리를 다니다 보면 몇 걸음 채 걷지도 않았는데 같은 과 간판을 건 병원들이 죽 늘어서 있는 것을 볼 수 있다. 예전에는 선배가 개업한 병원 주변에는 병원을 세우지 않는 게 예의였으나 이제 그런 예의는 경쟁에 밀려 동화 속으로나 들어가 버렸다. 오죽하면 개업의의 세계를 무림의 세계라고 할까. 서로 다른 병원을 비방하고 꼬투리를 잡아 고발하는 일도 종종 보인다. 그렇기 때문에 실력 없이 병원 문을 열면 힘들어질 수 있다. 좀 더 실력 좋은 병원이 생기면 그나마 오던 환자들도 다 옮겨가버리기 때문이다.

그렇기 때문에 나는, 대학에 남을 마음이 있는 사람 그리고 대학에 남을 수 있는 사람은 교수를 하라고 권하고 싶다. 나중에 개업을 하더라도 대학에서 실력과 경력을 더 쌓고 나오는 게 길게 보면 백번 유리하다.

물론 어떤 길을 갈 것인가 고민할 때는 기본적으로 의사로서의 소신과 철학이 기준이 돼야 한다. 무슨 길을 가든지 철학과 소신, 이 두 가지를 단단히 챙겨야 자신 있고 보람된 삶을 살 수 있다. 이 길이 좋다고 이 길 가고 저 길이 좋다고 저 길 가다가는 실망만 할 뿐이다. 장점만 있는 길은 없으므로 자신에게 맞는 길을 택해 나름대로 단점을 보완하는 것, 그게 바로 가장 현명한 선택이다.

행복은 바로 이런 노력과 소신에서 나오는 것이다. 어떤 길을 가든 의사의 본업은 환자를 치료하는 것이다. 그러니 의사로서 해야 할 일은 똑같다. 어떤 길을 가든 자신이 소신껏 사회에 기여할 수 있는 길은 열려 있다. 그렇게 생각하면 마음이 좀 더 편해질 수 있다고 생각한다. 교수가 되고 싶다고 발버둥을 쳐도 되지 못하는 사람도 많고, 교수가 되기 싫어 발버둥을 쳐도 교수가 되어 있는 사람도 있다. 사람의 앞길은 사실 그 누구도 모르는 것이며, 인생은 부침의 연속이다. 그러니 미리부터 어떤 선택을 해야 하나 고민하지 말기를 바란다. 어떤 일이 자신에게 주어지든 겸허히 받아들이고 최선을 다하면 된다.

✚ 사람 살리는 일이란

중요한 이야기를 하나 하고자 한다.

아무리 의사가 되려는 경쟁이 치열하고 의사들의 여건이 나빠졌다고는 하지만 반드시 의사가 돼야 하는 사람도 있는 법이다. 의사라는 직업은 마음먹기에 따라 세상 어디서나 사랑의 손길을 베풀 수 있다. 의사만큼 다른 사람들에게 감동과 기쁨을 줄 수 있는 직업은 없으며, 이 세상 어떤 직업도 그만큼의 희열과 보람을 선사할 수는 없다. 그래서 타인에 대한 마음이 각별한 사람, 다른 이들을 도와주는 게 가장 가치 있는 일이라고 생각하는 사람이라면 어떠한 역경이 있더라도 반드시 의사가 되라고 말해주고 싶다. 그렇게 꿈과 비전이 있는 사람들은 의사가 되고 나서도 후회하지 않는다.

"너무 하고 싶어서 했습니다. 내게 재능이 있든 없든, 주위 사람들이 놀라며 말리든 말든 그 일이 너무나 하고 싶었습니다. 노력하고 또 노력했습니다. 그래서 지금은 너무나 행복합니다."

웃기는 데 전혀 소질이 없어보였던 한 개그맨이 방송에서 한 말이다. 열정이 있는 사람들은 결국 세상을 바꾼다. 의사도 마찬가지다.

《사랑의 왕진가방》이라는 책의 저자이자 샘복지재단의 이사장인 박세록 선생님. 오갈 데 없고 힘든 북한 동포들을 위해 자신의 재산과 지위를 포기한 분이지만, 처음에는 그도 '사랑'보다는 '성공'을 꿈꾸는 의사였다. 가난에서 벗어나고자 악착같이 공부해 서울의대에 입학하고, 미국에 정착해 일반 산부인과와 호르몬 불임 전문의 자격증을 갖춰 많은 돈을 벌었다. 하지만 과도한 업무로 인한 스트레스 때문에 결국 몸에 탈이 난 후에야 돈과 성공이 아닌 진정으로 행복한 삶을 살겠노라고 결심하게 됐다고 한다. 그 후 북한 국경과 맞닿은 중국의 단동, 심양, 장백 등에 병원을 세워 오갈 데 없고 병든 탈북자들을 돌보고 있다.

《사랑의 왕진가방》에는 선생님이 한 환자로 인해 얻은 깨달음에 대한 일화가 실려 있다.

하루는 정신없이 바빠 환자들을 돌보느라 지친 선생님이 저녁시간이 되어 식사를 하려고 막 일어나는데 환자 한 명이 들어왔다. 어쩔 수 없이 진료를 시작했는데, 환자에게 증상을 물었더니 돌아온 대답이 가관이었다.

"머리도 아프고, 허리도 아프고, 심장도 안 좋고, 피곤하고….'

가뜩이나 피곤하고 배도 고팠던 차에 끝없이 이어지는 환자의 말에 짜증이 치밀어 말을 끊고 처방전을 내밀었다.

"처방전 여기 있습니다. 약 받아가세요."

환자는 한동안 처방전을 들여다본 후에 입을 열었다.

"선생님, 제가 선생님을 보기 위해 새벽 4시에 일어나 2시간을 걸어, 5시간 기차를 타고 또 버스를 3시간 탔더니 이제야 오게 됐습니다. 미국에서 고명하신 선생님이 오셨으니 속 시원한 말씀을 해주실 거라고 생각해서 왔는데, 결국은 이게 다군요. 제가 여기 약 받으러 온 게 아닙니다."

박세록 선생님은 그때 큰 충격을 받았다고 한다. 평소 자신이 자애로운 의사라고 자부해왔는데, 피곤하고 배고프다는 이유로 환자를 냉대하다니… 자신에게 실망하기까지 했다. 잘못을 깨닫고 환자를 붙잡았지만, 그 환자는 끝내 선생님의 만류를 뿌리친 채 가버렸다고 한다. 그 후로 선생님은 베푸는 삶에 더욱 매진했고, 현재까지도 샘복지재단 이사장으로 꾸준히 활동 중이다.

무엇이 박세록 선생님을 이토록 사명감에 불타게 했을까? 가난을 딛고 미국 땅에서 부와 명예를 거머쥔 사람이 모든 걸 팽개치게 만든 것은 무엇일까? 바로 열정이다. 선생님은 의사로서 자신의 열정을 발견했고, 그 열정을 실천할 방법을 찾았다. 여기서 또 하나 중요한 건 그가 의사이기 때문에 이런 일을 할 수 있었다는 점이다. 그리고 그가 했으니 우리도 할 수 있다. 바로 이게 가장 중요한 점이다.

PART.4

알면 알수록 더 좋은 의사 상식

교만은 패망의 선봉이요, 거만한 마음은 넘어짐의 앞잡이니라.

_《성경》

프레더릭 밴팅(Frederick Banting, 1891~1941)

당뇨병 치료제인 인슐린을 발견한 사람은 목사가 되려다 의사가 된 캐나다 의사 밴팅이다. 의사가 되었지만 개업의로서 환자가 없어 수입이 변변치 않았고, 학위를 가진 전문 학자가 아닌 밴팅이 당뇨병 해결의 열쇠를 푸는 핵심 역할을 할 줄은 아무도 예상하지 못했다. 의과대학 맨 꼭대기, 먼지가 쌓여 있었던 초라한 연구실에서 연구에 매진했던 밴팅은 인슐린 발견으로 1923년 노벨 생리의학상을 수상했다. 인슐린이 발견되기 전까지 당뇨 진단은 시한부 사형선고와 같았고 치료법이라고는 굶는 것뿐이었다. 우리나라 인구의 10%는 당뇨병 환자다. 현재 인슐린은 당뇨병의 완치가 아닌 증상 완화제이고, 학자들은 지금도 당뇨병의 완치를 위해 연구하고 있다.

USMLE(미국의사고시)

우리나라 의대생과 의사 중에서도 USMLE(United States Medical Licensing Examination)를 준비하는 사람이 있는 것으로 알고 있다. 물론 지금은 과거처럼 우리나라의 의료 수준이 미국과 차이가 많이 나지는 않는다. 그래서 예전처럼 미국에서 의사로 활동하기 위해 미국의사고시를 준비하는 사람들이 그렇게 많지는 않은 편이다.

사실 1970년대 초까지는 지금보다 더 많은 의사들이 미국으로 건너갔다. 당시 의사가 턱없이 부족했던 미국이 영주권을 쥐어주면서까지 제3세계권 국가들의 의사들을 모셔갔기 때문이다. 물론 미국은 지금도 의사가 부족하다. 매년 2만 2,000명의 레지던트가 필요하지만 졸업생은 1만 7,000명에 불과하다고 한다.

미국은 자타가 공인하는 의료의 최첨단국이다. 그래서 우리나라뿐 아니라 다른 나라의 학생들도 미국병원을 많이 희망하고 있다. 그리고 그런 상황에 비추어볼 때 우리나라 사람들이 USMLE를 보는 목적은 대략 2가지인 것 같다.

첫째, 우리나라보다 여건이 좋은 미국에서 의사를 하고 싶은 바람. 둘째, 한국에서 의사를 해도 미국의사자격증이 있으면 여러모로 도움이 될 것 같아서다. 현실에 안주하기보다 더 큰 세상을 향해 날갯짓을 한다는 사실은 분명 가치가 있는 것 같다.

물론 쉽지 않은 과정이다. 교재비 등 시험에 소요되는 비용은 1,000만 원을 웃돌고, 임시면허를 받아 미국에서 수련의 생활을 하려면 별도로 비자 등을 발급받아야 한다. 내가 의대를 다닐 때도 우리 학년에서만 약 20명 정도가 USMLE를 준비했다. 그들 모두 나름대로 큰 뜻을 품고 준비했고, 교수님의 지원과 권유도 있었으나 그중 끝까지 뜻을 밀고 나간 사람은 단 한 명밖에 없었다. 결국 그 한 명만 미국의사자격증을 따 현재 미국에서 의사 생활을 하고 있다. 역시 높은 곳을 바라보고자 한다면 확실히 남들보다 땀 흘릴 각오를 해야 하는 것 같다.

시험은 어떻게?

이제 본격적으로 시험 이야기를 해볼까 한다. USMLE에 합격하면 미국에서 의사를 할 수 있다는 것은 누구나 다 알고 있는 사실이다. 그럼 이 시험은 보통 어떻게 이루어질까? USMLE는 일단 4가지 과정으로 이루어져 있는데, 기초의학과 임상에 관련된 2차례 시험에 합격하면 그 후 미국에서 실기 등 2차례 시험을 추가로 치러야 한다.

이것을 좀 더 자세히 살펴보면 이렇다. USMLE는 Step1, Step2, Step3로 이루어져 있다. 그리고 그 중 Step2는 다시 CK(Clinical Knowledge)와 CS(Clinical Skill)로 이루어져 있다. 그래서 총 4번의 시험을 치르게 되는 것이다. 일단 Step1과 Step2에 합격하면 미국에서 전공의 수련을 받을 수 있는 자격이 주어진다.

그리고 각 주마다 다르기는 하나 보통 Step3는 전공의 수련을 받은 후에 볼 수 있다. 의사면허는 Step3에 합격해야 비로소 나오는 것이다. 그러나 USMLE 제도는 해마다 변할 수 있기 때문에 관심이 있다면 수시로 인터넷 등에서 정보를 수집하는 게 좋다.

또한 미국은 병원과 과에 따라서 수련생 중 자국 의대 졸업생(AMG: American Medical Graduate)과 해외에서 의대를 졸업하고 돌아오는 사람들(USFMG: United States citizen, Foreign Medical Graduate) 그리고 외국의대 졸업생(FMG: Foreign Medical Graduate 또는 IMG: International Medical Graduate)들의 비율이 대충은 정해져 있다고 한다. 그리고 보통 AMG의 비율이 그 수련 프로그램의 수준을 대략 말해준다고 한다. 물론 병원의 명성과 AMG의 비율이 꼭 일치하는 건 아니지만 말이다. 그러나 한 번 정해진 병원의 AMG 비율은 특별한 이변이 없는 한 계속 이어지고 있다고 하니 과나 수련 병원을 택할 때 이런 점도 알아보면 좋을 것이다.

영어공부는 필수~

가장 문제가 되는 것은 영어다. 전문의가 됐어도 영어실력이 부족해 환자와 원활한 커뮤니케이션을 나눌 수 없다면 누가 그 의사를 찾아가겠는가? 그래서 실제로 미국에서 전문의로 활동 중인 분들은 한결같이 영어를 강조한다. 일단 영어만큼은 끈질기게 물고 늘어져서 웬만큼 자신감을 보일 수 있어야 한다.

의대에 들어오면 보통 학생들은 영어와는 담을 쌓기 시작한다. 암기하고 이해해야 할 게 너무 많아서 시험과목에 직접 영향을 끼치지 않는 영어는 일단 재껴두고 보는 것이다.

"원서를 보니까 따로 영어공부 안 해도 자연히 늘지 않을까요?"

이런 질문을 던질 수도 있지만 그건 모르는 소리다. 원서의 대부분은 고등학교 수준의 문법실력이라면 무난히 해독할 수 있는 수준이라 의학용어만 안다면 누구나 읽을 수 있다. 중요한 것은 회화능력인데, 고등학교 때 곧잘 영어로 말하던 친구들도 의대에 들어오고부터는 점점 입을 닫는다. 물론 의사에게 영어를 잘해야 할 책임은 없으나, 잘했을 때 얻게 되는 장점은 너무도 많다. 외국학회에 가서 영어를 못해 쩔쩔매는 일도 없을 것이며 국제적인 일에도 발 벗고 나설 수 있고, 보다 광범위하게 인생계획을 세울 수 있다. 하물며 USMLE를 준비하는 입장이라면 영어의 중요성이야 말해 무엇하랴. 우리나라 학생보다 인도, 남미, 동남아 등의 학생들이 미국 환경에 더 잘 적응하는 이유도 영어실력이 월등하기 때문이라고 한다. 그러니 의대에 진학하더라도 영어공부는 계속해야 한다.

그리고 기초의학도 시험보기 때문에 USMLE를 준비하는 학생이라면 본과 공부에도 좀 더 신경 써야 한다. 즉, USMLE에 뜻이 있다면 의대에 입학했을 때부터 여러모로 차근차근 준비하는 게 좋다.

요즘 의과대학에 진학하는 친구들은 중·고등학생 때 영어 공부를 많이 한 편이다. 그래서 영어를 어느 정도 할 줄 아는 경우가 대부분이다. 부디 의과대학에 진학한 뒤에도 영어와 담을 쌓지 말기를 부탁드린다. 아울러 한국에서 의사로 활동하더라도 요즘은 외국인 환자들도 많고, 국제 학회에서 발표할 일도 많다는 것도 기억해주기를 바란다.

외국 연수

사실 꼭 미국의사고시에 응시하지 않더라도 외국 땅을 밟을 기회는 있게 마련이다. 대학병원에서 스텝으로 근무하다보면 해외로 연수 가는 경우가 많은데, 사비를 들여서 가기도 하지만 주로 의과대학에서 보내주는 경우가 많다. 그럴 경우 대부분 미국으로 가고, 그곳에서 평균 1~3년 동안 연구도 하고 논문도 쓴다. 개인적으로도 좋은 경험과 경력이 되는 것이다.

물론 이때도 미국의사자격증이 있다면 연구 목적뿐 아니라 환자들을 직접 치료하면서 임상적인 경험도 할 수 있다. 원칙적으로 미국에서는 미국의사자격증이 없으면 환자를 치료할 수 없기 때문에 연수를 갔을 때 혹시 자격증을 지니고 있다면 더 많은 기회를 얻게 되는 셈이다.

외국병원의 국내 진출 가능성

인천 경제자유구역(IFEZ, Incheon Free Economic Zone) 송도지구에 뉴욕 프레스비테리안(New York Presbyterian, NYP)병원이 들어오려다 거의 막판에 무산된 적이 있다. NYP 병원은 1998년 뉴욕병원과 프레스비테리안병원이 합병돼 만들어진 것으로, 미 콜롬비아의대와 코넬의대의 공식 제휴병원이다. 이 병원은 'US 뉴스&월드 리포트'가 평가한 병원 순위에서도 7위(2005년)에 오른 미국 내 최고 병원 중의 하나다.

NYP는 의료진의 10%를 코넬대 교수진으로 채우고, 나머지 의료진은 파트너로 참여할 국내 병원 의료진 또는 신규 채용 등을 통해 충원할 예정이었다고 한다.

만약 이런 병원이 예정대로 세워진다면 대학병원의 속성상 분명히 레지던트들이 필요할 텐데, 그렇게 되면 그 자리는 미국의사자격증을 가지고 있는 사람들에게 돌아갈 것이라는 게 개인적인 생각이다. 그 시험을 준비했던 사람들에게는 더 많은 기회가 주어지는 셈이다. 또한 이런 추세라면 미국에 건너가 지명도가 떨어지는 병원에서 레지던트를 하는 것보다 국내에 진출한 유명 미국 병원에서 트레이닝 받는 게 훨씬 좋을 듯싶다. 앞으로 이러한 병원에서 근무하는 것이 미국의사고시에 합격한 국내 의사들의 새로운 희망사항으로 떠오를 수도 있다는 생각이다.

개인적으로 내리는 결론은 이렇다. 현재 우리나라의 의료 수준은 세계적이다. 그렇기 때문에 과거처럼 꼭 미국으로 가서 의술을 배워야 할 필요는 없다. 그리고 인터넷 시스템 등에 의한 글로벌화가 상당히 진행된 덕에, 새로운 의료 정보와 신기술을 온 세계가 거의 동시적으로 공유하고 있다. 그리고 미국의사고시를 준비하려면 시간을 많이 투자해야 하고, 만약에 미국에서 의사로 활동하더라도 미국 현지인 의사들과의 차별도 극복해야 할 것이다. 그래서 그리 권하고 싶지는 않다. 그럼에도 불구하고 미국은 세계 최고·최첨단 의료 국가라는 것은 사실이니, 남다른 포부가 있다면 미국에서 의사로 활동하는 일을 시도하는 것도 좋을 것이다.

비용을 생각하라

의대공부만큼이나. 비용문제도 장기전이 될 수밖에 없다. 의사가 되려면 오래 공부해야 하고, 그러려면 아무래도 비용을 생각해야 한다. 의대와 대학원 등록금 등 처음부터 비용이 만만치 않은 것이다. 게다가 공부를 끝내고 본격적으로 개업을 하려고 해도 초기투자 비용이 필요하다. 그러니 비용이 얼마나 들고 어떻게 하면 조금이라도 비용에 대한 부담감을 덜 수 있을지 알아보자.

의과대학과 일반 의과대학원 비용

같은 국립이나 사립 의대라도 등록금에서 상당한 차이를 보이는 경우가 있기 때문에 먼저 그것을 아는 게 중요하다.

일단 일반적인 6년제 의과대학부터 알아보자. 국립대학의 경우, 2년 동안의 예과등록금은 학기당 300만 원 이상, 본과 4년 동안의 등록금은 학기당 500만 원 이상이다. 그래서 6년 동안 등록금만 6,000만 원 정도, 여기에 생활비로 한 달에 약 30만 원, 원룸에서 자취를 한다면 약 40만 원이 더 나가고, 책 교재비가 6년 동안 약 500만 원 정도니까(의과대학 책은 무척 비싸다. 대략 한 권에 8~10만 원 이상 나간다) 몽땅 계산하면 6년에 1억 원 이상이 들어간다. 여기에 평균 졸업연수인 7.2년을 곱하면 대략 1억 5,000만 원 정도가 된다. 사립대라면 보통 한 학기당 등록금이 국립대보다 약 100~200만 원 정도 더 비싸므로 전체 등록금만 해서 국립대보다 약 1,000만 원에서 2,000만 원 이상 더 들어가는 셈이다. 이런 상황은 다른 나라도 마찬가지다. 그래서 미국의 경우 많은 의대생들이 학자금 대출을 받고 의사가 된 후에 그것을 차차 갚아나간다고 한다.

또한 석·박사를 따려고 할 때도 대학원 비용을 고려해야 한다. 사립의 경우 한 학기에 1,000만 원 안팎이며 국립은 그 절반 수준이다. 보통 4~6학기를 마쳐야 학위를 딸 수 있는데 학위를 따기까지 또 수천만 원이 들어가는 셈이다. 그러나 교수가 되려면 필연적으로 대학원을 다녀야 하기 때문에 만약 의대교수가 꿈이라면 울며 겨자 먹기 식이라도 등록을 할 수밖에 없다. 보통 레지던트를 하면서 대학원을 다니거나 전임의, 전임강사 시절에 공부를 하는 경우가 많은데 그때는 월급도 적고 대부분의 사람들이 가정을 꾸리는 시기이기 때문에 월급으로 생활비와 학비를 동시에 댄다는 것은 퍽이나 어려운 일이다. 그래서 누군가의 도움 없이는 대학원을 다니고 싶어도 실질적으로 어려울 수 있다.

그럼 어떤 도움을 받을 수 있나?

하지만 돈 때문에 지레 겁먹지는 말자. 시도하기 전에 포기하면 평생 후회로 남게 된다.

어디에나 길은 있는 법이다. 일단 6년 전액 장학금을 지급하는 의과대학이 있다. 현재는 울산대, 성균관대, 가천대가 그런 학교인데, 일정 성적만 유지한다면 학비가 들지 않는다.

또한 어느 학교든 성적우수 장학금이 있기 때문에 공부만 잘하면 학비가 들지 않을 수도 있다는 사실, 기억하길 바란다. 또한 보통 의대생들은 타과 학생들처럼 방학 때 취업준비를 위해 따로 공부할 필요가 없다. 대부분 의대를 졸업하면 임상의사의 길을 걷게 되기 때문이다. 그래서 거의 방학 때는 철저하게 논다. 그런데 만약 형편이 어렵다면 이 방학 기간을 이용할 수밖에 없다. 화끈하게 며칠 쉬고, 그 후부터는 학비를 버는데 철저하게 투자하면 된다. 게다가 의대생들은 고액 아르바이트 할 기회가 많기 때문에 자신의 노력여부에 따라서 등록금의 상당 부분을 벌수 있다. 혹시 학기 중에 아르바이트를 하면 더 많은 돈을 벌 수 있는 게 아니냐고 물을지도 모른다. 그러나 그때는 유급의 위험이 도사리고 있기 때문에 선택을 잘해야 한다. 오히려 각종 장학금을 최대한 이용하고 열심히 공부해서 유급 안 당하는 게 더 돈을 아끼는 방법이다. 정말 경제적으로 어려우면 아예 한 학기를 쉬면서 열심히 돈을 벌고 복학해서는 공부에 전념하는 게 낫다.

또한 우리나라도 정부의 학자금 대출제도가 강화되고 있으므로, 그것을 잘 이용한다면 어려운 환경에서도 의대공부를 성공적으로 마칠 수 있다.

남자 학생들의 경우 의과대학에 입학해서 군장학생을 신청해 뽑히면 6년 동안의 학비를 전액 보조받을 수 있다. 내 수련 동기생 중에도 군장학금의 혜택을 톡톡히 본 사람이 있었다. 그는 6년 동안 학비를 보조 받은 대신 7~9년 정도 군에서 장교로 복무했지만 집안에 짐을 지우지 않고 자신의 힘으로 의대공부를 마쳤다는 점에서 본인도 주의 사람들도 뿌듯해했다. 7~9년이라는 기간은 수련기간(전공의 과정)을 제외한 의무복무기간 3년에 장학금을 받은 기간이 추가된 것이다. 요즘처럼 원하는 과를 가기도 어렵고, 수련 병원도 마음대로 갈 수 없고, 전문의를 취득한 후에도 진로 때문에 고민이 많은 세상에서 그래도 마음 편하게 학교도 다닐 수 있고 진로 고민도 덜 하게 되니(일정 기간 군대에 있어야 하므로) 이용만 잘하면 제대로 덕을 볼 수 있는 제도다.

사실 의사된 입장에서도 이렇게 의대의 문턱이 높아야 하는지는 의문이다. 비용 때문에 의대공부를 포기하는 학생들이 많아지면 많아질수록 그것은 결국 대한민국의 의료경쟁력을 떨어뜨리는 일이 될 텐데 말이다. 개인적으로는 정부가 나서야 할 때라고 생각한다. 사립대학은 그렇다 해도 국립이라면 학비를 최대한 낮게 책정해서 능력 있는 학생들이 마음 놓고 의사의 꿈을 펼치게 해야 하는 것 아닐까.

여자 의사가 아닌
그냥 의사

    나는 항상 여자가 남자보다 의대 공부에 더 적합하다고 생각했다. 내가 대학을 다닐 때도 성적 상위 10%는 거의 여자들이었고, 남자들은 아무리 해도 그녀들의 암기력과 끈기, 집중력을 따라갈 수 없었다. 의사 업무를 수행할 때도 섬세함, 꼼꼼함 같은 여성적인 특성이 더 도움이 될 때도 있다.

    그래서 그런지 요즘은 의료계에서도 여자 의대생이 늘어나면서 여자에 대한 선입견도 서서히 사라지고 있다. 이런 상황은 미국도 비슷하다고 한다.

    그런데 과거에는 여자 의대생이 정말 그렇게 차별을 받았을까? 다 같이 시험보고, 힘든 수련 밟았는데 굳이 남녀를 나누는 사람이 있냐고 반문할지도 모르겠다. 하지만 사회가, 아니 의사 사회만큼은 남성 위주로 흘러왔다는 사실은 부인할 수 없다. 세계 최초로 공인받은 여자 의사, 엘리자베스 블랙웰(Elizabeth Blackwell, 1821~1910)이 의과대학을 졸업한 년도는 1849년이었다. 지금으로부터 170년도 채 안 됐다. 그 전에는 공식적인 여자 의사가 없었다는 말이다.

내가 레지던트 3년차일 때 새로운 레지던트 1년차들이 들어왔다. 총 4명이었는데 그중 3명이 여자였다. 당장 당직이 문제였다. 당직 때는 의국 사무실에서 잠을 자야 하는데 4명 중 3명이 여자니, 당직을 같이 서는 2년차 남자 선생님들과의 숙소가 애매해진 것이다. 나중에 여자 레지던트 숙소에 침대를 추가로 넣어주는 것으로 일은 종결됐지만, 그런 문제가 종종 일어난다는 게 문제다. 아예 여자 숙소가 부족한 병원도 많고 하다못해 대부분의 수술복 사이즈는 모두 남자를 기준으로 돼있다. 더 힘든 것은 임상과 중에서 아예 여자를 꺼리는 곳도 있다는 것이다. 여자 의사 선생님을 기피하는 과들은 레지던트 면접 때 여자들에게 낮은 점수를 주거나 아예 지원 자체를 힘들게 해서 뽑지 않는 과도 있었다.

그런 이유 때문인지 과거에는 여자들이 선호하는 아니, 정확하게 말한다면 여자 선생님들이 유독 많이 전공하는 과(산부인과, 소아과 등)가 있었다. 그리고 그에 비해 아예 여성들이 지원할 엄두조차 못 내는 과도 많았다. 외과계열 중에서는 과의 특성상 비뇨기과가 그랬고, 육체적으로 힘들고 의국 생활이 남성 위주로 돌아가는 신경외과, 정형외과, 흉부외과 역시 여자들이 지원할 생각을 잘 못했다. 그러나 지금은 시대가 많이 바뀌어서 의지가 있고 체력만 있으면 여성이라고 못할 과는 없다. 지금 비뇨기과, 정형외과, 신경외과 등 여성 전문의가 없던 과가 있던가. 또한 요새 같은 세상에 다른 특별한 이유 없이 여성이라는 이유로 면접에서 불이익을 준다면 바로 진정이 들어가고, 해명을 요구하는 일이 벌어질 수도 있다. 그러니 여성이라고 미리부터 겁먹을 필요는 없다. 단, 여성과 남성 사이의 신체적인 능력은 분명 다르므로 유독 여자들이 기피하는 과가 있다면 그 이유를 면밀히 검토해보고 자신의 체력 등을 고려해서 지원해야 할 것이다.

예전에는 레지던트를 뽑을 때 군대를 갔다 온 사람과 갔다 오지 않은 사람의 비율을 정해놓고, 군대를 갔다 온 사람에게는 가산점을 줬다. 하지만 그 제도는 현재 여성부의 건의로 폐지된 상태다. 따라서 여성들에게 상당히 유리해졌다고, 아니 비로소 공평한 경쟁조건이 마련됐다고 볼 수 있겠다. 당연히 여자 선생님들의 인기 과로의 진출은 더욱 가속화될 것으로 보인다. 요즘 여학생들의 의과대학 진학률이 높은 것도 그러한 전망 때문인지 모르겠다.

물론 여자들은 결혼하게 되면 출산 때문에 최소 1~2개월 정도는 쉬어야 하고, 아무래도 육체적인 힘이 남자보다 부족하고, 사생활 부분에서도 세밀하게 신경을 써줘야 하기 때문에 남자를 선호하는 병원이 있는 것도 무리는 아니다. 지금도 여자 선생님보다는 남자 선생님들을 공식적으로 선호하는 병원도 여럿 있으며, 아직까지는 남녀 간의 차별이 존재하는 게 현실이다. 그러나 지금 수많은 여자 의사들이 그 금기 아닌 금기를 힘차게 깨고 있고, 누가 봐도 고개를 끄덕일 만큼 훌륭하게 자신의 일을 해내가고 있기 때문에 앞으로 점차 그러한 편견은 없어지리라 본다. 의지가 강하고, 체력만 관리할 수 있다면 누구든 훌륭한 의사로 이름을 날릴 수 있다.

결혼과 출산

'좋은 여의사가 되기 위한 필수조건 세 가지는 바로 협조적인 남편, 좋은 며느리 갖기를 포기한 시어머니, 꼼꼼한 입주 아주머니다.'

쓸쓸한 농담이다. 예전에는 남자가 주로 생활비를 벌었으니, 여자가 집안을 관리하고 자식을 기르고 남편을 내조하는 건 어떻게 보면 공평한 분담이었다. 그런데 지금은 상황이 달라졌다. 맞벌이 부부가 대세인데도 여전히 여성에게는 가정일이라는 책임이 따른다. 여성들의 자아실현 욕구를 더 이상 억누를 수 없는데도 말이다.

이렇듯 직장을 다니는 모든 여성들은, 특히 의사를 꿈꾸는 사람들은 결혼적령기에 가까워질수록 출산, 육아 문제 때문에 마음이 답답할 수밖에 없다. '여자'라는 짐에다 '의사'라는 특수한 짐까지 짊어져 어깨가 여간 무거운 게 아니다. 결혼부터 순탄치 않은데, 워낙 수련 과정이 길기 때문에 결혼이 늦어지거나 때를 놓쳐 아예 결혼을 못하는 경우도 왕왕 생긴다.

출산 역시 문제다. 보통 수련 과정을 밟을 때 출산을 하는 경우가 흔한데(나이로 따져보면 그럴 수밖에 없다), 병원들은 대체로 출산휴가에 인색한

편이다.

한 여성 인턴이 출산휴가로 3개월을 사용했다고 한다. 그런데 후에 병원에서는 그것을 보충하라면서 6개월간의 추가 근무를 요구했다고 한다. 그 사건이 일어난 후로 국가인권위원회는 '여성 인턴의 출산휴가 3개월을 인턴 수련 기간에 포함시킬 것'이라고 권고했지만 실제로 3개월 출산휴가를 맘 좋게 내놓는 병원은 별로 없다. 전공의는 의사지만 그 전에 교수님의 지도를 받는 피교육자의 신분이기도 하고, 월급을 받고 있기 때문에 병원에 고용돼 있는 직원이기도 하다. 그러니 신경 써야 할 게 많은 것이다.

수련 기간에 동료가 한 명 빠지면 다른 동료들의 책임은 배가되기 때문에 자연히 남아 있는 의국원들의 눈치를 보게 된다. 또한 무엇보다도 임신한 상태에서 수련을 받는 것 자체가 무척 힘들고, 휴가로 사용한 수련 기간 동안의 교육을 보충해줄 제도가 아직 없다. 미국처럼 추가 수련 규정이 있기는 하지만 우리나라에서는 그저 허수아비 제도일 뿐이다.

자녀를 낳은 후에는 또 어떤가? 수련 과정 중 당직도 많고 출퇴근도 일정치 않으며 아침 일찍부터 저녁 늦게까지 병원 일과 환자에 매달려야 하기 때문에 어려움은 배가된다. 그래서 드물게는 양육을 위해 의사 일을 잠시 중단하거나 아예 전업주부로 인생의 노선을 트는 사람도 있다고 한다.

사실 일반적인 맞벌이 여성들도 첫째 아이를 출산하고 나면 직장을 그만두는 경우가 많다. 육아를 위한 사회적 인프라가 부족한 현실에서 여성이 가사와 육아의 짐을 한 데 안고 직장 생활하기란 쉽지 않기 때문이다. 아니면 친정어머니나 시어머니께 도움을 요청하거나 육아 도우미를 둬서 겨우 일과 가정의 균형을 맞춘다. 이런 비상책 말고는 맞벌이 여성의 육아를 근본적으로 해결해줄 제도가 아직 없다. 그렇기 때문에 여성 스스로 지혜롭게 계획을 짜는 게 지금으로서는 가장 현명한 방법이 될 것이다. 이런 사실이 내심 안타깝지만 그래도 미래는 조금 다를 거라는 기대를 해보면서 여자 의사에 대한 이야기를 마칠까 한다. 아무쪼록 한국의 여성분들 파이팅이다!

변호사, 의사
그리고 의료분쟁

누가 혹시 "다시 선택할 수 있다면 의사와 변호사 중 어느 쪽에 마음이 끌리나요?" 하고 묻는다면 난 단연코 의사라고 말할 것이다. 만약 내 자녀가 "아빠, 의대와 법대 중 어디가 좋아요?" 하고 묻는다 해도 두말 않고 의사를 권해줄 것이다. 변호사의 생활은 잘 모르지만, 개인적으로는 의사에 손을 들어주고 싶다.

일단 의사는 사람을 살리는 일을 하지 않는가? 변호사도 억울한 사람들의 얘기를 들어주고 그들의 편에 서서 싸울 수는 있지만 표면적으로는 사람 사이의 분쟁을 해결하는 입장이라 아무래도 감동의 날보다는 스트레스 받는 날이 더 많을 것 같다. 계속 그런 상황에 노출돼 있다보면 자기도 모르게 일상에서도 사람들의 말과 생각을 분석하게 되지 않을까?

의사와 환자, 변호사와 의뢰인의 관계도 조금 다를 것 같다. 의사를 찾아오는 환자들은 몸과 마음이 약해진 상태라 의사에게 기대게 되고 그러는 사이 인간적인 교감이 이루어져 함께 웃고 우는 날이 많은 반면, 변호사와 의뢰인의 관계는 좀 더 딱딱할 거라는 생각이 든다.

또한 의사의 좋은 점은 세계 곳곳에서 활동할 기회가 많다는 것이다. 일단 의사는 의술을 베풀기 때문에 봉사의 손길이 필요한 곳이라면 세계 어느 곳이라도 바로 달려갈 수 있다. 그러나 변호사는 뜻이 있다 하더라도 의사들처럼 그렇게 활동하기가 쉽지 않아 보인다.

사실 의사의 입장에서 객관적으로 변호사를 논한다는 건 어렵다. 그러나 내가 하고 싶은 말은, 직접 의사 생활을 해보니 이 일처럼 가치 있고 보람 있는 일은 없더라는 얘기다.

물론 전통적으로 의사와 변호사는 곧잘 서로 비교대상이 되곤 했다. 부모님들이 자녀에게 권하는 직업이라는 점, 경제력 수준이 비슷하게 높다는 점 때문에 그렇지 않았나 싶다. 재미있는 것은 사법고시가 없어지고 로스쿨 체제로 변해 변호사가 한해 1000명이 넘게 배출되면서 변호사와 의사가 만날 일이 늘어났다는 것이다. 변호사 수가 많아지니 그 안에서도 경쟁이 심화되고 그러면 자연히 소송거리를 찾아 변호사들이 이리저리 뛰게 될 것이고 결국 의료분쟁에도 관심이 더 갈 수밖에 없지 않겠나. 지금은 의료분쟁이 다른 분쟁에 비해서 액수가 크지 않기 때문에 별로 구미가 당기지 않겠지만 나중에 변호사들의 숫자가 많아진다면 이야기는 달라질 수밖에 없다.

미국은 이미 의료분쟁을 둘러싼 의사와 변호사들의 신경전이 대단하다고 한다. 미국에서는 이혼 전문 변호사와 의료소송 전문 변호사가 가장 집요하다고 소문이 자자하다. 특히 의료소송 전문 변호사를 비꼬는 말로 '앰뷸런스 추적자(ambulance chaser)'라고 하는데, 앰뷸런스를 따라 다니면서 혹시나 병원의 실수를 잡아낼 수 있지 않을까, 그래서 소송을 걸 수 있지 않을까 기웃거린다고 해서 생긴 말이라고 한다. 특히 큰 병원 앞을 지나다 보면 변호사들의 광고판을 어김없이 볼 수 있다고 한다. 내용인즉슨 '환자들이여, 의료분쟁을 해결해줄 테니 나에게 오라'다. 그들은 무료로 소송해주겠다며 환자에게 접근해 승소하면 소송 가액의 30%, 많으면 50%까지 몫을 챙긴다고 한다. 그래서 미국 의사들은 의료 과실(mal-practice) 보험에 든다. 일년에 수만 달러에서 수십만 달러, 수술을 많이 할수록 더 많은 보험료를 내야 하기 때문에 어떤 사람들은 일 년에 100만 달러 가까운 비용을 보험료로 지불한다고 한다. 그래도 의사들은 부담스러운 금액을 지불하면서까지 의료분쟁을 피하고 싶은 것이다.

그러니 우리나라도 로스쿨 제도로 변호사의 수가 엄청나게 늘어나면서 아무래도 비슷한 상황이 벌어지지 않을까? 요즘 '로스쿨 제도의 가장 큰 피해자는 변호사들과 의사다'라는 말이 나돌고 있다. 변호사들이야 늘어난 숫자 때문에 경쟁이 극심해져서 그렇고, 의사는 그 경쟁 틈에서 과도하게 의료분쟁에 휘말릴 수 있기 때문이다. 미국에서도 한때 우리나라처럼 라식 붐이 일었다가 라식 합병증으로 고소당하는 일이 늘어나면서 라식 붐이 많이 죽었다는 이야기가 있다. 한 번 고소를 당하면 몇 년 동안 번 돈을 합의금으로 날리게 되니까 초반부터 몸을 사리게 되는 것이다. 또한 그 일 때문에 겪게 되는 마음고생(의사들은 알다시피 대부분 소심

하고 겁이 많다) 역시 극심하다. 고소를 당하고 나서 의사를 때려치우는 경우도 왕왕 있다.

만약 장삿속으로 돌팔이 진료를 하다가 고소를 당했다면 당연히 법의 심판을 받아야 한다. 그것은 누구도 동정해줄 수 없는 일이다. 하지만 의사도 인간이기에 최선을 다해서 진료를 했어도 의학적인 한계 또는 어쩔 수 없는 상황 때문에 환자의 상황이 나빠질 수 있다. 그런데 그런 상황에서 고소를 당한다면 정말로 서글퍼지고 힘도 빠질 것이다. 그런데 그런 일이 자꾸만 늘어 간다.

과거에는 환자가 의사를 고소하는 일이 거의 없었다. 최선을 다했다는 말에 환자나 보호자들도 모두 수긍하는 분위기였는데, 이상하게 어느 순간부터 환자들이 의사를 의심하기 시작했다. 조금이라도 이상 징후가 보이면 의사가 잘못한 게 아닌가 불쑥 의심을 하는 것이다. 그래서 대학병원이고 동네 개인병원이고 병원에 와서 다짜고짜 고함부터 지르는 환자와 보호자를 종종 볼 수 있다. 물론 개중에는 합의금을 받을 목적으로 병원진료를 방해하는 경우도 있다.

의사 입장에서는 여간 신경이 곤두서는 일이 아니다. 그래서 자연히 치료보다는 혹시나 말을 잘못하지는 않았나 혹시 꼬투리 잡힐 일을 하지 않았나 그쪽으로 신경이 쓰이게 되기도 한다. 점점 방어진료를 하게 되는 것이다. 즉, 환자에게 크게 도움이 될 수술이라도 사고가 날 확률이 조금이라도 있으면 시술을 피하거나, 시간과 돈이 더 들어가고 환자의 회복이 느려지더라도 사고가 안 나는 방향으로 치료를 선회하기도 한다. 이처럼 안타까운 일이 어디 있겠나.

딜레마에 빠진 의사 입장도 괴롭다. 시술 전에 아무리 합병증이나 부작용에 대해 설명을 해줘도 막상 그런 일이 닥치면 막무가내로 "당신 책임이다"라고 윽박지르는 환자도 있다. 어째 세상이 점점 거칠어지는 것 같다.

본의 아니게 이렇게 저렇게 조금 우울한 얘기들을 했다. 그러나 의사가 되려면 이런 일도 알고 있어야 한다. 그래서 특별히 가감 없이 말했으니 이런 얘기 때문에 기가 죽거나 시무룩할 필요는 없다. 그저 어서 빨리 이런 분쟁을 해결하는 실질적인 제도적 장치가 마련됐으면 하는 바람이다. 하지만 무엇보다도 중요한 것은 '의사와 환자들 간의 신뢰'라는 변하지 않는 진리다. 서로에 대한 신뢰가 흔들린다면 어떤 제도적 장치도 무의미하다. 의사와 환자 모두 이것을 알아야 한다. 물론 우리 의사들이 신뢰회복을 위해 더 노력해야겠지만 말이다.

100년 만의 팬데믹
그리고 인수공통감염병

그래서 내가 보니 푸르스름한 말이 있는데 그 위에 탄 사람의 이름은 죽음이었
으며 지옥이 그 뒤를 따르고 있었습니다. 그들은 전쟁과 기근과 질병과 짐승들
을 가지고 세상 사람 4분의 1을 죽일 권한을 받았습니다.

- 요한계시록 6장 8절 -

전염병으로 본 의학의 역사

인류의 역사는 질병과의 투쟁의 역사, 특별히 전염병과의 투쟁의 역사
라고 말할 수 있다. 인류는 애당초 질병을 신이 내린 형벌로 생각해 오랜
기간 동안 의료도 초자연적인 영역을 다루는 성직자의 몫이었다.

히포크라테스(B.C. 460?~377?)가 '의학의 아버지'로 추앙받는 이유는 질
병을 신이 내린 형벌로 여기는 인식을 벗어나 자연과학의 자세로 치료할
수 있다고 접근한 공로 때문이다. 재미있는 것은 당시로써는 파격적인
'교리'를 펼친 히포크라테스에 대해 알려진 사실이 별로 없다는 것인데,

어찌 되었건 히포크라테스 시대부터 그리스 여러 지역에 '전업 의사'들이 나타나기 시작한다.

의학을 종교로부터 독립시킨 사람이 히포크라테스라면, 갈레노스(129~199)는 의학을 학문적으로 집대성한 사람이다. 근대 의학에 미친 실질적인 영향력만 놓고 보면 갈레노스의 영향이 더 크다. 철학자로 비유하자면, 히포크라테스는 플라톤에, 갈레노스는 아리스토텔레스에 해당할 것이다. 갈레노스는 로마 시대에서 근대에 이르는 1,600년간이나 근대 의학을 지배한 '의학의 황제'다. 하지만 천하의 갈레노스도 전염병 앞에서는 어쩔 수 없었는데, 바로 그가 모시던 로마의 황제가 로마를 덮친 전염병으로 죽는다. 그 황제가 바로 철학자로 황제의 자리까지 오른, 《명상록》의 저자 아우렐리우스(120~180)다. 영화 〈글래디에이터〉의 초반에 등장하기도 한 그를 사망으로 몰고 간 전염병은 천연두로 추정된다.

인류를 괴롭혀온 전염병 퇴치에 가장 큰 공헌을 한 사람은 단연 파스퇴르(1822~1895)다. 물론 1796년 제너에 의해 최초의 백신이 발견되어 천연두 박멸의 서막이 열렸지만, 파스퇴르가 전염병의 원인이 미생물임을 밝혔기 때문에 의사가 아닌 화학자이자 미생물학자임에도 '현대의학의 아버지'라고 불리는 이유다.

파스퇴르 이후 질병을 연구한 과학자들은 병원체인 미생물의 정체를 밝혀냈는데, 가장 대표적인 것이 바이러스와 세균이다.

1차 세계대전(1914~1918) 동안 총에 맞아 죽은 사람보다 다쳐서 세균 감염이 되거나 전염병으로 죽은 사람이 훨씬 많다. 1943년, 사실상의 최초의 항생제인 페니실린의 대량생산이 가능해진 후 2차 세계대전(1939~1945)에서야 질병으로 인한 사망자가 전사자보다 적어진다. 하지만, 1947년 페니실린에 내성을 가지는 세균이 등장하기 시작했고, 다시 인류는 새로운 항생제를 개발해야 했다. 이후 인류와 병원성 미생물간의 '도전과 응전'은 지금도 계속되고 있다.

세균, 바이러스

육신의 눈으로 보이는 세상밖에 몰랐던 인간에게 망원경이 우주를 알게 해 주었다면, 현미경은 보이지 않는 세포와 미생물의 세상을 인간에게 펼쳐 놓았다.

갈릴레오가 망원경을 통한 천문학적 발견을 기록한《별들의 전령 *Sidereus Nuncius*》을 쓴 것이 1610년이고, 비슷한 시기인 1665년 로버트 훅은 현미경의 도움으로 세포를 처음 발견한다. 그가 본 것은 식물세포의 죽은 세포벽이었는데, 살아있는 세포를 현미경으로 처음 관찰한 사람은 안톤 반 레벤후크였다. 그는 1683년 단세포 생물인 세균을 최초로 관찰한다.

그로부터 약 250년 후인 1939년, 세균보다 10~100배 정도 작은 바이러스를 인간이 전자현미경을 통해 직접 눈으로 확인한다. 그러니까 인간이 바이러스를 확인한 것은 아직 채 100년이 되지 않는데, 그동안 과학은 바이러스를 포함함 미생물과 세포에 대해 많은 것을 알아냈지만, 과학의 역사를 볼 때 이제 막 인간이 이쪽에 눈을 뜬 정도일 것이고, 20세기 후반에서야 분자생물학이 탄생했다.

지구 천지만물에 미생물이 없는 곳이 없다.

지구상에 살고 있는 모든 생물의 총량을 합치면, 미생물이 적어도 80% 이상이다. 지구상의 모든 동물들을 한쪽 저울에 쌓고, 모든 미생물을 다른 쪽 저울에 쌓는다면 미생물이 훨씬 무거울 것이다. 지구의 최종 포식자는 인간이 아니라 미생물이라 할 수 있다. 어쩌면 지구는 미생물의 행성인지도 모른다. 미생물의 세계는 또 하나의 소우주로 그 수는 은하계의 별보다 많다고 알려져 있지만 우리가 알고 있는 미생물은 전체의 1%도 되지 않을 수 있다.

원래 세균과 바이러스는 인간은 물론이고 지구에 없어서는 안 될 유익한 존재들이다. 인간의 몸 안에도 약 1.5kg 그러니까 뇌의 무게에 달하는 미생물이 살고 있고 대부분 우리 몸에 유익하다. 그리고 미생물이 없다면 지구는 하루 만에 분해되지 않은 죽은 시체들로 쌓일 것이고, 지구의 생태 순환의 고리는 바로 중단될 것이다. 지금까지 알려진 약 100만 종의 미생물 중에서 약 1,500종만이 인간에게 질병을 일으킨다고 알려져 있다. 전체로 볼 때 그 수는 미미하지만 인류 사망 원인 1/3이 미생물이라는 통계는 인류를 긴장시키기에 충분하다.

먹을 것만 있으면 독자적으로 생존하고 번식할 수 있는 세포의 모든 특징을 갖춘 단세포 생물인 세균과는 달리 바이러스는 무척이나 독특한 존재다. 세포가 가진 복잡한 구조물 없이, 후손을 남길 유전물질과, 유전물질을 싸고 있는 단백질 껍질로만 구성된 바이러스가 생물인지 무생물인지도 논란이다. 세포 밖에 있으면 어떠한 일도 할 수 없는 비활성적인 존재인데, 다른 세포 안으로 침투에 성공하면 숙주세포의 시스템을 해킹해서 그 시스템을 이용해 증식하고 다시 배출된다. 세균 감염은 인간에게 치명적인 데미지를 줄 때가 많지만, 항생제라는 강력한 무기로 인간은 대응할 수 있다. 바이러스 감염은 감기가 대표적인데, 미미한 데미지를 주며 인체의 면역으로 저절로 좋아지는 경우가 대부분이지만, 만약 치료가 잘 되지 않는 바이러스에 감염이 되면 이야기는 달라진다. 바이러스는 항생제로 치료되지 않는데, 숙주세포 속에 숨어 활동하기에 치료하기도 관찰하기도 연구하기도 무척이나 갑갑하다. 인류를 괴롭히는 전염병의 원인이 대부분 바이러스인 이유다.

인수공통감염병(人獸共通感染病)

도대체 인류에게 주기적으로 찾아오는 치명적인 전염병들은 어디에서 오고 어떻게 사라지는 것일까? 21세기만 하더라도 2002년 사스, 2009년 신종플루, 2012년 메르스, 2019년 코로나 19 등 발생 주기는 점점 더 짧아지고 있고 WHO는 21세기를 '전염병의 시대'라고 규정지었다.

인류를 위협할 전염병은 인수공통감염병이라는 데 이의를 제기할 전문가는 없다. 원래 미생물들은 특정 생물종만을 숙주로 삼는데, 인수공통감염병은 원래 동물 몸에만 살아야 할 미생물이 종간전파를 통해 인간을 감염시키며 생긴 병이다. 가축보다는 야생동물이 문제인데, 신종 전염병이 모두 인수공통감염은 아니지만 대부분은 그렇다.

인수공통감염병의 병원체는 대부분 바이러스이지만, 세균인 경우도 있다. 진드기가 매개가 되는 라임병, 쯔쯔가무시병 등이 있는데, 다행히 사람 간 감염은 일어나지 않는다. 역시 문제는 바이러스다.

퓰리처상을 받은 인류학자 제러드 다이아몬드는 기념비적인 베스트셀러 《총·균·쇠》에서 "도시의 발생은 병원균 입장에선 맘 놓고 증식할 수 있는 엄청난 행운이었다."라고 말한다.

인간들은 인구가 늘고 문명이 발달하면서 자연을 훼손하며 대도시를 짓고, 좁은 공간에서 가축을 대규모로 사육해 왔다. 이때 야생동물들의 공간은 축소되고 환경오염과 기후변화는 이들을 더욱 갈 곳이 없게 만들었다. 당연히 야생동물들을 숙주로 삼던 바이러스도 새로운 숙주를 찾던지 멸종하던지 해야 하는데, 대량 사육되고 있는 가축과, 대도시의 밀집된 인간은 이들에게 '신천지'가 아닐 수 없다.

물론 신천지에 적응하는 것은 이들에게도 목숨을 건 모험이다. 새로운 침입자를 적으로 인식하는 숙주의 정밀한 면역시스템과 치열한 싸움을 벌여야 하기 때문이다. 바이러스 감염시 고열이 나는 것은 바이러스 침입에 숙주의 면역시스템이 싸우고 있다는 뜻이고, 숙주에게 심한 병이나 죽음을 가져오는 것도 바이러스가 숙주에게 완전히 적응되지 않고 극도의 불안 상태에 있는 결과다. 숙주가 죽으면 자신도 죽는 것이기에, 숙주를 살리면서 자신이 증식, 배출되는 방법을 찾는 것이 바이러스의 목적이다.

골치 아픈 것은 인수공통감염에 성공한 바이러스가 다시 동물 몸에 숨어 명맥을 유지하면서 변이를 일으켜 다시 인간들을 공격한다는 것이다. 가끔 찾아와 유행을 일으킨 후 바람처럼 몸을 숨기는 에볼라가 그 전형적인 예이다. 세계 곳곳에는 우리가 알지 못하는 이런 바이러스들이 많을 것이다. 동물의 몸속에서 계속 변이를 일으키기 때문에 효과적인 백신을 만들기도 어렵다.

이런 바이러스들이 사람을 감염시키고, 이후 사람 간 전염을 일으키는 방법을 터득한다면 문제는 심각해진다. 게다가 교통의 발달로 인간 몸에 올라탄 바이러스는 비행기를 타고 하루 만에도 전 세계로 퍼질 수 있다. 대표적인 인수공통감염병인 계절 독감과 에이즈는 사람 간 전파까지 성공한 후 아예 인간에게 뿌리를 내리고 장기적으로 인류를 위협하고 있다.

계절 독감(인플루엔자) 바이러스는 남반구 북반구를 오가며 겨울이면 어김없이 찾아와 연평균 25만 명의 목숨을 거두어가고 있는, 가장 토착화에 성공한 인수공통감염 바이러스다. 1918년 당시 세계 인구의 약 2%인 5천만 명을 사망하게 했다는 스페인 독감이 어떻게 시작되었고, 어떻게 종식되었는지는 아직도 많은 부분이 미스터리다. 스페인 독감의 원인이 인플루엔자 바이러스에 의한 것이었다는 것도 에스키모의 동결된 시체를 통해 2005년에 비로소 밝혀졌다. 독감 바이러스는 전 세계 물새에게 흔하게 존재하지만, 물새는 독감에 걸리지 않는다. 하지만 사람, 돼지 그리고 닭에 전염되었을 때 주로 문제가 된다. 그리고 종과 종 사이를 이동하면서 변이를 일으키고, 2중 3중의 감염을 일으키기도 한다.

1998년부터 돼지독감 바이러스가 인간을 드문드문 감염시키다가 2009년에는 사람 사이의 감염이 시작되어 전 세계에서 18,500여 명의 목숨을 앗아갔다. 바로 '신종플루'다. 미국 양돈협회의 로비로 '인간돼지독감' 대신 '신종플루'라는 그럴듯한 이름을 얻었다. 조류독감 바이러스는 조류와 사람을 감염시켜 높은 치명률을 남겼는데, 아직 사람 간 감염은 보고되지 않고 있다. 만약 사람 간 감염능력을 얻는다면 치명적인 팬데믹(pandemic)이 일어날 수도 있을 것이다. 그래서 닭과 오리에 조류독감이 유행하면, 그 많은 가금류를 모조리 살처분할 수밖에 없는 것이다.

에이즈 바이러스는 최근 연구에서 이미 1908년경부터 원숭이, 고릴라로부터 사람들을 산발적으로 감염시킨 것이 밝혀졌고, 1980년대부터 동성애와 주사기를 통해 폭발적으로 인간 사이 감염이 시작되면서 3천만 명의 사망자를 내고도 여전히 기세가 꺾이지 않고 있다. 숙주를 빨리 죽여 자신도 죽는 에볼라 바이러스와 달리, 에이즈 바이러스는 숙주를 오래 살려서 자신이 증식하는 방법을 찾아내 계속 살아남고 있다. 엄청난 돈을 쏟아 부었지만 에이즈 백신은 아직 없고, 시판중인 치료제도 증상을 관리해줄 뿐 완치제는 없다.

코로나 바이러스는 최근 가장 뜨겁게 부상하고 있는 인수공통감염 바이러스다. 이 바이러스의 보유숙주*로는 박쥐가 언급되고 있고, 1930년대 닭에서 처음으로 발견된 이후 개·돼지·조류 등의 동물에서 발견되었으며, 1960년대에는 사람에서도 발견되었다. 원래 가벼운 감기를 일으키는 3대 바이러스 중 하나였는데, 돌연변이된 변종이 나와 2002년 사스, 2012년 메르스를 일으켜 당시 급성 폐렴으로 인한 치사율이 각각 10%, 35%에 달했다. 그리고 2019년, 증세가 없는 잠복기에도 전염력이 있고 전파속도도 훨씬 빠른 돌연변이 변종이 나타나 '코로나 19'로 드디어 펜데믹을 일으켰다.

용어 정리부터 한다면 새로운 변종 코로나 바이러스인 SARS-CoV-2가 야기한 감염병이 '코로나 19'(COVID-19)이다. 기존의 6개 코로나 바이러스에 변종이 하나 추가되어 7개의 코로나 바이러스가 확인된 것이다.

유전자 조사로 사스 바이러스와 89.1% 일치해 명칭이 SARS-CoV-2로 명명되었다. 바이러스 명칭은 '국제 바이러스 분류학 위원회'가 2015년

---

*보유숙주: 어떤 과학자는 '자연숙주'라고도 한다. 병원체를 몸속에 장기적으로 갖고 있으면서도 거의 또는 전혀 증상을 나타내지 않는 동물종을 말한다. 생태계가 안정적이라면 바이러스가 보유숙주의 몸속에 들어가 조용히 평화롭게 증식한다. 하지만 어떤 이유이든 바이러스가 막다른 골목에 몰려 후손을 남기지 못할 경우 보유숙주를 벗어나 종간전파라는 도박에 모든 것을 걸고 인간의 몸으로까지 뛰어들기도 한다.
증식숙주(중간숙주): 몸속에서 바이러스나 기타 병원체가 대량 증식한 후 엄청난 양으로 외부에 바이러스를 방출하는 동물종. 보유숙주와 불운한 희생자 사이에 연결고리 역할을 한다. 모든 인수공통감염체가 인간을 감염시키기 위해 반드시 증식숙주가 필요한 것은 아니다. 보유숙주에서 바로 감염되는 경우도 있다. 하지만 이 숙주개념도 아직 가설적 도구에 불과하다. 데이비드 콰먼, 《인수공통 모든 전염병의 열쇠》(꿈꿀자유, 2017), pp.46~47.

세계보건기구 지침에 따라 결정한다. 유전자 분석을 통한 돌연변이의 정도와 임상증상 등을 고려해 어떠한 기준을 넘어서면 변종이라고 간주해 새로운 이름을 부여한다.

코로나 19는 1918년 스페인 독감 이후 100년 만에 찾아온 진정한 의미의 팬데믹이고 문명사적 대 사건이다. 1948년 정식으로 발족한 세계보건기구(WHO)는 1968년 홍콩독감과 2009년 신종플루에 대해 팬데믹을 선언한 적이 있지만, 감염자 규모나 전염범위 그리고 사망률을 따져본다면 진정한 의미의 팬데믹, 즉 전 지구적 감염이라고 하기에는 부족함이 있다. 스페인 독감은 인류가 바이러스의 실체를 모를 때 생긴 일이었고, 100년 만의 코로나 19 팬데믹은 그 동안 감염병에 대한 안일한 생각을 가졌던 인류에 경종을 울렸다.

문명인이 인수공통감염병의 단골 중간숙주인 박쥐, 사향고양이, 뱀을 접촉할 일은 별로 없다. 하지만 이들이 한자리에 모일 만한 장소가 있다면 이야기는 달라진다. 중국의 우한(武汉)이나 광둥성(广东省)에 있는 야생동물 판매점 같은 곳 말이다. 야생동물을 삶거나 구워서 먹는다고 해서 바이러스에 노출되기는 어렵다. 문제는 야생동물을 도살하거나 조리하는 과정에서 바이러스에 감염될 수 있다는 점이다.

바이러스 전염병이 돌면 자연면역으로 병을 이기고 항체를 획득한 사람들이 나오게 된다. 물론 백신을 접종해 인위적인 항체를 만들 수도 있다. 조물주가 인간에게 부여한 자연면역은 어떤 백신보다도 강력하고 복잡하다. 항체를 획득한 사람이 많아지면 집단면역이 형성되고, 대략 60%

의 인간이 면역을 갖게 되면 갈 곳이 없게 된 바이러스가 확산의 정점을 찍고 하락세로 돌아선다. 바이러스는 숙주가 죽으면 자신도 죽기 때문에 전염이 진행될수록 영리하게 자신을 약화시킨다. 1976년 처음 등장했던 에볼라 바이러스는 치사율이 90%에 육박했지만, 2015년에는 54%로 낮아졌다. 하지만 독성과 전파력 사이의 이 이론도 도그마로 받아들일 수 없고, 조건에 따라 달라질 수도 있다는 연구도 있다. 광견병이나 에이즈는 시기의 차이는 있지만 거의 대부분 숙주를 죽이는데, 이것은 자신들의 목적, 즉 증식해 다른 숙주로 옮겨가게 되면 죽인다는 것이다. 이런 논란은 바이러스에 대한 인간의 분석과 응전이 아직 완전하지 않다는 증거다.

병원성 바이러스로부터 해방되는 것은 백신을 개발해 병에 걸리지 않게 하거나, 병에 걸렸을 때 치료할 수 있는 치료제를 개발하는 것인데, 어느 것 하나 쉽지 않다. 이제까지 인류가 완전 정복해 종식된 바이러스는 천연두 바이러스가 유일하다. 한때 세계 사망 원인의 10%를 차지할 정도로 위협적이었던 천연두는 백신의 보급으로 1977년 지구상에서 완전히 사라졌다. 두 번째로 소아마비 바이러스가 종식을 앞두고 있다 하지만 아직은 아니다. 현재 인류를 괴롭히는 가장 악질 바이러스인 에이즈를 잡기 위해 돈을 쏟아부었지만 아직까지 백신과 완벽한 치료제가 없다. 지금도 매년 수십만 명 목숨을 앗아가는 독감도 독감 바이러스가 매년 변이를 일으키고 백신의 효과도 오래가지 않기 때문에 매년 백신을 반복해 맞아야 한다.

인수공통감염 바이러스의 숙주인 모든 동물을 죽이지 않는 이상 앞으로 바이러스 감염을 완벽히 차단할 방법은 없다. 인간이 천연두 바이러스를 정복할 수 있었던 이유는 바로 인수공통감염이 아니고 인간만을 감염시키는 바이러스이기에 가능한 일이었다. 인간이 자연계의 일부로 살아가는 이상 인수공통감염은 피할 수 없다.

결론

인류를 위협할 감염병은 거의 대부분 인수공통감염병이라고 할 수 있다. 새로운 전염병이 유행할 때 인류가 해야 할 일은 지역적인 유행 때 빨리 감염병을 알아차리고 정직하게 공개해 전 세계적인 유행병으로 번지는 것을 조직적으로 차단하며, 짧은 시간 내에 진단법과 백신과 치료법을 개발하는 것이다.

더불어 강조하고 싶은 것은 이런 전염병 사태가 나면 일선에서 뛰는 임상의사를 비롯한 의료진들의 역할도 중요하지만, 결국 상황을 종식시킬 수 있는 사람은 바이러스를 연구해 백신과 치료제를 개발하는 의과학자를 포함한 과학자들이라는 사실이다. 이 책을 읽는 독자들 중에도 인류를 위해 이런 분야를 전공하는 사람들이 많이 나오기를 기도한다.

마지막으로 역사가 토인비의 〈청어이론〉으로 인수공통감염병의 존재 의미를 언급할까 한다.

토인비는 그의 기념비적인 저서 《역사의 연구A Study of History》에서 인류의 역사를 '도전과 응전'의 논리로 설명하였다. 외부나 자연의 도전에 효과적으로 응전했던 민족과 문명은 살아남아 번창하였고, 그 반대는 멸망하였다. 고대 문명의 발상지는 대부분 가혹하리만큼 척박한 환경이고, 이 고난을 해결하며 문화를 발전시켜 찬란한 문명을 창조하였다. 영국인들은 청어를 좋아하는데 북해에서 잡은 청어를 런던까지 운반하여 먹는다. 그런데 청어가 런던에 올 즈음에는 모두 죽어버려 값이 뚝 떨어지는데, 유독 한 어부만은 싱싱하게 살아있는 청어를 런던까지 운반해 값을 많이 받았다. 그 비결이 청어의 천적인 물메기 한 마리를 수조에 넣는 것이었다. 몇 마리는 잡아먹히겠지만, 나머지 수백 마리의 청어는 먹히지 않으려고 열심히 헤엄치다 보니 런던에 도착할 때까지 살아있더라는 것이다.

인류는 '병원성 미생물'과의 도전과 응전을 통해 의학을 발전시켰고, 특별히 '인수공통감염병'이라는 물메기를 통해서 그 일을 이루어내고 있는지도 모른다.

인간의 탐욕이 인수공통감염병이라는 판도라의 상자를 열었다고만 한다면 감상적인 넋두리일 수 있다. 제한된 지구 안에서 폭발적으로 늘어나는 인구를 감당하기 위해 자연을 파괴해 도시를 만들고, 농업의 산업화, 공장형 축산을 할 수밖에 없었다면 인수공통감염병은 피할 수 없기 때문이다.

그래서 나는 인수공통감염병은 이러한 환경에 살아갈 수밖에 없는 인간을 살아있게 하기 위해 조물주가 인간에게 던져준 물메기라고 결론내고 싶다. 잊을 만하면 어김없이 나타나 좋았던 지구환경의 소중함, 과학 문명의 불완전성을 통한 겸손함 그리고 인류는 공동운명체라는 인류애를 환기시켜 주는 그런 존재 말이다.

18세기, 산업혁명이 시작되고 교통, 기술, 과학 등이 발전하면서 현대 문명의 폐해 또한 드러나자 장 자크 루소는 '자연으로 돌아가자!'를 외쳤다. 4차 산업혁명에 이어 5차 산업혁명 시대에 접어든 21세기가 '전염병의 시대'가 되고 있다는 사실은 우리가 앞으로 가야 할 길에 대해 많은 것을 가르쳐주고 있다.

✚ 당신에게 권하는 추천도서

의학을 전공하고자 하는 이들에게 권하고 싶은 필독서이자 추천도서다. 책 중에는 절판된 서적도 있지만, 여러 경로를 통해 읽는다면 의사가 되고자 하는 사람들에게는 분명히 큰 도움이 될 것이다. 의대생이나 의사들에게도 권유한다.

셔윈 B. 눌랜드, 닥터스 의학의 일대기 (살림출판사, 2009)
강신익 외, 의학 오디세이 (역사비평사, 2007)

예병일, 의학사 여행 (효형출판, 2007)

의학의 역사를 알고 싶다면 이 책들을 추천한다. 조금씩 다른 관점에서 쓰였기 때문에 모두를 읽는다면 폭넓은 지식을 쌓을 수 있겠다. 물론 취향에 맞는 한 권의 책을 선택해 읽어도 중복된 부분이 많아 상관없다. 부끄럽지만 의대생과 의사들도 의학의 역사를 잘 모르는 경우가 많다. 한 권은 읽어야 한다.

셔윈 B. 눌랜드, 나는 의사다 (세종서적, 2011)

이 책은 일생을 거쳐 가장 기억에 남는 환자들의 이야기를 적어놓은 책이다. 여기에는 의사들의 실수, 비열한 의사들에 대한 경멸, 불가사의한 치유 과정에 대한 놀라움, 선구적 의사들에 대한 경탄, 의사와 환자 관계에 대한 깊은 성찰이 있다. 실망할 수도 있겠지만 의사들의 민낯을 보고 싶다면 일독을 권유한다.

베른하르트 알브레히트, 닥터스 (한스미디어, 2014)

생존 확률 0%에 도전한 의사와 환자들에 대한 이야기다. 의사는 생명을 다루는 만큼 언제나 신중하고 보수적으로 진료를 할 수밖에 없지만, 죽음을 앞둔 환자들을 위해 불가능에 도전하는 의사들의 이야기는 언제나 짜릿한 감동을 준다. 지금도 의학이 밝히지 못하고 해결하지 못한 문제가 많다는 사실을 알게 될 미래의 의사들에게 상당히 도전적인 책이 될 것이다.

한국국제협력단, 한국의 슈바이처들 (휴먼드림, 2011)

한국국제협력단(KOICA)에서 낸 책으로 세계 곳곳의 오지에서 인술을 베풀고 있는 한국의 수많은 슈바이처들의 이야기다. 의사 지망생들에게 새로운 열정과 도전을 주기에 충분하다. 이런 의사들도 있다는 사실을 좀 알아주었으면 좋겠고, 이들은 우리가 알지 못하는 행복과 보람도 누리고 있음을 알게 될 것이다.

한미수필문학상 수상 작품집 1~6편 (청년의사, 2009 ~ 2018)

의사들의 신춘문예인 한미수필문학상 수상작들을 모은 책이다. 2009년 첫 번째 작품집 《나는 당신의 진료를 거부합니다》부터 2018년 6번째 작품집인 《그는 가고 나는 남아서》까지 독자들을 웃고 울리는 절절한 환자와 의사들의 이야기가 모여있다. 글 좀 쓴다는 한국의 의사 작가들을 모두 만날 수 있는 귀한 책이기도 하지만, 다양한 과들의 다양한 환자들 이야기는 의학도들의 진로에도 많은 도움이 될 것이다.

이지원, 미국 의사를 꿈꿔라 (한언, 2016)

영주권이나 시민권 없이 미국 의사가 되기는 거의 불가능에 가깝다. 하지만 될 수도 있다. 한국 국적으로 미국에서 치과의사가 된 이지원이 쓴 흔치 않은 책으로 미국에서 의대를 가고 싶다면 일독을 권유한다. 그리고 미국 의료 시스템에 대해 관심 있는 독자들에게 흥미로운 책이 될 것이다.

아툴 가완디, 어떻게 죽을 것인가 (부키, 2015)
폴 칼라니티, 숨결이 바람 될 때 (흐름출판, 2017)

두 책은 현대의학이 아직도 적극적으로 다루지 못하고 있는 죽음에 대한 책이다. 의사는 병을 고치는 사람들이지만, 의사는 모든 병을 고칠 수 없고, 결국 사람은 죽는다는 사실은 모든 의사들을 겸손하게 한다. 가완디는 외과의사이지만, 의사 작가로 현재 세계에서 가장 영향력을 끼치는 작가다. 그리고 칼라니티는 의사로서 말기 암 진단을 받으며 죽음에 이르기까지 이 책 한 권만 썼지만 영원히 기억될 이름이 되었다. 두 책 모두 〈뉴욕타임스〉 1위 도서로 수려한 문장도 아름답다. 이 책은 의사 지망생들은 물론 의대생이나 현역 의사들이 꼭 읽었으면 한다.

빌리 우드워드 외, 미친 연구, 위대한 발견 (푸른지식, 2011)

이 책의 원 제목은 《Scientist Greater than Einstein》이다. 제목처럼 아이슈타인보다 실질적으로 인류에 더 공헌했던 위대했던 의학자들의 치열한 연구열전이다. 본 개정판의 파트(part)가 시작할 때마다 짧게 소개되었던 의과학자들의 이야기는 이 책에서 발췌한 것이다. 임상의사를 꿈꿀 대부분의 의학도들에게 새로운 도전이 될 것을 확신한다. 인류를 위해 의과학자가 되는 일은 정말 멋진 일이라고 생각한다.

PART.5

대한민국 의료계의 과거와 미래

환자에게 청진기를 대면 오진하지 않기를 항상 기도했다.

_장기려

알프레드 소머(Alfred Sommer,1942~)

하버드 의대를 졸업 후 질병통제예방센터의 역학조사부에 들어가 방글라데시에서 전염병 예방을 연구했다. 4년 후 미국으로 돌아와 안과 전문의가 되지만 개별 환자가 아닌 인류의 안과 문제를 해결하기 위해 존스홉킨스대학의 교수 자리를 마다하고 다시 인도네시아로 건너간다. 그는 1년에 5센트로 만들수 있는 경구용 비타민A가 면역체계를 강화해 소아실명과 소아사망율을 엄청나게 낮춘다는 사실을 발견했다. 소머가 연구를 시작할 때 비타민A 결핍증으로 해마다 100~250만 명이 죽었고, 50만 명의 아이가 시력을 잃었다. 세계은행은 소머의 연구가 인류 역사상 가장 가성비 좋은 보건 발견 중 하나라고 언급했다. 2004년 존스홉킨스대학은 그를 기념하는 재단을 만들어 인류 건강에 기여하는 인물을 선정해 후원하고 있다.

2000년 의료계 파업의
뒷이야기

2000년은 새 천년이 시작된다는 설렘으로 전 세계가 들썩였던 해다. 물론 내게도 2000년은 결코 잊을 수 없는 해다. 레지던트 3년차였던 나는 그 해에 지금은 아내인 여자친구와 마침내 결혼을 했고, 그 해의 마지막 달에는 큰 아들이 태어났다. 내 메일 주소에 2000을 넣는 이유도 그것 때문이다.

한편 2000년은 우리나라 의료계 역사에서 가장 큰 사건이 있었던 해이기도 하다. 학생 때도 시위와는 담을 쌓고 살았을 전국의 의사들이 가운을 벗어던지고 너나 할 것 없이 거리로 뛰쳐나와 전경과 대치하는 놀라운 일이 벌어졌던 것이다. 그것도 수개월에 걸쳐서 말이다.

이것은 세계 역사에 유래가 없는 일이며, 아마 앞으로도 다시는 일어나지 않을 것이다. 그만큼 2000년의 의료계 파업사태는 엄청난 사건이었다. 이 사건은, 의사는 물론이고 환자와 일반 국민 모두에게 엄청난 충격과 아픔을 주었다. 그래서 아무도 이 일을 다시 끄집어내어 이야기하려고 하지 않는다. 나로서도 그때 일을 회상하는 것은 명치가 아려올 만큼 아픈 일이지만, 분명 짚고 넘어갈 문제이기 때문에 미래 의사들에게 솔직한 이야기를 들려주고자 한다.

우리나라 의료계의 과거와 현재, 미래의 모든 문제들이 응집되어 있는 이 사건을 이해하는 일이 반드시 필요하다고 생각한다. 역사보다 좋은 선생님은 없지 않은가?

의료보험의 시작부터
의료대란이 일어나기까지

대부분의 사람들이 이 사건의 발단을 의약분업 강행 때문에 일어난 의사와 약사들 간의 치열한 '밥그릇 싸움'이라는 정도로만 알고 있다. 하지만 단순히 그런 이유라면 그토록 많은 전공의들과 의대생들 그리고 학문에 전념하시는 의대교수님들이 그렇게 야단법석을 떨지는 않았을 것이다. 실상은 의료계의 오랜 불만이 곪아서 터져 나온 것이라고 봐야 한다.

이야기는 1977년부터 우리나라에 의료보험이 시행되었던 초기로 거슬러 올라간다. '보험'이라는 말이 담고 있는 의미 그대로, 의료보험은 보험에 가입한 사람이 병에 걸려 치료를 받고 나면 진료비의 일부분만 본인이 부담하고 나머지는 보험회사에서 부담하는 제도다. 우리나라의 의료보험은 정부 주도로 이루어졌으므로, 보험회사의 역할은 당연히 정부가 맡는다. 그래서 환자들은 국가에 의료보험료를 내는 대신, 병원에 갈 경우에는 진료비의 일부분만 내면 된다. 나머지 진료비는 국가가 의사에게 지불해야 하는 것이다.

어쨌든 몸이 아파도 진료비가 신경 쓰이기 때문에 병원에 가지 못하는 수많은 환자들에게 얼마나 희소식이었겠는가. 그러나 문제는 정부가 책정한 수가(의사가 의료행위를 하고 나서 받는 진료비)가 터무니없이 낮았다는 데 있었다. 결국 의사는 원가에도 미치지 못하는 수준의 수가로 진료를 행해야 했다.

사실 우리나라에 의료보험제도가 시행된 데는 북한의 무상의료제도 시행이 한몫을 했다고 볼 수 있다. 말하자면 초기의 의료보험제도는 더 많은 사람들이 병원을 쉽게 찾을 수 있도록 했다는 데서 의의를 찾을 수 있지만, 그 이면에는 의료계의 희생과 양보를 일방적으로 강요했다는 어두운 진실이 도사리고 있었던 것이다.

정부는 예산을 충분히 확보하지도 못한 채 1989년부터 의료보험 대상을 전 국민으로 확대시켰다. 정부가 부담해야 할 보조금 역시 천문학적인 액수로 늘어났지만 국민에게 '병원 문턱을 자유롭게 드나들 수 있도록 하겠다'고 공언한 바 있으니 국민들에게 부담을 지울 수는 없었던 터.

의료보험공단은 의사들이 진료를 하고 청구한 금액을 이런저런 이유를 들어 깎아내리기 일쑤였다. 정치적으로나 사회적으로 조직화되지 못했던 의사들은 항변 한 번 제대로 해볼 수 없었다.

덕분에 우리나라는 세계에서 진료비가 가장 싼 나라 중 하나가 되었지만, 그것은 의료계의 일방적인 희생과 진료행위의 질적인 저하를 불러왔다. 의사가 받는 진료비를 무턱대고 깎아대는 상황에서, 어떤 의사가 정상적인 진료를 하며 생활을 영위할 수 있었겠는가? 병원들은 보험이 적용되지 않는 쪽으로 의료형태를 바꾸어가기 시작했다. 특실이나 1인실을 늘리고 약을 팔아서 낸 수익으로 낮은 수가로 인한 손해를 어느 정도 메우게 되었다. 또한 되도록 많은 환자를 받아야 수지를 맞출 수 있었던 탓에 소위 '3시간 대기, 3분 진료'라는 어이없는 진료행태가 속속 생겨나기 시작했다.

수가가 낮은 탓에 의료 전달체계도 무너져 버렸다. 사실 몸이 아프다면 먼저 1차 병원인 개인병원을 찾고, 거기서 고칠 수 없을 때 2차 병원인 준종합병원에 가고, 거기서도 뾰족한 수가 안 보일 때 3차 병원인 종합병원에 가는 게 맞다. 그러나 우리나라에서는 수가가 낮은 탓에 1차 병원인 개인병원과 3차 병원인 종합병원의 진료비가 크게 차이 나지 않는다. 그러니 환자들이 바로 종합병원으로 몰려든다. 거기다 1995년 이후로는 정치적인 이유로 9개의 의대가 잇따라 생겨 매년 3천 명의 의사가 쏟아져 나오면서 의사들의 조용한 불만은 갈수록 눈덩이처럼 불어났다.

의료보험 도입 당시 정부는 조만간 수가를 현실화하겠다고 약속했으나 20년간 그 약속은 지켜지지 않았다. 지역의료보험이 도입되던

1987년 당시 지역의료보험 재정의 50%를 국고에서 보조하겠다는 약속도 마찬가지였다.

그러던 차에 1999년 12월 약사법 개정안이 국회를 통과하자, 곪을 대로 곪은 상처가 툭 터져버리듯이 의사들의 불만이 한꺼번에 터져버렸다. 의사에게서는 약을 팔 수 있는 권리를 빼앗아버렸고, 약사들에게는 사실상 의사의 처방 없이 약을 조제할 수 있도록 허용한 약사법 개정안의 통과로 당장 발등에 불이 떨어진 개업의사들이 들고일어서 대규모 집회와 가두시위를 벌였다. 그러나 정부는 이에 아랑곳하지 않았고, 급기야 의사협회는 2000년 4월 4일부터 3일간 전국 대부분 1차 의료기관의 파업을 선언했다.

그런데 문제는 정부와 언론의 편파적인 보도였다. 그들은 파업을 선언한 의사들을 '환자의 생명을 담보로 자기 밥그릇이나 챙기는 이기주의자들'로 매도해버렸다. 이전까지 있었던 모든 과정을 쓱 덮어버리고는 의사의 파업으로 인한 '의료대란'에만 초점을 맞춘 것이다. 이 일은 더 이상 끓어오르는 분노를 참을 수 없었던 의사들이 속속 '투사'로 전환하는 결정적인 계기가 되었다.

그동안 참고 삭이던 의료계의 문제점들이 봇물 터지듯 일시에 쏟아져나오며 6월 4일, 개원의사들뿐만 아니라 전국의 의대생과 의대교수들도 힘을 합쳐 대규모 집회를 열었다. 하지만 정부는 의료계가 요구하는 본질적인 해결책과는 거리가 먼 이야기만 계속했고, 정부와 의료계 간의 갈등은 더욱 깊어지기만 했다. 급기야 6월 20일부터 6일 동안 대학병원까지 휴진에 참여하여, 응급실과 중환자실을 제외한 모든 진료가 중단되는 최악의 상황이 빚어졌다. 국립병원과 군병원을 제외한 전국 대부분의 병원(전체 의료기관의 98%)이 문을 닫으면서 전국이 말 그대로 '의료 공황 상태'에 빠지고 만 것이다.

사태가 심각해지자 정부는 '수가를 좀 올려주마, 처방료도 올릴 수 있게 해줄게' 하는 식으로 의사들을 달래려 하는가 싶더니, 한편으로는 2000년 한 해만도 100억이 넘는 돈을 써가며 의약분업 홍보에 열을 올렸다. 아무튼 당시 대통령까지 나서서 약사법 개정을 약속하며 6일간의 의료기관 파업사태는 일단 막을 내렸다.

준비가 부족하다는 이유로 가졌던 한 달간의 의약분업 '계도기간'에는, 아니나 다를까 제도상의 허점들이 속속 드러났고 약사법 개정의 수준도 약속과는 달랐다. 거기에 의사폐업을 주도했다는 이유로 의협회장단이 줄줄이 구속되자 의사들의 분노가 다시 불타오르기 시작했다. 전공의들은 지도부를 교체하며 '전공의비상대책위원회(이하 전공의비대위)'를 만들고 7월 29일부터 재파업을 주도했다. 여기에 전임의들과 의대교수들이 다시 동참하면서 의료계 파업의 폭풍이 다시 불어 닥치기 시작했다.

전공의들은 '천만인 서명운동'을 벌이며 추석 명절 때는 고향에도 내려가지 않고 고속버스 휴게소까지 찾아다니며 서명을 받았다. 우리나라 신문에는 워낙 의사들에게 불리한 기사만 나갔기 때문에 외신기자들을 모아놓고 기자회견을 열기도 했고, 세계의사협회 회의에 한국의 의료문제를 안건으로 내놓기도 했다. 그 와중에도 '참의료 진료단'을 조직해 응급실과 중환자실, 의료시설이 낙후한 지역과 수해지역을 돌아다니며 의사로서의 본분을 잊지 않으려고 나름대로 애를 썼다.

그러나 시간이 지나면서 전공의들을 응원하며 병원에 남아 환자를 돌보시던 교수 및 전임의들도 지치기 시작했고, 전공의와 교수협회, 전임의협회, 개원의협회, 의대생들 간의 의견 차이가 나타나기 시작했다. 명분은 있었지만 의료층 내부의 목표치가 달랐고, 그것을 통합하는 것에 실패하면서 파업은 길어졌다. 첫 시작은 당장 발등에 불이 떨어진 개업의사들이 주도했지만 점차 순수한 열정을 지닌 전공의들이 파업의 주도세력이 됐고, 그러면서 의료계 전반의 문제로 확대됐다. 해결은 쉽지 않았고 파업은 점점 길어졌다. 급기야는 가장 순수한 집단인 의대생들만이 끝까지 파업철회반대를 외치며 홀로 투쟁하는 형국이 된 것이었다. 전국의 의대생 대표들은 서울대 병원에 천막을 치고 무기한 단식농성을 벌이기까지 했다.

11월, 전공의들은 자진유급을 결의했고 4년차 전공의 3,030명이 전문의 시험원서 제출을 전면 거부했다. 의대생들은 수업일수 부족으로 전원유급의 위기에 처했고 상당수의 남학생들은 군대에 가야만 했다. 사실상 파업을 주도했던 전공의 지도부는 대량 유급과 군대징집 같은 사태를 어떻게 처리해야 할지에 관한 고민에 휩싸이게 되었다. 전공의들이 파업을 계속할지 그만둘지 결정하기 위한 투표를 할 때의 일이 눈에 선하다. 후배 의대생들이 투표장으로 잔뜩 몰려와 결연한 표정으로 침묵시위를 펼쳤다. 그들이 들고 있던 피켓에는 '이번에 바꾸지 못하면 영영 바꾸지 못한다!', '어떠한 희생이 따르더라도 진정한 개혁 없이 파업을 종결할 수 없다!'는 문구가 적혀 있었다. 전공의비대위 위원장이었던 김명일 선생님은 '학교로 돌아가 유급을 면하라'는 간곡한 설득이 실패로 돌아가자 의대생들이 학교로 복귀할 때까지 단식을 감행하기도 했었다.

결국 11월말, 전공의비대위가 의사·약사·정부의 협상대표들이 만들어낸 최종 합의안을 내부의 엄청난 원망 속에 받아들이기로 결정하면서 길고도 치열했던 의료계 파업이 일단락되었다.

의료대란이 남긴 것

고통스러웠던 6개월은 그렇게 끝이 났고, 의사들은 결코 승리자의 모습이 아니었다. 그동안의 상처는 이루 말로 할 수 없을 정도로 컸다. 근본 원인은 정부의 잘못된 의료정책에 있었다고 해도, 시간이 흐르면서 의사들끼리도 한 목소리를 내지 못했고 전공의와 교수들 간에도(본의 아니게) 깊은 골이 생겨버렸다. 이후에 대학교수님들 중 상당수가 대학을 떠나는 바람에 전공의가 수련할 병원이 마땅치 않게 되는 사태가 벌어지기도 했다. 또한 젊은 의사나 의대생을 중심으로 한국을 떠나 의사를 하고 싶어 하는 사람들이 많아져 미국의사고시 열풍이 불기도 했다. 의료정책이나 의료분쟁에 관한 법도 의사들에게 불리한 방향으로만 바뀌어가고 있어 결국 의사들은 여전히 불만의 씨앗을 가슴에 품고 있을 수밖에 없는 상황이다.

무엇보다도 의사들을 힘들게 했던 것은, 언론의 보도를 믿고 등을 돌려버린 사람들의 차가운 시선이었다. 의사와 환자 사이에서 가장 중요한 것은 서로에 대한 믿음인데 바로 그 부분에 치명적인 손상을 입고 만 것이다.

아직도 우리나라 의료계에는 풀어야 할 숙제가 산더미처럼 쌓여 있다. 2000년 당시 의사들을 거리로 뛰쳐나가게 했던 근본적인 문제들은 여전히 뿌리 깊게 박혀 있다. 그것을 파업이라는 극단적인 수단으로 일시에 해결할 수는 없다는 사실을 우리는 뼈아픈 역사를 통해 알게 되었다. 의료계의 고질적인 문제를 해결하고 싶었던 순수한 의도는 분명 정당한 것이었다. 하지만 그 방법에 있어서 미숙한 모습을 보였던 것은 부정할 수가 없을 것 같다. 그리고 그 일로 인해 국민들에게 남긴 상처는 영원히 빚으로 남게 될 것이다.

이기적인 의사들도 많지만, 헌신적인 의사들도 많다. 그들이 한 목소리를 내면 뭔가 문제가 있는 것이다. 우리나라의 의료는 전진해야만 한다. 그것은 의사들만의 노력으로도 어렵지만, 의사들이 배제된 상태에서는 불가능한 일이다.

첫아이를 임신하고 입덧으로 고생하던 아내를 챙겨주지 못하고 거리를 쏘다니며 서명을 받고 집회나 회의에 참석하고 밤늦게 집에 돌아왔던 그 날들…. 많은 사람들이 의사들을 비난할 때도 아내는 묵묵히 나를 이해해주었다. 지금에 와서야 "그래도 그때는 참 서운했어…"라며 가끔 핀잔을 주는 아내를 보면 몹시 미안한 마음이 든다. 고맙고, 미안하다.

승자는 없고 패자와 상처 입은 사람들만 남은 전쟁 같은 역사. 그렇게 슬픈 역사는 다시는 되풀이되지 말아야 한다.

한국 의료계의 현실

'의료대란'에 대한 설명을 하면서 잠깐 이야기했지만, 우리나라의 의
료계에는 쉽게 해결될 수 없는 문제점들이 도사리고 있다. 장밋빛 미래
를 꿈꾸며 열심히 공부에 매진하고 있는 의대 지망생들에게는 맥 빠지는
이야기가 될지도 모르지만, 현실을 직시할 수 있어야 혼란과 좌절도 덜
겪게 마련 아니겠는가? 너무 심각하고 깊게 이해할 필요는 없고, 그저
'현실이 이렇구나…' 하고 알고 넘어가는 정도로만 읽어주길 바란다.

의료보험의 문제점: 낮은 진료수가

아마 우리나라에서 의료보험의 혜택을 받지 않은 사람은 없을 것이다.

하지만 누구나 당연하게 사용하는 우리나라의 의료보험제도에는 모순과 갈등이 덕지덕지 붙어 있다. 특히 의사들에게는 거의 족쇄처럼 작용하는 것이 우리나라의 의료보험제도다.

의사는 정부가 정한 건강보험 진료수가를 지켜야 한다. 건강보험심사평가원(이하 심평원)은 꼬박꼬박 의사의 진료행위를 심사하고 기준에 부합하지 않은 치료를 할 경우에는 여지없이 치료비를 삭감해버린다. 예를 들면 환자의 뇌에 이상이 의심되어 CT 촬영을 했을 경우, 이상이 발견되면 아무런 문제가 없지만 그렇지 않은 경우에는 의사가 보험료를 청구할 수 없다. 진료비를 받기는커녕 하루아침에 '비리의사'라는 딱지가 붙을 수도 있는 것이다.

사람의 몸은 기계가 아니다. 기계 매뉴얼처럼 치료가 딱딱 떨어지는 것이 아닌데 의료정책은 진료행위 자체를 숫자로 평가하고 자꾸만 규제하는 방향으로 바뀌고 있다. 의사 치고 심평원과 삭감 이유를 가지고 옥신각신하며 힘이 쭉쭉 빠져보지 않은 사람이 없을 정도다. 갖가지 이유를 들어 의사들의 진료비를 깎아내리기만 하니 의사로서 정말 속상한 일이 아닐 수 없다.

여러 번 이야기했지만, 우리나라의 진료수가는 아직도 너무 낮다. 한국의 수술비 대부분은 미국의 10분의 1도 안 되는 수준에 머물러 있다. 우리나라의 의료수준은 세계가 인정해주고 있는데도 말이다.

미국 교포들이 보험 혜택을 받지 못하는 한국으로 암수술을 받으러 오는 이유는 우리나라 의사들의 실력이 뛰어난 반면 수술비는 한국에서 보험 혜택을 받지 못하더라도 미국보다 저렴하기 때문이다. 건강검진을 받으러 매년 한국으로 오는 교포들도 많다. 역시 미국보다 한참 싸기 때문이다.

수가가 낮기 때문에 의사는 환자를 많이 진료하려고 하루에 100명이 넘는 환자를 밥 먹듯이 보는데 외국 의사들이 알면 기겁할 일이다. 우리나라 의사도 미국처럼 차분히 하루에 30명만 보면서 한 환자당 15분 이상 진료를 하고 싶은 마음이 가득할 것이다. 우리나라가 진료비가 싼 의료천국이라는 사실은 국민들에게는 반가운 일이지만, 의사들에게 이런 사정이 있다는 것도 좀 알아주었으면 한다.

정부는 부당하게 진료비를 청구한 병원이나 의사를 보험공단에 고발하면 보상을 해준다는 광고도 한다. 그 동기가 어찌됐건 의사와 환자 사이의 관계를 불신으로 점철된 것으로 만든 결과가 되어버렸다. 당연히 의사는 환자의 고통을 치유하고 생명을 살리기 위해 최선을 다한다. 그러나 사람의 힘으로 어쩔 수 없는 일도 생기기 마련이다. 그런데 간혹 좋지 않은 일이 생기면 각종 언론이 의사들을 매도하는 기사로 도배가 되곤 한다. 그런 기사를 보며 쿵쾅쿵쾅 뛰는 심장 때문에 가슴이 아파보지 않은 의사가 있을까? 물론 좋은 사람들이 많은 만큼 어디에나 나쁜 사람도 있을 것이고, 의사들 사회에서도 예외는 아닐 거라고 생각한다. 정말 돈만 밝히는 의사나 탈법을 일삼는 악덕 의사도 있을 것이다. 하지만 대부분의 의사들은 정직하고 착한 사람들이라고, 나는 가슴에 손을 얹고 자신 있게 말할 수 있다. 몇몇 나쁜 의사들 때문에 의료계에 몸담은 사람들 전체가 불신을 얻게 되는 것이 너무나 슬프다. 의사를 믿지 못하는 세상이라니, 너무 끔찍하지 않은가!

인기 과 vs 비인기 과

앞에서도 잠시 말했던 인기 과와 비인기 과에 대한 얘기를 더 깊이 있게 하려고 한다. 알다시피 일반 대학이라면 애초에 전공을 선택해 입학한다. 학부제의 경우에도 3학년 정도면 전공을 선택하게 된다. 하지만 의대는 예과, 본과를 마치고 졸업하고 의사 자격증을 딴 후 인턴까지 거쳐야 전공을 선택할 수 있다. 일반 대학에서 일부 학과에만 학생들이 몰리듯이, 전공의들 사이에서도 인기 과가 따로 있다.

과거의 인기 과는 일이 힘들더라도 권위가 있거나 돈을 많이 버는 과였는데, 최근의 인기 과는 육체적으로 편하면서 의료사고가 적거나 비보험이 많으면서 수입이 많은 과들이다. 내가 몸 담고 있는 안과는 한때 최고의 인기 과였다. 라식 수술이 붐을 이루고 백내장 수술이 발달하면서 엄청난 인기를 누렸다. 하지만 안과의 인기는 10년을 가지 못했고, 대학병원에서 전공의를 뽑을 때 미달 사태가 벌어진 곳도 나오고 말았다. 백내장 수술의 수가가 떨어지고 전공의 시절에 백내장 수술을 할 기회도 많이 없어져 전공의들의 동기 부여가 떨어졌고, 라식 붐이 식어가는 반면, 라식 병원은 늘어나는 바람에 과도한 경쟁을 벌이고 문을 닫는 병원들이 생겨나면서부터 생긴 현상이다.

사실 인기 과라는 것은 시대에 따라 수시로 변하기 마련이다. 의료보험이 없을 때는 의료계의 분위기가 지금과 완전히 달랐다. 그때는 사람의 생명을 직접적으로 다루는 내과나 외과, 산부인과, 소아과 등이 최고의 인기를 구가했다. 그런 과의 전문의들은 주변의 존경을 한 몸에 받는 것은 물론, 돈도 많이 벌었다. 하지만 지금은 어떤가? 몸도 마음도 너덜너덜해질 정도로 강도 높은 수련을 견뎌내야 하고, 그렇게 전문의 자격을 얻은 후에도 까딱하면 의료사고가 생길 위험이 높다. 거기다 환자들이 안고 있는 질병 대부분이 생명과 직결되기 때문에 보험이 적용되어 육체적·정신적 노동의 강도에 비해 들어오는 수입은 턱없이 적다.

인기 과와 비인기 과가 갈리는 것이야 언제나 있었던 일이지만, 요즘 전공의들이 기피하는 과가 모두 생명과 직결된다는 것이 정말 문제다. 가령 흉부외과와 같은 경우는 전공의가 없는 대학병원이 훨씬 많다. 지원자가 없으니 교수들만 남아 있는 것이다. 흉부외과에서 가장 위험한 수술이라는 '활로씨 4징증(소아 심장병의 일종)' 수술엔 최소 4명의 의사가 필요하고 수술시간도 12시간 정도 걸린다. 그런데 그 의사들이 받는 보험수가는 겨우 200만 원 정도다. 그것을 4명의 의사, 간호사, 여러 보조 인력들이 나누어 가진다고 생각해보라. 어렵고 힘든 수술일수록 의사가 받는 대우도 충분해야 할 텐데, 현재의 우리나라 보험체계는 정말 상식 밖이다.

그리고 만에 하나 환자가 수술 중이나 수술 후에 사망하는 일이 벌어지면 의사들은 순식간에 범죄자 취급을 받는다. 보호자들이 막무가내로 의사를 원망하며 따지려 들 뿐만 아니라, 의료법도 의사의 과실을 인정하는 방향으로만 바뀌어 가고 있으니…. 분명 의사는 환자의 생명을 구하려 필사의 노력을 다했을 텐데 말이다. 그러니 누가 그런 과에 지원을 하려 하겠는가?

의사는 넘쳐나는데 생명을 다루는 중대한 과의 전문의는 나날이 줄어든다. 지금으로부터 10년쯤 지난 후에는 갑작스런 사고로 다쳤을 때, 소중한 이가 심장병에 걸렸을 때, 제대로 된 전문의에게 치료를 받지 못해 가슴을 치는 사람이 얼마나 될지 모를 일이다.

어쩌면 우리말이 통하는 중국의 의과대학을 졸업한 조선족 의사들이 우리나라에 물밀 듯 들어올지도 모르겠다. 그게 아니라면 10년 뒤에는 외과 의사들의 몸값이 천정부지로 올라갈 것이 분명하다. 그래, 그렇게 된다면 차라리 좋겠다. 어떤 식으로든 생명과 직접적으로 관련이 있는 과들은 절대로 망해서는 안 된다. 국가의 안보만큼이나 중요한 것이 국민들의 건강이요 생명이다. 분명히 강조하건대, 인기 과라는 것은 시류에 따라 계속 변한다. 부디 이 책을 읽는 미래의 의학도들은 이 점을 잘 생각해서 적성과 소신에 맞게 진로를 선택해주길 바란다. 그리고 의료계에 세대교체가 이루어지는 날에는 이러한 답답한 실정에 대한 국가적인 관심과 대책도 이루어지기를….

영리법인의 병원 허용

조만간 우리나라 병원에도 영리법인이 허용될 모양이다. 지금까지 의료는 공익을 위한 사업이라는 데 토대를 두고 병원의 영리법인을 허용하지 않았다. 하지만 앞으로는 병원도 보통의 주식회사처럼 공개적으로 투자자를 모집하거나 주식시장에 상장을 할 수도 있을 것이다. 지금처럼 가다가는 의료선진국에 주도권을 빼앗기겠다는 위기의식이 작용한 것 같다. 병원도 서비스 개념에 바탕을 두고 이윤 창출과 경제적인 면을 중시해야 할 시점이 된 것이라고 판단한 모양이다.

영리법인이 허용된다면, 대기업의 의료시장 진출이 활발해지면서 의료산업의 국제적인 경쟁력이 올라갈 것이다. 하지만 부작용도 무시할 수 없다. 돈 되는 의료는 더욱 고급화 되고, 돈 안 되는 분야는 죽게 된다는 것이다. 따라서 의료비는 비싸지고 빈부 격차는 더욱 심해질 가능성이 농후하다. 안 그래도 의사들이 기피하는 외과 계열의 과들은 더더욱 대접을 못 받고 계속 낙후되어갈 가능성이 많다.

사실 개인적으로 가장 걱정하는 것은 '환자가 환자로 보일까?' 하는 점이다. 환자가 돈으로 보이기 시작하면 큰일이다. 영리법인은 어떻게 해서든 이윤을 남기는 것이 목표이므로 그렇게 될 수밖에 없다. 그렇게 해서 경제적으로 성공한 몇몇 의사와 병원들은 각광을 받게 되겠지만, 대다수를 차지할 이름도 빛도 없이 환자를 묵묵히 그리고 정직하게 보는 의사들은 관심의 대상에서 멀어질 확률이 높다. 의사들끼리도 경제적 비즈니스 논리로 살아가야 하는 세상이 된다면…. 그때도 내가 의사를 계속할 맛이 날까 모르겠다.

늘어나는 의사 수

의료계가 안고 있는 구조적인 문제점이 또 있다. 바로 갈수록 늘어나는 의사의 수다. 지난 20년 동안 우리나라의 의사 수 증가율은 OECD 국가 중 1위를 달리고 있다. 매년 3,000명이 훨씬 넘는 사람들이 새로 의사 면허 번호를 받고 있으며 그중 대부분은 전문의 과정까지 마친다. 그야말로 의사들의 봇물이다. 현재 우리나라 인구 대비 의사 수는 선진국에 비해 높지 않지만, 앞으로 의사공급 과잉은 시간문제일 뿐이다.

과거에는 선배들이 개업을 한 곳 근처에는 절대로 개업을 하지 않는다는 불문율이 있었다. 하지만 지금은 아무도 그 불문율에 대해 이야기하지 않는다. 오히려 잘되는 병원이 있으면(그 병원이 선배가 운영하는 곳이거나 말거나) 근처에 일부러 개업을 하기도 한다. 수도권과 대도시에는 더 이상 병원이 들어설 틈이 없을 만큼 곳곳에 병원이 들어서 있다. 심지어 중소도시나 농촌에도 이런 현상이 번져 보건소와 병원이 경쟁관계에 놓인 곳도 많다.

병원도 치열한 경쟁시장에 들어섰다. 조금이라도 우위를 점하려면 엄청난 임대료를 지불하고 목 좋은 자리를 확보해야 한다. 또한 최신형 고급 장비와 서비스 인력을 구비해야 하고 최고급 호텔 못지않은 호화로운 인테리어도 필수다. 잡지며 신문, 인터넷, 지하철역에도 화려한 광고를 동원하여 손님(환자)을 끌어야 한다. 이 모든 투자·유지비용을 감당하려면 웬만한 수입으로는 어림도 없다. 요즘 병원에서 주5일제 근무는 엄두도 못 낸다. 새벽진료, 야간진료, 공휴일진료, 나아가 365일 24시간 진료까지 하는 병원이 늘고 있다. 자기 건강 챙기는 의사는 거의 없다. 더구나 경쟁력을 위해 진료비도 앞 다투어 할인을 해대니, 이게 제 살 깎아먹기가 아니고 무엇이겠는가.

병원과 병원 간, 병원과 의원 간, 의원과 의원 간, 전문의와 일반의 간은 물론이고 진료과 간에도 언제나 갈등과 경쟁이 끊이지 않는다. 예를 들면 소아과의 명칭이 2007년부터 '소아청소년과'로 바뀌었고, 이에 대해 내과가 강력하게 반발했었다. 병원끼리 서로를 고발하는 일은 이제 놀랍지도 않은 일이 되었다. 한의사들 간의 영역경쟁도 더욱 가속화되고 있다. 이러저러한 이유로 병원의 도산율은 매년 기록을 갱신하며 하늘로 치솟고 있다.

무한경쟁 시대, 좋다. 하지만 마라톤 경주를 마치 100미터 달리기처럼 하는 형국이니 어쩌면 좋단 말인가.

의사의 진정한 가치

이런, '한국 의료계의 문제'라는 주제만으로도 책 한 권 분량은 족히 나오겠다. 하지만 이쯤에서 접도록 하고, 현재 의료계에 몸담고 있는 선배로서 미래 의사들에게 품는 희망을 이야기 해야겠다.

사실 한국 의료계의 미래는 밝은 면보다는 어두운 면이 더 많은 것이 사실이고 현실이다. 좁은 땅에 인구는 줄어드는데 의사는 쏟아져 나오니, 의사들끼리의 경쟁이 갈수록 치열해질 것이라는 사실은 어렵지 않게 예상할 수 있다. 지금 의대에 들어오는 사람들이 의사로서 사회에 발을 내딛는 때는 더욱 힘들 게 확실하다. 무엇보다도 여러 가지 일들이 쌓이면서 의료계와 정부, 국민이 서로를 믿지 못하고 제도적 모순을 해결하기 위한 마음을 모으지 못한다는 게 큰 문제다. 너무나 안타깝다. 그리고 이러한 문제점은 미래 혹은 지금 당장 여러분의 짐으로 다가올 것이다. 그래서 결론부터 이야기하자면, 지금 의대를 가기로 결심한 사람 중 '돈을 엄청 많이 벌어야지', '모두가 나를 존경하게 될 거야' 하는 마음에 이끌려 의대를 꿈꾸게 되었다면, 과감히 진로를 바꾸라고 조언해주고 싶다. 열정이나 사람에 대한 비전이 아닌 돈, 명예 때문에 의사를 천직으로 택한다면 결국 몸도 지치고 마음도 다칠 수밖에 없다.

의사라는 직업이 가진 가장 큰 가치는 물질적인 보상이 아니다. 아무리 시대가 변하고 환경이 바뀌어도 몸과 마음을 고치는 의술은 아무나 가질 수 없는 귀한 것이라는 점, 바로 그 점이 의사직의 유일무이한 매력이자 가치다. 그것은 자기 자신과의 치열한 싸움을 이겨내야만 얻을 수 있는 존귀한 것이기도 하다. 환자가 되어보면 다 알게 되는 일이지만, 아플 때 의사보다 소중한 존재는 없다. 다른 사람의 건강과 행복을 위해 소중한 의술을 펼치는 데서 성취감을 맛보는 보람되고 축복받은 직업, 그것이 바로 의사다. 그런 보람을 마음에 품고 일하는 의사들은 상황이 어떻게 바뀌든 간에 충만한 자부심을 안고 살아갈 수 있다. 이만한 직업이 또 있겠는가?

보람이고 뭐고 '의사는 곧 부자'라고 생각했던 의대 지망생들에게는 지금까지 한 이야기가 암울하게만 들릴 수도 있겠다. 하지만 나는 부디 의사의 진정한 존재 이유를 알고 그 열망을 가슴에 품은 채 의대에 오는 사람들이 많아졌으면 한다. 의사의 이미지나 수입, 진료의 패턴은 시시각각 변할지도 모르지만 의사의 본질은 결코 변하지 않는다.

아마 앞으로는 '성공한' 의사가 나올 가능성이 점점 줄어들 것이다. 그러나 '훌륭한' 의사들이 나올 가능성은 줄어들 이유가 없다. 의사의 본분을 알고 자부심 하나로 의대에 들어오는 사람은 결코 실망하지 않는다. 바로 그 점이 나를 위로해주는 희망이기도 하다.

또한 쉬운 일은 아니지만 정부가 제도를 차근차근 바꾸어가면서 구조적인 문제를 지혜롭게 풀 것이라고 기대해보기도 한다. 더욱 먼 미래를 바라보는 안목으로 확실한 계획을 가지고 일관성 있게 추진하면서 전문가들의 의견조율을 곁들인다면 '의료계' 만큼은 대한민국을 따를 자 없다는 말이 나올 수도 있지 않겠나.

의료개방

의료계도 '지구촌'이다. 마치 동네 안과에 가듯 중국으로 건너가 10만 원도 안 되는 돈으로 쌍꺼풀수술을 하고 돌아오는 사람들이 점점 많아진다. 쌍꺼풀수술은 둘째 치고, 장기이식수술을 받으러 중국으로 가는 환자들도 심심찮게 보인다. 중국에는 사형수가 많아 그들의 장기를 이식받을 수 있기 때문이라고 한다. 아직은 중국의 의료수준을 의심하는 사람들이 많기 때문에 중국으로 장기이식수술을 받으러 가는 게 보편적이라고는 말할 수 없지만, 이미 상당한 수준에 올라선 중국의 의료기술이 더욱 발전하고 사람들의 인식도 개선된다면 중국 원정수술을 떠나는 환자들이 기하급수적으로 늘어날 수도 있다고 생각한다.

선진기술에 기대를 걸고 미국에 암치료를 받으러 가는 경우도 점점 늘어나는 추세다. 반대로 외국에서 우리나라로 수술을 받으러 오는 경우는 이미 흔하다. 저렴한 가격에 만족스런 수술을 받을 수 있기 때문이다.

의료개방은 시대의 숙명으로 받아들여야 한다. 지금도 각국에서는 의료허브를 꿈꾸며 외국환자들을 유치하려는 노력이 대단하다. 세계는 바야흐로 무한경쟁의 시대로 돌입하고 있다.

WTO 체제의 출범과 국가 간의 FTA 체결로 국가 간 장벽이 거의 무너졌다. 이제 상품은 물론 의료를 포함한 서비스의 국경을 넘나드는 자유로운 이동이 가능하다. 국가든 개인이든 의료개방을 염두에 두고 미래를 준비해야 할 때다. 다소 생소하게 들릴지도 모르지만 의대를 꿈꾸는 사람들이라면 이런 것에도 관심을 가져야 한다고 생각한다.

의료개방은 쉽게 말해 '규제의 완화'라고 보면 될 것이다. 물론 깊이 파고들자면 꽤 다양하고 복잡한 문제들이 얽혀 있는데, 의사들이 실제로 관심을 가지는 분야는 첫째, 의료인력의 자격에 대한 규제, 둘째, 의료기관의 설립에 대한 규제일 것이다.

의료인력의 자격규제

우선 의료인력의 자격에 관해 살펴보자. 다른 것도 아닌 사람의 생명을 다루는 직종이 의료인지라 의사면허를 줄 때는 엄격하고 까다로운 과정을 거치는 것이 당연하다. 자격의 규제가 완화된다는 것은, 다른 나라 사람도 우리나라에서 의료활동을 펼칠 수 있는 기회가 늘어난다는 뜻이다. 완전히 개방이 된다면, 우리나라 의사자격증을 가지고 미국에 가서 진료를 할 수 있게 되고 그 반대의 경우도 가능해진다. 그러나 의료개방의 최전선에 있는 유럽연합의 경우도 대부분의 나라에서 의료인력의 자격은 상당히 엄격하게 규제하는 것이 현실이다. 함부로 다른 나라의 의사면허를 서로 인정해줄 수 없다는 점은 어느 나라나 마찬가지인 것 같다.

그래서 의료인력시장이 개방되기까지는 꽤 오랜 세월이 흐른 후가 될 것 같다. 그러니 외국의사들이 우리나라에 쏟아져 들어오는 일은 쉽게 일어나지 않을 것이다. 우리나라에서 의사를 하고 싶다면 우리나라 의사면허시험을 통과해야 하고, 우리나라 의사들이 외국에서 진료를 하고 싶다면 마찬가지 절차를 밟아야 한다.

하지만 만약 의료인력에 대한 규제가 풀린다면 어떻게 될까? 양국의 의료수준이 비슷하고 여러 이해관계가 맞아 떨어진다면 언젠가는 의사들의 교환이 자유로워질 날이 오지 않을까? 캐나다나 호주 같이 땅덩어리는 넓고 의사는 모자란 나라와의 협상과정에서 의사들의 면허 상호인정이 이루어질 가능성도 있다고 본다. 만약 그렇게 된다면 우선 우리나라 의사들이 캐나다나 호주로 우르르 몰려갈 것이다. 우리나라 교민도 많고 영어를 사용하는 선진국이다. 교육을 이유로 엄마와 자녀들만 외국에 보내고 기러기 아빠 신세로 지냈던 의사들이 내심 쾌재를 부를 일이다.

하지만 의사면허시험과는 별도로 그 나라의 언어구사능력을 평가하는 과정이 빠질 수 없을 것이다. 우리나라 교민들만 진료할 목적이라 해도 그 나라의 입장에서 보면 자국의 사람들과 의사소통이 안 되는 의사를 받아들일 리 만무하기 때문이다. 이래저래 영어공부는 미리미리 해두는 것이 좋을 것 같다.

반대로 우리나라에 들어오는 의사들도 있을 것이다. 선진국 의사는 굳이 의료수가가 낮은 우리나라에 진출할 이유가 없지만, 중국 같은 나라의 의사들은 분명 우리나라로 들어오려 할 수도 있다. 우리나라 의사가 미국의사고시를 치르고 미국에서 전공의 과정에 입문하듯이, 한국말을 할 수 있는 조선족 출신의 중국의대 졸업생들이 우리나라로 진출할 가능성이 높다는 것이다. 우리나라에 의사가 부족한 것은 아니지만, 특정 과에만 전공의가 몰리는 탓에 어떤 과에는 위기다 싶을 정도로 전공의가 극히 적기 때문이다. 우리나라에서는 아무도 선택하지 않는 과를 중국의사들이 채워주려 한다면, 정부에서도 울며 겨자 먹기로 국내면허를 내줄 수밖에 없는 상황이 오게 될지도 모른다.

의료기관의 설립규제 완화

이번에는 의료기관의 설립에 관한 규제 문제다. 우리나라는 외국 병원이 들어와도 상관없지만, 비영리법인에 한해서다. 이윤을 목적으로 병원을 열 수 없다는 말이다. 사실상 규제를 하고 있는 것이나 다름없다. 하지만 의료인력의 자격규제와는 달리 이 문제에 있어서는 조만간 규제가 풀릴 것으로 보인다. WTO 회원국으로서의 입장, 정부의 정책 등을 고려해보면 예측할 수 있는 일이다.

그럼 앞으로 외국계 병원이 국내에 진입하게 될 텐데, 그 경우에는 보세구역 내에 병원이 들어서는 것과 보세구역 외의 지역에 자본과 경영의 형태로 들어오는 것의 두 가지로 생각할 수 있을 것이다.

보세구역이란 세관제도상 외국으로 간주되어 수입세가 면제되는 지역을 말한다. 보세구역에서는 국내진료에 필요한 의사면허가 없어도 되기 때문에 시설과 인력이 함께 들어올 수 있다. 만약 이런 특정 구역에 외국병원이 들어오고 그 결과가 좋을 경우 더 많은 외국병원들이 우리나라로의 진출을 모색할 것이다. 그렇다면 우리나라 대형병원들도 비상이다. 우리나라 병원들뿐만 아니라 외국병원까지 가세하여 경쟁적으로 의료서비스의 질을 향상시키기 위해 노력할 테니 환자들 입장에서 본다면 반가운 일이 될지도 모르겠다. 그러나 궁극적으로 우리나라 의료계에 악영향을 미칠지 오히려 득이 될지는 두고 볼 일이다. 반대로 우리나라 대형병원이 중국이나 동남아, 중동 등으로 진출하고 있는 것이 현실이다.

앞으로 병원의 영리법인이 허용된다면 엄청난 자본을 끌어들여 국내 전문의를 고용한 후, 수익이 좋은 비보험 진료 위주의 전문병원을 설립하게 될 가능성이 높다. 외국자본으로 생기는 안과, 피부과, 성형외과, 치과 등이 속속 생겨날 것 같다. 마찬가지로, 국내 재벌계 회사도 국내외 병원에 자본을 투입할 가능성을 점쳐볼 수 있다.

아무런 준비 없이 의료개방을 맞을 수는 없다. 사실 경쟁력만 놓고 볼 때 한국 의료계는 너무나 불리한 위치에 있다. 어마어마한 자본력을 바탕으로 우수한 의료시설을 구비한 외국계 병원이 들어온다면, 국내 중소병원들은 맥없이 무너져버릴 수도 있다. 거기에 의료기기와 의약품의 수입이 증가할 것이고, 환자들이 점점 고급 의료서비스만 찾게 되면 의료보험비가 높아질 수도 있는 노릇이다. 의료개방이 되면 우리나라 의료계는 한바탕 전쟁을 치러야 할 것이다. 국가는 물론이고 의사 개개인도 단단히 대비해두지 않으면 안 된다.

미래의 의료

어느 분야든 미래를 예측하는 일은 쉽지 않다. 하지만 과거와 현재를 돌이켜보고 미래의 가능성을 점치는 일은 반드시 필요하다.

무슨 일이든 예기치 못한 일이 닥쳤을 때 당황하게 되지 않던가. 그런 위험을 미연에 방지하고 '예기치 못한 상황'을 최소화하기 위해서라도 예측과 대비는 모든 일에 필수적이다.

의료계도 예외가 될 수 없다. 의료환경과 의료형태 역시 하루가 다르게 변화한다. 의료계와 비의료계의 여러 전문가들이 의료계의 미래를 다양한 관점에서 예측하고 있다. 그러한 관점들에 나의 생각을 덧붙여 짚어보기로 하자.

인공지능 의사의 등장

2005년부터 개발되기 시작한 인공지능 의사는 의료계에 혁명을 일으킬 전망이다.

이미 미국 유수의 의과대학 병원에서 인공지능 의사를 도입했고, 우리나라에서도 2016년 말부터 인천 길병원에 최초로 도입되었다. 길병원의 인공지능인 '닥터 왓슨'은 벌써 엄청난 수의 암환자들을 치료했다. 재미있는 것은 인공지능과 의료진의 처방이 다를 때 환자들과 가족들은 많은 경우 인공지능의 처방을 따르기를 원했다는 사실이다. 인공지능이 미국 유명 암센터 전문의들이 진료한 환자 1,000명의 기록을 분석해 그중 30%의 환자에게서 의사들이 놓친 점을 찾아냈다는 보고도 있다.

인공지능이 스스로 영상자료와 차트기록을 분석하고 각종 검사결과를 판단하는 능력을 완벽히 갖추게 된다면 정말로 인공지능을 이길 의사는 없겠다는 생각도 든다. 물론 인공지능 의사가 할 수 있는 일이 있고, 할 수 없는 일이 있을 것이다. 하지만 앞으로 인공지능 때문에 의료계에 불어닥칠 변화는 혁명적일 것이 분명해 보인다. 과연 그 혁명이 의사들을 아주 편하게 해줄 것인지, 아니면 의사들의 영역을 빼앗을지는 두고 볼 일이다.

의료기술의 발전

　의료기술의 발전도 눈이 부실 지경이다. 20년 전에 백내장 수술을 받았다면 절대 안정과 일주일 이상 입원이 필수였는데 요즘은 당일 수술 받고 바로 집으로 갈 수 있다. 앞으로도 상상을 초월한 여러 가지 치료방법이 계속 개발될 것이다.

　외과계열의 경우를 들어보자. 감마 나이프, 초음파, 마이크로웨이브, 냉동기법, 각종 약물과 분자생물학적 치료…. 앞으로 굳이 환자의 몸에 칼을 대지 않고도 질병을 치료할 수 있는 많은 방법이 개발되고 상용화될 것이다.

　과거에는 배를 갈라 위암 수술을 하고, 심장 수술을 위해 흉골을 톱으로 잘라냈지만, 현재는 수술용 로봇 다빈치를 이용해 배 부위에 구멍을 몇 개 뚫어 수술하는 경우가 점점 더 늘고 있다. 이 때문에 수술 후 회복도 빠르고 더욱 정밀한 수술이 가능해졌다. 더불어 IT 기술의 발달과 고화질 영상을 이용한 다양한 형태의 원격진료가 시공간을 초월해 활발하게 이루어질 것이다. 스마트폰의 인공지능 앱으로 웬만한 질환은 자가진단이 가능한 시대가 올 수도 있다.

　요즘은 학문간의 융합이 대세인데 의학도 예외일 수 없다. 특히 의학과 공학의 간극이 줄어들면서 의공학이 엄청나게 발달할 가능성이 많다. 현재도 미국의 하버드의대와 MIT 공대가 공동으로 세운 브로드연구소(Broad Institute of MIT and Harvard)가 대표적인데, 기계와 IT를 이용한 의료기기, DNA 센서 등을 총망라해 연구하고 있다. 앞으로 공학 쪽으로 진출할 의학도들도 늘어날 것이 예측된다.

혹자는 테크놀로지가 의사의 영역을 잠식하여 의사들이 설 자리가 없어질 것을 우려하기도 한다. 하지만 로봇수술이나 원격진료로 인해 의사들의 인력을 더욱 필요로 하는 일이 새로이 생겨날 가능성도 높다. 이러한 분위기가 의료인력에 어떤 영향을 미칠 것인지는 아직 판단하기 힘들지만, 무조건 부정적으로만 볼 필요는 없을 것 같다.

현재도 인공와우는 보청기를 껴도 소리를 들을 수 없는 사람을 위해 사용되고 있다. 미래에는 이 외에도 인공망막, 인공적혈구 등의 더욱 많은 인공장기가 등장할 것으로 예상된다. 미세한 조절이 가능한 의수나 의족 등도 속속 개발될 태세이니, TV에서나 보던 '600만 달러의 사나이'를 실제로 보게 될 날도 머지않은 듯하다. 실제 사람의 장기를 이식하는 경우에도 현재는 간, 신장, 각막 등이 주로 이식되고 있지만 미래에는 면역억제의 진보로 더욱 많고 다양한 장기이식이 이루어질 것이다.

배아줄기 세포나 성체줄기 세포 등의 줄기세포 이용도 주목할 필요가 있다고 생각한다.

의료기술의 발달은 이미 생긴 병을 치료하는 데만 유용한 것이 아니다. 유전자 분석을 통해 그 사람이 어떤 환경에 취약한지, 어떤 병에 걸릴 위험이 높은지를 예측할 수 있게 될지 모른다. 그에 따라 효과적인 예방과 검진이 이루어진다면 고통스런 경험을 미리 피할 수 있게 되지 않을까? 물론 유전자정보 분석은 치료방법이나 약물을 선택할 때도 긴요하게 사용될 수 있다고 생각한다.

예전에는 60세까지만 살아도 장수한 것이라며 '환갑잔치'를 벌였다.

지금은 60세면 제2의 인생을 시작할 나이라고 농담처럼 이야기하는데, 앞으로는 60세가 '한창 나이'라고 하게 될지도 모르겠다. '인간의 평균수명은 100세'가 될 날도 그리 멀지 않아 보인다.

그러나 잠깐, 아무리 진단장비가 최첨단을 달리고 치료기계 성능이 훌륭해진다 해도 우리 인간의 몸은 기계가 아니라는 사실을 잊어서는 안 된다. 의학은 계속 발전하고 있지만 아직도 인간의 몸은 이론으로 설명할 수 없는 신비한 탐구의 대상이다. 모든 치료가 물리적인 공식에 딱딱 들어맞을 수는 없는 법이다. 환자들은 의사의 말 한 마디에서 의지와 용기, 희망을 얻는다. 그런 마음가짐이 치료효과에 엄청난 촉매제 역할을 한다. 도무지 이론으로는 설명할 수 없는, 마음의 놀라운 힘이다. 치료법은 시간이 흐를수록 엄청난 발전을 거듭하겠지만, 의사들이 환자들에게 줄 수 있는 따뜻함과 인간미야말로 가장 강력한 힘을 발휘하는 최선의 약이라는 걸 잊어서는 안 된다.

경쟁은 이미 시작됐다

병원도 경쟁이 치열해졌다는 사실은 이미 수차례 이야기했다. 이제 병원도 기업처럼 자기 브랜드를 내세워 차별화된 서비스로 '살아남아야' 한다. 의료기관 간의 광고전쟁도 치열해질 것이다. TV에서 9시 뉴스 전에 병원광고를 보게 될 날도 곧 오지 않을까? 의사들도 프리랜서로 활동하며 여러 병원을 돌아다니며 진료를 할 수 있게 되고, 병원들은 가능한

한 유명 의료인을 모셔오려고 아우성을 칠 것이다.

의사도 병을 고치는 것 외에 다양한 직업을 가지게 될 것 같다. 10년 전만 해도, 의사가 기자가 된다고 누가 생각이나 했겠는가? 그런데 지금은 각 방송국이나 신문사에 의사면허를 가진 의학전문기자들이 없는 곳이 없다. 누구도 상상하지 못한 '블루 오션'의 영역을 찾아 의사들의 관심도 다방면으로 뻗어나가는 추세다.

경제적 논리보다는 윤리가 중요하다

의료계의 현재와 미래를 살펴보니 정말 숨 가쁘게 변화하고 있음이 실감난다. 이런 모든 상황은 병원의 양극화, 의사수입의 양극화를 심화시킬 가능성이 많다.

의료를 포함한 우리 사회의 모든 면이 갈수록 경쟁력과 경제적 논리를 중심으로 흘러가는 것 같다. 하지만 의료서비스는 결코 국제 경쟁력이나 경제적 논리로 풀 수 없는 부분이 너무 많다.

의료를 단순히 시장기능에 맡기는 것은 너무도 많은 위험을 안고 있다. 의료는 고도의 전문성을 필요로 하기 때문에 수요자보다는 공급자(의사)의 의도대로 수요가 발생할 수 있다는 특성이 있다. 예를 들어 불필요한 수술이나 검사를 의사가 환자에게 권유한다면 대부분의 경우 환자들은 의사를 믿고 따를 수밖에 없다. 즉 돈을 벌려는 목적으로 의료를 왜곡할 가능성도 있다는 말이다. 그렇기 때문에 의료인에게는 높은 윤리성이 요구되고 의료계 내부의 자정능력도 필요한 것이다.

우리나라에서는 의료기관을 평가할 때 대부분 '친절, 편의' 등의 덕목을 중점적으로 본다. 그런데 '윤리성, 진료의 적절성' 등에 대한 평가는 찾아보기 힘들다. 사실 이런 덕목은 객관적으로 평가하기 어려운 문제지만, 꼭 필요하다. 의사들의 윤리성 문제는 의사들만이 평가할 수 있다. 의사들만이 누가 혹은 어느 병원이 윤리적으로 문제가 있고 치료가 부적절한지를 알 수 있기 때문이다. 의료가 지금보다 더 비즈니스의 성격을 띠게 된다면, 부작용을 감안하더라도 윤리적 문제를 평가하는 제도적인 장치가 반드시 생겨나야 한다. 물론 그 평가는 의사협회 등 내부에서 이루어져야 바람직할 것이다. 경쟁력과 경제적 논리가 병원에 깊이 파고들수록 더더욱 의사의 윤리성을 엄격하게 따져야 할 것이다.

잊지 말아야 할 점이 또 하나 있다. 언제나 그랬지만 현대 의학으로 해결할 수 없는 질병들은 항상 존재한다는 사실이다. 암이 정복되는 시절이 왔다지만 아직도 암 환자는 늘 있고, 다른 많은 희귀난치성질환도 의사들과 환자들을 압박하고 있다.

인간이 가축을 키우고, 거주지를 넓히고, 도시화와 환경 훼손이 진행될 때 세균이나 바이러스 같은 미생물들에게도 환경의 변화와 변형이 일어났다. 그래서 동물만 감염시켰던 세균이나 바이러스가 그 전에는 감염시키지 않았던 인간마저 감염시키게 되면서, 면역이 형성되지 못한 인간들은 속수무책으로 쓰러져가기도 했다. 설상가상으로 교통수단의 발달로 전염병이 전파되는 속도도 빨라졌다. 이런 식으로 신종 바이러스나 항생제 내성 세균이 언제 인류를 공포로 몰아갈지도 모를 일이다.

　과거 같았으면 국지적으로 발생하고 사라졌을 각종 유행병이, 이제는 순식간에 전 세계로 번져나가는 상황도 우리는 이미 몇 차례 경험했다. 그뿐만 아니라 도덕과 윤리마저 실종되면서 성생활이 문란해지고, 그로 인해 이전에는 없던 많은 질환이 생겨나 다른 사람들마저 감염시켰다. 에이즈가 그랬고, 2002년 사스(SARS)가 그랬으며, 2009년 WHO에서 팬데믹을 선언한 신종플루로 1만 9천 명이 사망했고 2014년 서아프리카에서 발생해 1만 명 이상의 사망자를 내고 미국과 유럽에서도 사망자를 낸 에볼라 바이러스도 그랬다. 2015년에는 메르스로 800명 이상이 사망했고, 2020년에는 코로나 19 팬데믹으로 전 세계가 국경을 닫고 모든 학교가 비대면 수업으로 진행되어 의대생들의 해부학 실습도 중단되는 초유의 사태가 벌어졌다.　슬프지만 그런 일은 언제든 다시 발생할 수 있고, 과학문명이 아무리 발전한다 하더라도 근본적으로 막을 재주는 인류에게 없다. 그러니 아무리 의술이 발전하고 좋은 진단 기계와 치료약제가 나오더라도 의사들은 항상 겸손한 자세로 미래를 준비해야 한다.

　어찌됐건 미래를 예견한다는 것은 힘이 드는 일이다.

PART.6

한국 근대 의학의 역사

지금의 의사는 오직 사람의 병만 다스리고
마음은 고칠 줄 모르니 이는 근본을 버리고 말단만 좇는 격이며
그 근원을 캐지 않고 말류만 손질하는 것이다.

_허준

올리버 R. 에비슨(Oliver R. Avison, 1860~1956)

캐나다 토론토대학교 의과대학의 교수이며 토론토 시장의 주
치의로 활동하던 에비슨은 1893년 "명예로운 교수직과 의사로
서의 안락한 생활을 박차고" 조선 선교사를 지원해 40일간 배
를 타고 태평양을 건너와 제중원의 책임을 맡았다. 에비슨은
세브란스의학교와 세브란스병원 설립의 산파 역활을 했고, 거
의 전 과목의 의학 교과서를 한국어로 출판했다. 세브란스의학
교 첫 15년 동안 에비슨은 창립자이자 유일한 교수였다. 한편
언더우드의 사망으로 1916년부터 연희전문학교의 교장도 역임
하며, 한국인 교육자들을 교수로 초빙하는 등 근 20년 동안 두
학교의 교장을 역임하며 한국 서양의학과 고등교육의 토대를
마련했다(두 학교는 에비슨이 타계한 이듬해 통합해 연세대학
교가 되었다). 1934년 세브란스의학교 초대 교장에서 물러나
세브란스의학교 피부비뇨기과 교수 한국인 오긍선에게 교장을
물려주고 이듬해 42년간의 한국생활을 마감하고 귀국했다.

한국 근대 의학의 뿌리

조선 후기부터 서양의학 지식이 중국과 일본 등을 통해 조선에 조금씩 들어오기 시작했다. 1877년에는 독일의학을 전수한 일본에 의해 부산에 제생의원이 세워져 서양의학으로 진료가 이루어졌다. 지석영도 2개월간 제생의원에서 종두법 수련을 받은 뒤, 우리나라에서 두창(천연두) 예방을 시작했다. 1898년에는 일본에서 의학을 배운 박일근이 한국에서 처음으로 개인 병원을 열기도 했다. 하지만 서양의학이 본격적으로 한국에 전해진 것은 알렌(Allen, H. N., 한국명 안연, 1858~1932)이 1885년 4월 10일 제중원을 설립하면서부터라고 볼 수 있다. 미국에서 파송된 기독교 선교사이자 의사였던 알렌이 그러했듯이, 초창기 한국 의료계에 대해 말할 때 미국, 캐나다, 호주 등에서 온 의료 선교사들을 빼면 이야기를 할 수 없다.

알렌은 1884년 9월 20일 제물포항(현 인천항)에 도착하면서 조선에 첫 발을 디뎠다. 미국 공사관 소속 의사로 활동하던 알렌은, 1884년에 갑신 정변이 일어나면서 칼에 중상을 입은 명성황후의 조카 민영익을 치료하여 왕실의 신임을 얻었다. 아울러 서양 의술의 우수성까지 보여준 알렌은, 여세를 몰아 고종에게 국립병원 설립을 제안했다. 이에 조선 정부는 제중원(濟衆院)을 설립했다. 그러므로 서양의학이 우리나라에 들어온 것은 미국인 의료 선교사인 알렌이 1885년 4월 10일 제중원을 설립하면서 부터라고 말할 수 있다[설립 당시의 이름은 '왕립 광혜원(廣惠院)'이었으나, 곧 제중원으로 바뀌었다].

제중원은 선교를 목적으로 알렌을 파견한 미국 선교부뿐만 아니라, 조선 정부도 크게 기대했던 곳이다. 그런 이유로 조선 정부로부터 재정 지원을 받았던 제중원은, 1886년부터 의학생을 뽑아 의학 교육도 시작했다. 이것이 한국 최초의 서양의학 교육이다.

그러나 제중원은 이후 장소를 옮기거나 알렌의 후임자가 바뀌는 과정을 거치면서 진료 환경이 악화되고, 구한말 조선 정부의 재정적 어려움과 무관심 때문에 병원으로서의 기능을 서서히 잃어갔다. 그래서 제중원의 새로운 책임자로 내한한 캐나다 의료 선교사 에비슨(Avison, O. R., 한국명 어비신, 1860~1956)은 조선 정부와 미국 선교부가 공동으로 운영하던 제중원의 운영권을 미국 선교부로 이관해줄 것을 요청했고, 조선 정부도 이를 승인했다. 이로써 제중원의 운영권은 1894년 9월 말에 조선 정부에서 미국 북장로회 선교부로 완전히 이관되었다.

제중원의 운영권을 이관 받은 에비슨은 의학 교육을 재개했다. 아울러 1900년 5월에는 뉴욕 카네기홀에서 열린 기독교 세계선교대회에 참석하여 한국 의료계의 현실을 알리고, 후원자를 구하는 강연을 했다. 그 당시 록펠러와 함께 정유 회사를 운영하던 미국 클리블랜드의 부호 세브란스(Severance, L. H., 1838~1913)가 그 강연에 감동을 받아 병원 건립 기금 1만 달러(현 가치로 약 5000억 원)를 기증하면서, 1904년 9월 한국 최초의 현대식 병원인 세브란스 병원이 완공되었다. 그 당시 세브란스 병원의 규모와 시설은 일본에서도 비슷한 경우를 찾아볼 수 없을 정도였다.

1907년, 세브란스는 자신의 주치의이자 당시 최고의 외과의사였던 러들로(Ludlow, A. I., 1875~1961)를 동반하고 내한하면서 다시 3만 달러를 기부했고, 1912년에는 숫제 러들로를 조선에 파견했다. 러들로는 26년간 조선에서 의사로 일하면서 세브란스 병원과 한국 의료계 외과 분야의 발전에 크게 기여했다. 그러나 세브란스는 러들로를 조선으로 보낸 이듬해인 1913년 6월에 갑작스런 복통으로 세상을 떠났다. 세브란스의 자녀들은 부친 사후에도 세브란스 병원을 계속 후원했다. 이 사업은 1939년 일제에 의해 선교사 입국 금지령이 내려질 때까지 지속되었다.

일제강점기 때에도 세브란스 병원은 가난한 이들을 위한 진료를 펼쳤다. 심지어 환자 중 절반이 무료 환자였다. 한편 기독교 의료 선교사들의 활동이 활발해지면서 선교병원의 수는 1910년에 29개에 달했을 정도로 전국적으로 늘어났다(미국 선교부의 대구 동산병원과 전주 예수병원, 호주 선교부의 진주 배돈병원, 캐나다인 의사 홀이 세운 해주 구세병원 등이 있었다). 그리고 세브란스 병원은 선교병원들의 중심 병원 역할과 함께 의학 교육의 중심 역할도 수행했다. 세브란스 병원의 초대원장이 된 에비슨은 진료와 함께 의학 교육에도 힘썼다. 1908년 6월, 에비슨이 배출한 제1회 졸업생 7명은 조선 정부로부터 '의술개업인허장'을 받았다. 바로 이 의술개업인허장이 우리나라 의사면허의 효시가 되었다. 아울러 이 7명은 정부로부터 정식 면허를 발급받은 한국 최초의 의사들이기도 하다.

한편 조선 정부는 종두법을 보급한 지석영의 건의를 받아들여 1899년 3월에 학부(學部, 지금의 교육부) 소관으로 의학교(醫學校, 3년제)를 설립하여 의학 교육을 시행하면서 의사를 양성하기 시작했다. 동시에 내부(內部, 지금의 행정자치부)가 관할하는 내부병원을 세웠는데, 이는 1900년에 광제원(廣濟院)으로 이름을 바꾸었다. 의학교와 광제원은 조선총독부의 전신인 통감부가 1907년에 대한의원을 세우면서 그것에 흡수되었다. 그리고 1910년에 우리나라가 일제에 합병되자, 그 이름은 총독부의원 및 총독부의원 부속 의학강습소로 바뀌었다. 1916년에는 총독부의원 부속 의학강습소가 경성의학전문학교로 승격되었다.

1908년 제중원 의학교를 졸업한 김필순, 김희영, 박서양, 신창희, 주현측, 홍석후, 홍종은 등 7명이 한국 최초의 의사 면허를 받음.
1909년 제중원 의학교는 세브란스의학교로 등록함.
1916년 경성의학전문학교 설립.
1926년 경성제국대학 의학부 설립(경성제국대학은 1945년 10월에 경성대학으로 개칭).

1933년 평양의학전문학교와 대구의학전문학교(경북대학교 의과대학의 전신) 개교.

1938년 경성여자의학전문학교(고려대학교 의과대학의 전신) 개교.

1944년 광주의학전문학교(전남대학교 의과대학의 전신)와 함흥의학전문학교 개교.

1945년 이화여자대학교에 행림원 의학부 신설.

1946년 경성대학의학부와 경성의학전문학교가 서울대학교 의과대학으로 통폐합.

1954년 성신대학 의학부(가톨릭대학교 의과대학의 전신) 개교.

1955년 부산대학교 의과대학 개교.

1966년 경희대학교 의대가 신설될 때까지 8개 의과대학 체제가 유지됨.

의료 선교사 이야기

한국 서양의학을 이야기하면서 앞서 소개한 알렌 등 의료 선교사들을 빼놓을 수 없다. 그들은 의사로서의 명예와 부 등 모든 것을 포기하고서, 19세기 후반의 아시아 국가들 중 모든 면에서 가장 열악했던 우리나라를 찾아와 서양의학을 전수해주었다. 그들의 이야기는 의사를 지망하는 사람이라면 한 번쯤 관심을 가져야 한다고 생각한다. 왜냐하면 우리가 배우는 의학의 뿌리가 이들에 의해서 전해졌기 때문이다. 물론 이들 중 대부분은 기독교 전파를 목적으로 우리나라에 왔지만, 그럼에도 불구하고 인간에 대한 그들의 사랑과 헌신은 종교를 떠나서 의사를 지망하는 사람들이 가슴에 담아야 할 부분이라고 본다. 특히 이 지면을 활용하여 내가 개인적으로 존경하는 셔우드 홀 박사의 이야기를 소개하겠다. 나는 2006년에 안과의원을 개원하면서 홀 박사를 기념하여 병원 이름을 '닥터 홀 기념 성모안과'라고 짓기도 했다.

셔우드 홀(Sherwood Hall, 1893~1991)

한국 땅에서 태어나 한국식 이름과 한국어를 쓰면서 한국인들을 위해 땀과 눈물을 아끼지 않았던 닥터 셔우드 홀. 그는 1890년 9월에 캐나다 선교회가 조선에 파송한 의사 부부인 닥터 윌리엄 제임스 홀(Dr. William James Halll, 1860~1894)과 그의 아내 닥터 로제타 홀(Dr. Rosetta Hall, 1865~1951)의 아들이다. 그 당시는 알아주는 사람 하나 없고, 심지어 이런 일을 하는 서양인을 의심의 눈초리로 보던 시절이었다.

윌리엄 제임스 홀은 청일 전쟁(1894~1895) 후 조선에 전염병이 번졌을 때 의사의 일에 충실하다가, 그 자신도 전염병에 걸려 사망했다. 조선에 온 지 4년 만이었고, 그의 나이 35세였다. 사랑하는 조선과 아내, 어린 아들 그리고 뱃속의 태어날 딸을 남긴 채….

남편이 사망한 후 딸의 출산을 위해 잠시 미국으로 돌아갔던 아내 로제타 홀은 다시 조선으로 돌아와 남편의 조선 사랑을 이어갔다. 하지만 딸 에디스도 4살 되던 해에 전염병으로 하늘나라로 갔다. 로제타 홀은 아들 셔우드와 함께 그녀에게 주어진 사명을 완수하기 위해 최선을 다했다. 심지어 조선의 맹인들을 위해 한국어 점자를 처음으로 만들기까지 했다.

장성한 셔우드 홀은 조선을 위해 부모들처럼 의사로서 봉사하려고 토론토 대학교 의과대학에 진학했다. 그리고 조선을 사랑할 또 한 명의 의사인 아내 매리언 버텀리(Marian Bottomley, 1896~1991)를 만났고, 둘은 한국에서 봉사할 계획을 세운다. 닥터 셔우드 홀과 닥터 메리언 버텀리 홀 부부는 미국에서 의사 수련을 마친 뒤, 한국의 황해도 해주구세병원에서 의사 생활을 시작했다. 그의 말과 행동과 사고방식은 한국 사람과 다를 바 없었다. 셔우드 홀은 매일 수많은 결핵 환자를 진료했다. 전염력이 막강한 결핵은 당시 한국인들은 물론 일제마저 시원한 치료법을 찾지 못하고 있었다. 로제타 홀의 후원으로 미국에서 의과대학을 졸업한 뒤 귀국하여 환자들을 돌보던, 홀 박사 가족의 희망이기도 했던 한국 최초의 여의사 박에스더(1876~1910)마저 34세의 나이에 폐결핵으로 사망했다.

비장한 결심과 각오를 다진 셔우드 홀은 황해 바다가 보이는 해주시 교외에 100여 명의 결핵 환자를 수용할 수 있는 요양소를 지었으니, 이것이 우리나라 최초의 결핵 환자 요양소였다. 또한 요양소 운영비도 마련하고, 결핵의 심각성도 깨우치기 위해 1932년에는 천신만고 끝에 남대문을 그린 우리나라 최초의 크리스마스실을 발행했다. 셔우드 홀은 우리나라뿐만 아니라 미국과 캐나다 같은 큰 나라에서도 호응이 있기를 바라면서 편지와 실 들을 발송했다. 이를 방해하려던 조선총독부는 타자로 쓴 편지는 인쇄물이니 우표를 더 붙여야 한다면서 크리스마스가 다 지난 후 발송하게 하곤 했다. 그러나 셔우드 홀은 낙심하거나 실망하지 않고 이 일들을 계속해나갔다. 한국과 한민족을 위해 일하는 셔우드 홀을 방해하려고 온갖 횡포를 부리던 조선총독부는 결국 셔우드 홀에게 범죄자라는 누명을 씌워 추방했다.

1940년, 셔우드 홀은 눈물을 흘리면서 한국 땅을 떠났다. 곧바로 인도로 건너간 그는 그곳에서 새로운 의료사역을 시작했다. 그는 은퇴 후 한국에 대한 책을 썼는데, 그 책이《닥터 홀의 조선 회상》이다. 1984년에《닥터 홀의 조선 회상》이 한국에서도 출판되자 그는 한국으로 초청받아 돌아왔다. 그전에는 한국 내의 누구도 셔우드 홀을 몰랐다. 그럴 만도 했던 것이 그는 91세 때 은퇴한 뒤 그의 아내와 조용히 말년을 보내고 있었기 때문이다. 하지만 그와 그의 아내는 한국에 변변히 입고 갈 옷조차 없었다. 그가 자신을 위해서는 한 푼도 모아두지 않았기 때문이었다. 그의 조선 사랑은 이렇듯 그의 인생이었고, 전부였던 것이다. 이렇듯 2대에 걸쳐 한국인들에게 봉사한 공을 인정한 한국 정부는 셔우드 홀에게 1984년에 국민훈장모란장을 수여했고, 서울시도 명예시민증을 수여했다.

1991년, 셔우드 홀은 98세의 나이로 캐나다의 밴쿠버에서 사망했다. 하지만 유해는 유언에 따라 한국으로 돌아와 1991년 4월 17일 대한결핵협회 장(葬)으로 그의 부모가 묻혀 있는 양화진 외국인 묘역에 안장되었다. 이로부터 5개월 후에는 건강했던 아내 매리언 버텀리 홀도 95세의 나이로 세상을 떠나 남편을 비롯한 가족이 묻힌 묘지에 합장되었다.

현재 서울시 마포구 양화진의 외국인 묘역에 있는 비석에는 1대인 닥터 윌리엄 제임스 홀과 닥터 로제타 셔우드 홀 부부, 2대인 닥터 셔우드 홀과 닥터 매리언 버텀리 홀 부부, 그리고 셔우드 홀의 누이동생인 에디스, 그리고 3대이자 셔우드 홀 부부의 아들인 프랭크의 이름이 표시되어 있다. 닥터 셔우드 홀의 부모가 평양에 세웠던 병원은 '기홀 병원'이 되었고, 모친 닥터 로제타 홀이 설립한 '동대문 부인 병원'은 이화여자대학교 부속병원으로 성장했다. 또한 닥터 로제타 홀은 고려대학교 의과대학의 전신인 '경성여자의학 전문학교'를 열었으며, 그 후 창설된 그 분원은 현재의 '인천 기독병원'과 '인천 간호보건 전문대학'이 되었다.

한국 최초의 의사들

서재필

　사실 한국 최초의 서양의사는 그 유명한 서재필(1864~1951)이다. 놀랍지 않은가? 서재필 하면 생각나는 것이 〈독립신문〉일 것이다. 맞다. 그는 한국에서 〈독립신문〉과 그 신문의 영문판인 〈더 인디펜던트(The Independent)〉를 발간했다. 물론 서재필을 우리나라 최초의 서양의사로 기억하는 사람들이 많지 않은 이유는, 그가 우리나라에서 의사로서 활동한 경우가 거의 없었기 때문이라고 본다. 하지만 그는 미국에서 의과대학을 정식으로 졸업함으로써 의사가 된 사람이다. 아울러 서재필은 최초의 의사이기 때문이 아니라, '그처럼 드라마틱한 삶을 산 선각자가 의사의 길을 택했기에' 후배 의사들에게 기억되고 존경을 받는다.

　서재필은 컬럼비아 의과대학(현재의 조지워싱턴 대학교)을 졸업하고,

1892년 3월에 한국인으로는 최초로 의학사(MD) 학위를 받았다. 그가 만 28세 되던 해였다. 그는 졸업 해인 1892년부터 다음 해까지 역시 워싱턴 시내에 있던 가필드(Garfield) 병원에서 수련의, 즉 인턴 과정을 마치면서 1893년에 의사면허를 받았다.

20세의 나이에 갑신정변에 참여했던 서재필은, 정변 실패 후 일본으로 망명했다. 부모, 형제, 처자식 등 3대가 그 때문에 처형을 당했다는 소식을 접한 서재필은 일본에서 다시 미국으로 망명했다. 갖은 고생을 겪은 후에 그는 의사가 되었고, 조선 정부의 요청으로 복권되어 귀국했다.

서재필은 자신을 죽이려 했던 조국을 위해 정부 고문으로 일하는 한편, 〈독립신문〉을 만들고 '독립협회'를 결성했다. 당시 선비들 중 대부분이 중국에 대한 사대를 하늘이 내려준 옳은 길로 받아들이고, 소중화(小中華)가 되는 것을 영예롭게 여기던 시절에 서재필은 조선은 중국으로부터 독립해야 한다는 생각을 했다. 하지만 그는 고국 땅에서 뜻을 제대로 펼쳐보지 못했으며, 결국 다시 미국으로 돌아가 의사로 살다가 생을 마감한다. 이런 서재필이 갑신정변의 실패와 미국으로의 망명 직후 방황할 때 그를 붙잡아준 것도 의학이었고, 어려운 시절에 그에게 도움이 되었던 것도 의사라는 직업이었다고 나는 생각한다.

실제로 환자를 치료하는 임상의사만 의사인 것은 아니다. 기초의학을 연구하는 의사들도 있고, 행정 업무를 담당하는 의사들도 있으며, 정치를 하는 의사들도 있어야 하고, 의료 정책을 연구하는 의사들도 있어야 한다. 그런 의미에서 서재필은 의사라는 직업적인 면에서도 선구자로서의 역할을 한 사람이라고 생각한다. 그 자신이 병리학이라는 기초의학을 전공했고, 고국에 돌아와서는 "사람들을 살리는 것보다 나라를 살리는 게 더 절실하다"는 것을 깨닫고 정치가로서 활약했으며, 다시 미국으로 건너가서는 사람을 살리는 의사로서 살았기 때문이다.

서재필 기념회에서는 2004년부터 서재필 의학상을 제정해 국내외 의학계에 큰 업적을 남긴 사람에게 매년 수여하고 있다.

박 에스더

한국 최초의 여의사는 박에스더(1876~1910)이다. 원래 이름은 김점동 인데, 가난한 집안의 4녀 중 셋째 딸로 태어났다. 그녀의 아버지는 미국 선교사 아펜젤러 밑에서 잡일을 했는데, 그의 소개로 스크랜튼이 설립한 이화학당의 4번째 학생으로 1886년에 딸을 입학시킨다. 이화학당은 1885년에 설립되어 여학생을 모집했지만, 지원자가 없어 이듬해 5월에 비로소 최초의 학생이 입학하는데, 대부분 가난한 집안 출신, 고아들이 었다. 당시 일반인에게 서양인은 낯설고 두려운 존재였는데, 10세의 나이에 부모와 떨어져 이화학당에서 선교사의 교육을 받으며 김점동은 큰 변화를 받는다. 그녀는 특히 외국어에 뛰어난 소질을 보였고, 1890년 졸업과 동시에 한국 최초의 여성병원인 '보구여관'에서 여성 선교사의 통역과 의료보조를 담당했다. 그때 평생의 후원자인 닥터 로제타 홀을 만나게 되는데, 이듬해 세례를 받고 김에스더라는 이름으로 불린다.

1893년 17세의 그녀는 로제타 홀의 남편 닥터 윌리엄 홀의 중매로 기독교인 박유산과 결혼하며 이름을 박에스더로 바꾼다. 그녀는 처음에 통역은 좋아했지만, 외과 수술 보조는 싫어했는데, 언청이라 놀림 받던 아이가 수술 후 고운 입술로 바뀐 것을 보고 자신도 의사가 되겠다고 결심한다. 1894년 남편 윌리엄 홀이 조선에 온지 4년만에 전염병으로 사망해 로제타 홀이 출산을 위해 잠시 미국으로 돌아갈 때 박에스더의 의학공부를 위해 그 부부도 동반한다.

이듬해 그녀는 뉴욕의 공립학교에서 고등학교 과정을 밟고, 1896년 10월 볼티모어 여자 의과대학(현 존스홉킨스의대)에 최연소로 입학해 정식으로 의학 공부를 시작한다. 그녀가 의학공부를 하는데 헌신적으로 외조했던 남편은 졸업시험 3주전에 폐결핵으로 사망하는데, 그녀는 의학공부와 남편의 병원비와 생활비를 벌어야 하는 악조건에서도 우수한 성적으로 졸업한다. 1900년 대학을 졸업함과 동시에 그녀는 한국으로 돌아오는데 그때 그녀의 나이 24세였다. 당시 우리나라 사람들은 병에 걸리면 민간요법으로 치료하고, 더 심해지면 무속이나 한의사에게 의지했고, 이마저도 여의치 않으면 진료소를 찾았는데, 그녀는 귀국 후 이런 의료적 풍토를 계몽시켜가며 평생의 은인인 닥터 로제타 홀과 함께 보구여관과 평양의 광혜여원 등에서 엄청난 수술과 진료를 시행했다. 뿐만 아니라 평안도, 황해도 등의 지방순회진료, 로제타 홀이 설립한 맹아학교 일, 선교활동에도 열심이었던 그녀는 과로가 원인이 되어 폐결핵에 걸려 안타깝게도 34세의 나이로 생을 마감한다.

신성한 의술을 위해 치열하게 고민했던 여인, 자신의 꿈을 향해 두려움 없이 날갯짓할 줄 알았던 여인 박에스더. 보구여관이 뿌리가 된 이화여대 의과대학은 2019년 강서구로 이전하며 박에스더를 기념하여 새 의과대학 건물이름을 에스더빌딩으로 정했다.

세브란스 1회 졸업생들

김필순, 김희영, 박서양, 신창희, 주현측, 홍석후, 홍종은

에비슨이 조선에서 처음 의학 교육을 시작할 때는 학생들을 구하기가 힘들었다. 낯선 학문을 오랜 시간을 투자해 공부하기가 쉽지 않았기 때문이다. 세브란스 1회 졸업생인 박서양이 백정의 아들이고 주현측이 관기의 아들인 것이 그 때문이다. 사실상 한국 최초의 서양의사인 이 1회 졸업생들의 삶은 나와 같은 후배 의사들에게 많은 귀감이 된다. 1910년 국권이 피탈되자 그들은 하나같이 자신만을 위해서 살지 않았고, 민족을 위해 자신의 몸을 던졌다.

대한제국의 의학교를 졸업한 후 편입한 홍석후는 1931년까지 1회 졸업생 중 가장 오래 학교를 지키며 후학을 양성하는 한편 다른 이들은 홀

연히 독립 운동에 나섰다. 단순히 병을 치료하는 소의가 아닌 나라를 치료하는 대의가 되기로 한 것이다. 하지만 그들의 행로는 험난했다. 김필순은 독살되었고, 주현측과 유관순을 치료했던 김희영은 고문 후유증으로 세상을 떠났다. 백범 김구의 손윗동서이자 상해 임시정부의 군의였던 신창희는 머나먼 내몽고에서 유명을 달리했다. 이중에 박서양, 주현측, 김필순을 소개하겠다.

박서양(1885~1940)

박서양은 1885년 9월 30일 조선의 최하층이던 백정 박성춘의 장남으로 태어났다. 박성춘은 1893년에 서울에 온 에비슨이 신분을 차별하지 않는다는 점과, 몇 번에 걸쳐 직접 왕진을 해가며 자신을 성실하게 치료해준 것에 감명을 받아 기독교인이 되었다. 그와 에비슨의 만남은 백정과 양반이 같은 교회를 다니고, 백정이 처음으로 사람대접을 받아 상투를 틀고 갓도 쓰는 계기가 되었다.

박서양은 졸업 직후 세브란스에 남아 화학 과목을 맡아 강의했으며, 그 다음에 해부학을 가르친 뒤 외과에서 근무했다. 또한 세브란스 간호사 양성소의 교수로도 활동했다. 그는 1918년까지 근무하다가 사임하고, 만주의 용정으로 건너가 구세의원을 개업한 뒤 독립군을 도왔다. 일제가 남긴 군 기밀 서류에만 남아 있던 그의 행적은 후세에 재발견되었다. 그리하여 그가 숨진 지 68년이 지난 2008년에 정부로부터 건국포장을 받았다.

주현측(1883~1942)

주현측은 1883년 주백영과 관기 이경문의 장남으로 평안남도 선천군에서 태어났다. 그는 1900년 선천 미동병원에서 일하다가 상경해 1905년 제중원 의학교에 입학한다. 그는 졸업직전 김필순 등과 함께 신민회에 가입했고, 졸업 후 학교에 남지 않고 선천에서 인제의원을 개원한다.

그는 비밀리에 국권회복을 위해 활동하다가 1911년 '105인 사건'으로 체포되어 징역 6년을 선고 받았으나, 2년 동안 옥고를 치룬 후 무죄로 석방된다. 국내 항일운동이 힘들어지자 주현측은 1912년 상해로 망명해 임시정부 활동에 참여하는 한편 세브란스 후배 신현창과 함께 삼일의원을 개원해 군자금을 조달한다.

그는 1927년 귀국해 고향에 동제의원을 개원했고, 사재를 털어 당시 평안북도 유일의 고아원인 대동고아원을 세우기도 한다. 1936년 동우회 사건으로 다시 일본 경찰에 체포되어 2년 6개월간 옥고를 치른다. 1942년에는 선교사를 통해 상해임시정부에 군자금을 보낸 것이 발각되어 혹독한 고문을 받고 후유증으로 조국의 독립을 보지 못한 채 60세의 일기로 생을 마감한다. 1972년 독립유공자로 건국공로 대통령 표창을 추서받았다.

김필순(1878~1919)

1998년 연세대학교 의과대학에서 '광혜원 개원 113주년 및 한국 최초 의사 배출 90주년 기념식'이 거행되었다. 그때 제1회 의과대학 졸업생

7명의 후손도 초청을 받았다. 그중에는 김필순의 딸로서 베이징에서 살고 있던 김로 할머니도 있었다.

연세대학교에서는 5명의 교수가 김필순의 의학적 업적과 나라를 구하기 위해 바친 삶에 대해 연구 발표를 했다. 김필순은 우리나라 최초 의사 7인 중에서도 가장 뛰어났으며, 독립 운동을 하다가 젊은 나이에 일본군 특무대원에게 사망했다. 일반인들은 의사이면서 혁명가라면 쿠바의 체 게바라를 떠올리겠지만, 나는 '김필순'을 생각한다.

김필순은 1878년 6월 25일 황해도 장연군에서 김성섬의 장남으로 태어났다. 그의 집안은 일찍이 개화한 우리나라 최초의 기독교 집안에 속한다. 김필순은 한학을 수료했으나, 일찌감치 언더우드 같은 선교사들과 자유롭게 접촉할 기회를 가졌다. 또한 서울에서 신식 교육도 받았다. 김필순은 언더우드의 집에 머물면서 배재학당에 입학했고, 남달리 영어 공부도 열심히 했다. 그래서 나중에 에비슨의 의학 강의 시간에 자주 통역일을 담당할 수 있었다.

김필순은 학생 때부터 에비슨을 도와 《그레이 해부학 교과서》를 번역했고, 1910년에는 우리말로 된 최초의 외과학 교과서인 《외과총론》을 펴냈다. 또한 화학, 해부생리학, 내과학 등 다양한 책을 한국 최초로 번역하였다. 이와 같은 경험을 바탕으로 이미 졸업 전에 저학년 학생들의 강의도 담당했다. 에비슨은 김필순의 이런 능력을 인정하여 장차 세브란스 병원 운영의 책임을 맡기고, 한국의 서양의학을 이끌 재목으로 키우려고 했다. 이는 에비슨이 세브란스 병원을 건축하고 있을 당시 상황을 적은 《구한말비록》에서도 확인할 수 있다.

김필순은 학교생활에도 열심인 한편 기울어가는 나라를 위해 우국지 사와도 교분을 맺었다. 특히 도산 안창호와 의형제를 맺고 그를 도왔으 며, 졸업 직전인 1907년에 항일 비밀결사인 신민회에서 활동하다가, 1911년 '105인 사건'에 연루되자 서간도의 통화로 피신했다. 통화에는 신민회의 이회영 등이 건설하던 조선 독립군 기지와 조선인촌이 있었다. 김필순은 이곳에서 병원을 열고, 독립군을 도왔다. 그러나 통화가 점차 일제의 영향권에 들면서 압박이 심해지자 1916년에 몽골 근처의 치치하 얼로 이동했다. 이곳에서도 김필순은 병원을 개설해 독립군 전사들을 치 료하면서 독립운동가들의 연락 거점으로도 활용했다. 또한 거의 모든 수 입을 조선독립군의 군자금으로 기부했다. 한편으로는 땅을 구입해 평소 꿈꾸던 조선인을 위한 이상촌 건설도 시작했다. 그 덕에 중국 일대에 흩 어져 있던 애국 청년들이 이곳에 모여 독립군이 될 계획도 세울 수 있었 다. 하지만 김필순은 1919년 병원에 몰래 잠입한 일본군 특무대원이 건 넨 우유를 마시고 사망했다. 향년 41세였다.

김필순이 죽고 다음 해에는 치치하얼에 홍수가 났다. 그리하여 김필순 의 집안은 곤궁해졌다. 이상촌 또한 규모가 급격히 줄어들면서, 김필순 의 자녀들은 생계를 위해 뿔뿔이 흩어졌다. 김필순은 망명지에서 일찍 죽었기 때문에 역사에 기록되지 않았고, 사람들의 기억에서도 사라졌다. 이후 그의 행적이 알려지면서 김필순은 1997년에 독립유공자임을 인정 받아, 건국훈장 애족장을 받았다. 2007년 MBC 다큐멘터리 〈광야의 의 사〉편에 소개되기도 했다. 김필순의 아들이자 중국 최고의 영화배우였 던 김염은 1996년 〈KBS 일요스페셜〉에서 '상해의 영화 황제 김염'으로

소개되기도 했다. 2003년에는 김염의 생애를 추적한『상하이 올드 데이스』(민음사, 박규원)가 올해의 논픽션상을 수상하기도 했다. 하지만 그가 한국에 널리 알려지지 않았던 이유는 중국 국적을 취득했으며 '진옌'이란 이름으로 활동했기 때문이리라 생각한다.

아무튼 김필순은 의사이기 이전에 나라를 사랑했던 혁명가였고, 박애주의자였다. 일제 강점기, 의사라는 신분 덕에 일본인들에게서도 존경을 받으며 풍족하게 살 수 있었을 김필순이 나라를 위해 택했던 길을 보면서 나는 의사로서의 자부심을 느낀다.

✛ 한국의 세브란스, 한국의 미네소타 프로젝트

미국과 캐나다, 호주의 의료선교사에 의해 근대 의료의 뿌리가 내려진 우리나라는 이제는 반대로 아프리카 최빈국과 다른 개발도상국에 병원과 의과대학을 설립해 은혜를 갚고 있다.

한국의 명성교회가 주도해 1993년 동아프리카 에티오피아의 수도 아디스아바바에 설립된 명성기독병원(MCM)은 아프리카 최고의 병원으로 성장했고, 연이어 2012년에 개교한 명성의과대학은 2018년 12명의 첫 번째 졸업생을 배출했다. 현재 이 병원은 국립의대인 라이온의과대학을 능가하는 대학병원으로 성장했고, 미국의 오바마 대통령이 에티오피아에 왔을 때 응급대기병원으로 지정되기도 했다. 헌신하고 있는 한국 의사들이 교수요원으로 개원부터 현재까지 인술을 베풀고 있기에 가능한 일이었다.

아프리카에서도 최빈국인 말라위에도 대양상선의 후원으로 세워진 말라위 대양누가병원/대양간호대학/대양의과대학이 있다. 2008년 백영심 간호사에 의해 시작된

이 병원과 학교 또한 말라위에서는 최고의 병원인데 한국 출신 의료진들이 구심점 역할을 하고 있다. 아프리카 에스와티니(구 스와질란드)에서도 최초의 의과대학 설립이 한국 기독단체에 의해 추진 중이다.

또한 2006년 의사 김우정에 의해 시작된 캄보디아의 헤브론병원도 레지던트 수련 병원으로 성장했고, 부설 간호대학도 설립했다. 뿐만 아니라 현재도 기독의사들을 중심으로 수십 명의 한국 의료진들이 세계 각지의 의료오지에서 인술을 베풀고 있다.

한국전쟁 직후 미국은 한국 원조 프로그램의 일환으로 미네소타주립대에 서울대 교수진을 보내 의학, 농업, 공업 분야의 선진학문을 전수시키는 일명 '미네소타 프로젝트'를 진행했는데, 1955년부터 7년에 거쳐 226명(의학 분야는 77명, 단기 3개월~장기 4년)이 미국이 비용을 전액 부담하면서 연수를 다녀왔다. 이를 통해 서울대 의대와 병원은 비약적인 발전의 토대를 마련할 수 있었고, 다른 의과대학에도 효과가 파급됐다.

이제는 한국국제보건의료재단이 주관하는 '이종욱 펠로우십 프로그램'(후진국의 의료진들을 초청하거나 한국의 의료진이 방문해서 선진의료기술을 전수하는 프로그램), '한국국제협력단(KOICA)의 해외의료원조 프로그램'(자원하는 의사들을 후진국에 파견), 서울아산병원의 '아산 인 아시아프로젝트', 서울대 의대가 라오스 국립 의대에 시행하고 있는 '이종욱—서울 프로젝트' 등으로 은혜를 되갚고 있다.

의술은 나눌 때 진정한 가치가 있다.

PART.7

한국 의학계를 빛낸 영웅들

살려야 한다.

_ 국군 의무병과 훈

이승규(1949 ~)

서울아산병원 외과교수. 세계 최다. 최고 성공률의 간이식 전
문가다. 간이식은 조직이 크고 출혈도 많아 장기이식 수술에서
가장 어려운 분야인데, 그 중에서도 '꿈의 수술'이라 불리는 '2
대1 생체간이식'을 2000년 세계 최초로 성공했다. 병든 간을
완전히 절제하고 살아있는 2명의 기증자 간 일부를 이식하는
이 수술은, 이전에 기증자가 있어도 간 크기가 맞지 않아 죽을
수밖에 없었던 수많은 말기 간환자의 생명을 구했다. 현재 전
세계 '2대1 생체간이식'의 95% 이상이 서울아산병원에서 이
루어지고 있다. 미국은 전체 간이식 중 95% 이상이 뇌사자 간
이식이고, 서울아산병원은 80% 이상이 생체간이식이지만 생
존율은 더 높다. 생체간이식이 뇌사자 간이식보다 훨씬 어렵다
는 점을 감안하면 압도적인 성과고 미국을 포함한 세계 각지
의 의사와 환자들이 '생체 간이식의 메카'로 자리 잡은 아산병
원을 찾고 있다.

인류의 주치의 이종욱(1945~2006)

　우리나라의 의학계를 빛낸 서재필, 박에스더, 김필순, 백인제, 장기려, 이호왕, 이종욱 같은 의사들 중에서 이종욱은 좀 특별하다고 생각한다. 가장 최근의 인물이기도 하려니와, 직접 환자를 치료하는 임상의사라기보다는 세계보건기구(WHO)의 수장이라는 행정가의 이미지 때문이다. WHO는 UN에서 가장 큰 전문기구다. 즉, '한국 역사상 첫 UN 산하 전문기구의 수장'이었던 이종욱은 참으로 큰 의사였다고 생각한다.

　사실 의사는 좁은 진료실 안이나 수술실에서 거의 모든 시간을 보내기에 본의 아니게 스케일이 좁아지는 단점이 있다. 이종욱은 WHO에서 요직을 역임할 때에도 자신의 업무 분야만 챙기지 않았다. 세계적인 의학 저널인 〈뉴잉글랜드 저널 오브 메디슨(NEJM)〉, 〈자마(JAMA)〉, 〈랜싯(Lancet)〉 등은 기본적으로 챙겨 봤고, 국제적인 사안이 터지면 관련 자료를 반드시 읽었다. 의사가 자기 전공 분야가 아닌 내용까지 찾아서 읽기란 결코 쉽지 않다는 사실을 의사인 나도 잘 알고 있기에 상당히 존경스러운 점이기도 하다. 이런 와중에도 영어, 일어, 프랑스어, 중국어 5개 국어까지 배운 세계인이던 그는 총장 취임 후에만 무려 60여 개국을 돌았다.

60세를 넘긴 나이에도 이종욱은 퇴근 뒤 꼭 프랑스어로 된 신문을 읽었다고 한다. 프랑스어-영어 전자사전으로 단어를 찾아가면서 말이다. WHO는 물론 제네바에서도 주문을 의뢰할 곳이 없어 직접 주문한 일본 신문을 점심식사 때마다 탐독했다. 그는 인턴 직원이나 연수를 오는 학생들을 만날 때마다 "꿈이 뭔가?"라고 반드시 묻곤 했다. 만약 구체적인 계획을 말하지 못하면 참으로 한심해했고, 때로는 화까지 냈다고 한다. 이종욱에게 있어서 꿈은 항상 그를 지탱해주는 버팀목이었기 때문이다. 이런 이종욱이 전 인류를 대상으로 하는 WHO의 수장 역할을 했다는 사실은, 한국 의사들에게 자부심을 갖게 했다고 생각한다.

WHO의 수장이 된 이종욱은 국가원수급 예우를 받게 되었지만, 그는 WHO의 1호차로 불과 2000만 원대인 소형차를 골랐다. 에너지 절약을 위해 바꾼 파란색 하이브리드 자동차였다. 이종욱은 차를 탈 때에도 항상 뒷좌석 대신 운전사 옆의 조수석에 앉았다고 한다. 운전사 옆에 앉은 이유는, 운전사도 자신도 WHO 직원임을 보이기 위함이었다. 자동차를 선택함에 있어서나, 거대한 국제기구의 수장이 운전사의 옆자리에 앉은 것이나 당시로서는 혁신이었고 파격이었다.

이종욱은 휴일마다 당연하다는 듯이 본인의 차량을 직접 몰고 사무실에 왔다고 한다. 또한 관용차에는 반드시 WHO 직원만 태웠다. WHO 차량은 직원만 이용해야 한다고 믿었기 때문이다. 비행기를 탈 때에도 비즈니스석 대신 이코노미석만 이용했다. 왜 그렇게 하느냐는 질문에 이종욱은 이렇게 대답했다.

"WTO에 분담금을 내는 나라들 중에는 가난한 나라들도 있습니다. 그런 나라의 국민들이 낸 돈으로 제가 호강할 수는 없지요."

이종욱은 WHO 사무총장 시절에도 제네바의 작은 아파트에 전세로 살았다. 그는 이렇듯 평생 자기 집 하나 가지지 않았고, 구입한 지 10년 된 차를 몰고 다녔으며, 옷차림도 늘 소박했을 정도로 소탈했다. 그래서 이종욱의 별명 중 하나가 '청백리'였다. 미국 보건부 장관 마이크 리빗은 조류인플루엔자(AI)가 확산되던 시기에 동남아시아 국가들의 상황을 조사하려고 이종욱과 동행했다. 그때 리빗이 이종욱에게 왜 봉사하는 삶을 택했느냐고 물었더니, 이종욱의 대답이 이러했다.

"한국전쟁 때 제가 다섯 살이었어요. 어머니랑 두 형제와 서울에서 대구까지 60일 동안 눈보라 속을 걸었습니다. 그때 사람에 대한 연민을 처음 느꼈지요."

이종욱이 사망한 지 2년이 지난 뒤인 2008년부터는 고(故) 이종욱 WHO 전 사무총장을 기리기 위해 WHO와 한국 국제 보건 의료 재단이 상금으로 10만 달러를 출연하여 '이종욱 공공 보건 기념상'을 만들었다. 이는 에이즈와 전염성 질환의 예방 및 치료, 관리, 연구에 기여한 개인이나 단체, 정부 기관이나 비정부 기관을 대상으로 한다. 시상식은 매년 WHO에서 세계보건총회가 열리는 5월 중에 스위스 제네바의 UN 유럽

본부에서 열린다. 2009년에 이 상을 첫 수상한 단체는 그루지아의 '전염병 에이즈 및 임상 면역 연구 센터(IDACIRC: Infectious Diseases, AIDS and Clinical Immunology Research Center)'였다.

이종욱은 1945년에 서울에서 4남 1녀의 셋째로 태어났다. 이종욱의 부친은 그가 경복고등학교에 다닐 때 돌아가셨다고 한다. 그래서 이종욱은 고등학생 때부터 과외교사를 함으로써 학비를 벌었다고 한다.

이종욱은 처음에는 공과대학에 진학했다. 그러나 졸업 후 한센병을 퇴치하기로 마음을 먹으면서 다시 서울대학교 의과대학에 진학했다. 동기들보다 5년 늦게 의과대학에 입학한 것이다. 그가 한센병 환자들과 직접 처음 만난 것도 서울대학교 의과대학생 시절이었다. 그 당시 봉사 활동의 일환으로 경기도 안양의 나자로 마을에 간 이종욱은 일본인이자 동갑내기인 가라부키 레이코와 운명적인 만남을 가졌다. 영문학도였던 레이코는 일본에서 모금한 돈으로 1972년 한국에 온 뒤, 나자로 마을에서 봉사 활동을 하며 한국인 한센병 환자들을 간호했다. 심지어 한국어를 열심히 배워 KBS 외국인 장기자랑에서 1등을 하기도 했다.

1976년 그들은 명동성당에서 결혼했다. 이종욱을 만나기 전에는 수녀가 되려고 했던 레이코는 결혼 후 남편의 길을 따랐다. 1979년 서울대학교 의과대학을 졸업한 이종욱은 몸담았던 춘천의료원을 그만두고 미국 유학길에 올랐다. 한센병에 관해 더 공부하려고 해서였는데, 그 당시 대한민국의 사정을 생각하면 이는 이종욱이 부를 쌓기를 진즉 포기했음을 의미한다고 생각한다. 2년간 하와이주립대학에서 전염병 방역학을 전공한 이종욱은 '나병의 혈청학적 조기진단법'으로 박사 학위를 취득했다. 그 직후 지도교수로부터 강의 제안을 받기까지 했지만 거절했다.

그의 나이 36세 때, 이종욱은 남태평양의 조그만 섬나라인 사모아의 린든 B. 존슨 병원에서 의사로 일했다. 바로 그때 WHO 남태평양 지역 사무처에서 의료 봉사 활동을 시작하면서 WHO와도 인연을 맺었다. 아울러 사모아에서도 나자로 마을에서처럼 열정적으로 한센병 환자들을 돌봤기에 '아시아의 슈바이처'라고 불렸다. 또한 남태평양 한국 원양 어업 전진기지에 진출한 200여 척의 원양 어선 선원 2,000여 명과 교민들에게도 의료 봉사를 했다.

1983년 이종욱은 인생의 전환점을 맞는다. WHO 서태평양 지역 사무처의 한센병 자문관으로 국제기구 생활을 시작한 것이다. 국제기구에서 일하는 것은 보다 더 많은 사람을 치료하고 싶었던 그의 소망과도 부합했다. 그리고 1991년에는 서태평양 지역 사무처의 질병 예방 및 관리국장으로 임명되었고, 1994년 4월에는 WHO 본부 예방 백신 사업 국장으로 임명되면서 스위스 제네바에서 근무하게 되었다. 이때까지는 물론 그이후에도 계속 바이러스와 싸웠던 이종욱은 이 당시 소아마비 바이러스인 폴리오바이러스를 잡는데 주력했다. 그의 노력 덕에 그가 국장으로 취임한 이듬해인 1995년에는 소아마비 발생률이 세계 인구 1만 명당 1명 이하로 떨어졌다. 이종욱의 이런 공로를 인정한 미국 과학 잡지 〈사이언티픽 아메리칸(Scientific American)〉은 이종욱에게 '백신의 황제'라는 칭호를 보냈다.

1999년 9월 할렌 브룬트란트 전 노르웨이 수상이 WHO 사무총장으로 선출되자 이종욱은 특별보좌관으로 임명되었다. 2000년 12월에는 결핵국장으로 임명되어 일선에서 뛰었는데, 그 당시 이종욱은 북한에 6만명 분의 결핵약을 공급했으며, 22개국의 결핵 고위험국을 대상으로 결핵퇴치 사업도 추진했다. 그는 항상 "있는 사람과 잘사는 국가가 못 사는 사람들과 저개발 국가를 위해 인적·물적 자선을 베풀어야 한다"는 소신을 가지고 있었다. 이종욱은 결핵국장으로 있을 때 결핵 퇴치 국제 협력 사업단 산하에 GDF(Global Drug facility, 국제의약품기구)를 창설했다. 결핵 치료용 약품을 낮은 가격으로 확보하기 위해 대량 구입하기 위해서였다. 물론 저개발국가에 지원하기 위해서였고 말이다.

전임 총장의 임기가 종료될 2003년이 오자 이종욱은 세계 각국에서 지원한 80여 명의 후보들과 치열한 WHO 사무총장 경쟁을 벌였다. 그리하여 집행 이사회의 지명 선거전에 출마한 최종 후보 8명 중 하나가 되었다. 이종욱은 쟁쟁한 후보들과 7차 투표까지 가는 접전 끝에 유럽여러 나라가 밀던 벨기에인 페터 피오트 UN 에이즈 퇴치 계획 사무국장을 2표차로 제치고 사무총장에 극적으로 당선되었다. 2003년 7월, 이종욱은 WHO의 제6대 사무총장이자 한국인으로서는 최초로 UN 산하 전문 기구의 수장으로 취임했다.

사실 우리나라 사람들은 WHO 사무총장 선거 전인 2002년까지 이종욱의 존재조차 제대로 인식하지 못했다. 하지만 제네바의 WHO 본부는 이종욱이 의학박사로서의 전문성과 행정 능력을 차근차근 쌓아온, 말 그대로 'WHO의 살아 있는 증인'임을 누구나 인정하는 터였다. 심지어 어떤 사람들은 키가 165cm 정도인 이종욱을 '작은 거인'이라고 표현하기까지 했다. 결국 그가 WHO의 수장이 된 것은 순전히 그 혼자만의 힘이었다고 해도 과언이 아니다. 이종욱이 사무총장이 되는 데 가장 큰 걸림돌은 미국도, 일본도 아니었다. 아이러니하게도 바로 한국이었다고 한다. 이종욱이 WHO의 수장이 되는 선거에 나서겠다고 하자 한국에서는 "한국인이 무슨 WHO 사무총장이냐?" 또는 "이종욱 개인은 WHO에서 수많은 국장(80명 정도) 중 하나일 뿐인데, 감히 총장에 도전 한다고?" 같은 냉소적인 반응을 보인 것이다.

"한국에서 장관 한번 안 해본 사람이 무슨 국제기구 사무총장을 한다는 건지?"라는 말도 있었다고 한다. 이는 이종욱이 젊은 시절부터 계속 WHO 등 국제사회에서 경력을 쌓았기 때문에 한국에는 제대로 알려지지 않았기 때문이기도 했다. 또한 이종욱과 함께 출마했던 사람들 중 대부분이 자국에서 보건부 장관을 지냈기 때문이기도 했다. 하지만 이종욱의 그런 경력을 문제로 삼은 이들은 많은 국제기구 수장이 해당 국제기구에서 성장했다는 사실을 몰랐던 것 같다.

"의과대학 출신이 국제기구의 총장 자리에 앉겠다니!"라는 말도 있었다. 하지만 의학을 전공한 사람이 보건을 책임진다는 것은 국제사회에서는 당연한 일이다. 그래서 WHO의 역대 사무총장들은 모두 의사였으며, 이종욱의 전임자인 브룬트란트 사무총장도 노르웨이의 수상이 되기 이전에 이미 의학 전공자였다. 하지만 우리나라에서는 의사 출신 보건복지부 장관이 드물다 보니 이런 주장이 나온 것이라 생각한다. 즉, 의사는 특정 이익단체에 유리하게끔 정책을 결정한다는 낙인이 찍혀 있기 때문이다. 슬픈 일이다.

다행히 이종욱도 최종 선거를 앞뒀을 때는 한국 정부의 전폭적인 지원을 받았다. 그러나 처음부터 그랬더라면 얼마나 좋았을까? 결국 이종욱 때의 경험 때문인지 2006년에는 당시 외교통상부 장관이던 반기문이 UN 사무총장에 도전하자 국가에서 전폭적으로 지지해주었고, 그 덕에 최초의 한국인 UN 사무총장이 탄생할 수 있었다.

항상 저개발국가와 가난한 나라에 관심이 많았던 이종욱이 사무총장에 취임하면서 새롭게 추진한 것은 HLS(Health Leadership Service) 프로그램이었다. 이는 저개발국가의 젊은이들이 정식으로 보건학을 공부할 수 있도록 지원하고, 이들이 과정을 수료한 후 자신들의 조국에서 보건과 관리 분야에서 일하도록 하는 프로그램이었다. 그래서 질병으로 고통 받는 북한 주민들에 대한 지원에도 남다른 열성을 보였다. 북한 주민들을 향한 그의 안타까움은 북한 대표부 행사에 최우선 순위를 두어 빠지지 않고 참석할 때의 발언에서도 드러난다.

"결핵균이 이념을 알까요? 결핵균 앞에서 무슨 사회주의고 민주주의가 있습니까? 약이 없으면 환자들은 그냥 죽을 수밖에 없어요. 약을 보급하는 문제는 이념보다 인류애의 문제란 말입니다."

이렇듯 그를 도와주기보다 그의 도움을 받는 한민족에 대한 그의 자부심도 각별했다.

"한국에서 1등을 하면, 세계에서는 볼 것도 없이 1등인 겁니다."

이종욱은 총회 연설 때마다 마지막 인사를 항상 우리말인 "감사합니다"로 끝을 맺었다. 그 자리에서 그 말을 듣는 한국인들은 온몸에 전율을 느끼기까지 했다고 한다. 영문으로 명함을 만들 때는 한국인들도 'Jong-wook LEE' 등으로 표기하기 마련인데, 이종욱은 사무총장이 된 뒤 그런 관례를 깨버렸다. 그는 전 세계 사람들을 만날 때마다 증정하는 명함뿐만 아니라, 모든 WHO 공식 사이트에 자신의 이름을 'LEE Jong-wook'으로 표기하게 했다. 그의 재임 기간 중 사무총장실에는 대한민국 복지부가 기증한 〈십장생도〉가 걸려 있었으며, 그의 지갑에는 서울시 동작구청장의 직인이 찍힌 주민등록증도 내내 담겨 있었다. 제네바에서도 두부 김치와 파전, 돌솥비빔밥, 순두부를 즐겨 먹었다고 한다.

이종욱은 "2005년까지 세계 300만 에이즈 환자들에게 항에이즈바이러스 치료제를 보급하겠다"는 공약 사항을 반영한 '3 by 5' 사업도 벌였다. 이 사업은 모금액 부족으로 목표를 달성하지는 못했지만, WHO는 일단 모금한 돈만으로도 무려 100만 명에게 항에이즈바이러스 치료제를 공급할 수 있었다. 즉, 에이즈 대책의 큰 전환점이 될 봉홧불을 지피는 데는 성공한 것이다.

에이즈 관련 구호 단체인 테런스 하긴스 트러스트(Terrence Higgins Trust)도 "이종욱 사무총장은 가난한 나라의 에이즈 환자들을 위해 처음으로 실질적인 목표를 마련하고 추진했다"고 평했다. 또한 에이즈 관련 전문가들로 구성되어 WHO에 조언을 해주는 자문단인 TAG도 "이종욱 사무총장은 WHO의 에이즈에 대한 대응 방식을 근본적으로 바꿔놓았다"고 말했다.

이종욱은 WHO 사무총장이 된 뒤 매년 30만 킬로미터 이상의 거리를 날아다니며 미국, 프랑스, 러시아 정상들을 찾아가 의료 펀드 확대를 호소했다. 또한 매년 평균 150일가량의 출장 일정까지 소화했다. 전임 사무총장이 매년 평균 100여 일가량의 출장을 다녔던 것과 훨씬 많이 비교된다. 또한 이종욱은 사무총장 취임 후 불필요한 경비를 줄인다는 일념으로 해외 출장 수행자도 대폭 줄임으로써 한두 명의 수행원만 대동하는 경우가 허다했다. 전임 사무총장이 개인 수행원은 물론 수행원을 여럿 데리고 다녔던 것을 생각하면 심할 정도로 간소했다. 하지만 이런 점을 지적받을 때마다 이종욱은 늘 행동의 중요성을 강조하며 이렇게 말했다.

"옳다고 생각하면 바로 행동해야 합니다. 핑계를 대기 시작하면 한이 없어요. 뭔가를 해야 한다고 생각했으면 일단 시작해야 합니다."

이종욱에게서 늘 이런 이야기를 듣던 WHO직원들도 그에 대해 '항상 행동하는 사람(Man of Action)'이라는 인식을 가지고 있었다.

이종욱이 WHO 사무총장으로 재임하던 때에는 유독 사스(SARS, 중증 급성 호흡기 증후군)나 AI 같은 전염성 질병이 대유행했다. 마치 하늘이 이종욱을 시험하시려는 게 아닌가 싶을 정도였다.

일단 이종욱이 사무총장에 당선된 2003년에는 사스가 중국을 중심으로 확산되기 시작했다. 그때 이종욱은 현장을 직접 방문하여 지휘했다. 이듬해인 2004년 10월에는 전 세계적으로 AI 감염 사망자들이 속출했다. 치사율이 최고 30%를 넘는다는 보도까지 나오면서, 인류는 살인적인 인플루엔자가 전 세계적으로 대유행할 것이라는 팬데믹(pandemic) 공포에 사로잡히기까지 했다. 이때도 이종욱이 바로 나섰다. 이 당시 이종욱은 AI를 비롯한 팬데믹에 대비하기 위해 전 세계가 공동으로 노력해야 한다고 역설했다. 이렇게 해서 나온 것이 지금도 사용되는 'WHO 대유행 단계'라는 로드맵이다. 이는 전염성 질병을 인체 감염 위험에 따라 6단계로 구분한 뒤 단계별로 대처하는 전략이다.

'WHO 대유행 단계'에 따라 지금도 전 세계의 전염병 정보는 스위스 제네바의 WHO 본부 건물 지하의 '전략 보건 활동 센터(SHOC)'에 집결된다. 이는 이종욱이 2004년에 미국 국방부의 '워룸(war room)'을 벤치마킹하여 만든 곳이다. 세계를 위협하는 전염병과의 전쟁에서 인류 측의 사령부 역할을 하는 이곳의 공식 명칭은 'JW Lee 센터'다. '이종욱' 총장의 영문 이니셜을 딴 것이다. 신속한 전염병 보고감시체계와 상황별 치밀한 대응 전략 등을 갖춘 JW Lee 센터가 가장 빛을 발한 때는 이종욱이 고인이 된 지 3년째 되던 2009년이었다. 그 해에 수십만의 희생자를 낼 것이라며 전 세계를 바싹 긴장시켰던 신종 플루는 JW Lee 센터에 의해 최소한의 피해만 내고서 제압되었다. "죽은 이종욱이 살아서 활개 치던 신종 플루를 물리친" 셈이었다.

그래서 이종욱이 WHO 사무총장이던 시절에도 그의 주변에서는 그가 당시 UN 사무총장이었던 코피아난의 뒤를 이어 차기 UN 사무총장이 될 인물이라는 평가가 내려지고 있었다. 그 당시 제네바 정가에서도 이종욱이 차기 UN 사무총장으로 유력하다는 이야기가 돌았다. 만약 그가 갑자기 서거하지 않았더라면 반기문 대신 이종욱이 UN 사무총장이 되었으리라 생각한다.

이런 이종욱이었기에 그가 2005년 10월 '자랑스러운 서울대인' 상을 받기 위해 잠시 귀국했을 때에는 그에게서 꿈을 받으려는 후배들로 모교의 강당이 미어터졌다. 그는 후배들에게 꿈과 동기를 부여해줄 다양한 일화들을 들려주었다. 전투 중이던 양측 군인들이 소아마비 백신 주사를 맞기 위해 며칠간 휴전했던 이야기, 나이지리아인들 사이에 퍼졌던 백신 관련 유언비어를 잠재우고 백신 접종 사업을 수행한 이야기, 세계의 질병 발생 현황을 실시간으로 감시하는, 오늘날 JW Lee 센터로 불리는 WHO 지하 벙커인 이야기 등을 말이다. 질문과 토론 시간에 이종욱은 이런 발언을 했다.

"여러분 자신의 능력을 마음껏 펼칠 수 있도록 장래를 선택하세요. 허나 가장 비겁한 선택은 '돈'을 기준으로 한 선택입니다. 돈을 벌기 위해 의사가 되겠다고요? 그럼 당장 그만두고 경영인이 되는 공부를 하세요."

2006년 5월 20일, WHO 총회 개최를 2일 앞두었던 날이었다. 총회 준비로 과로했던 이종욱은 제네바 사무실에서 갑자기 구토를 일으키면서 쓰러졌다. 급히 스위스 제네바 시의 칸토날 병원으로 긴급 후송된 이종욱은 뇌 혈전을 제거하는 수술을 받았지만, 끝내 의식을 회복하지 못하고 개막식 날인 22일 오전에 서거했다. 그 전에도 이종욱은 혈압이 높아서 출장을 줄이기까지 했지만, 체중이 줄고 혈압이 내려가면 바쁜 일정으로 복귀하기 일쑤였다. 더군다나 60세라는 고령에도 불구하고 해외 출장을 자주 다님으로써 온몸이 파김치가 된 적도 많았다. 그런데도 귀국하자마자 곧바로 사무실에 출근하여 업무를 보는 초인적인 정신력을 보이기까지 했다. 결국 그러한 무리가 이종욱의 건강을 해친 것이다.

2006년 5월 22일, 스위스 제네바의 WHO 총회는 이날 애도의 물결 속에서 개막되었다. 이종욱이 개막식을 주관해야 할 자리에는 여비서가 대신 나와 추모 연설을 했다. 이어서 전 세계 140여 개국에서 온 대표단이 5분간 묵념을 올렸다. WHO는 이날 "지도자를 갑작스럽게 잃은 우리는 지금 넋을 놓고 있다"는 성명을 냄으로써 이종욱의 급서 소식을 192개 회원국 대표들에게 알렸다.

페루에서 결핵 퇴치를 위한 자원 봉사를 하던 부인 가라부키 레이코리와 미국 코넬 대학교에서 전자공학 박사 과정을 밟고 있던 외아들 이충호(당시 28세)가 급히 제네바에 모여 고인의 마지막 가는 길을 지켰다. 한국에서 날아온 동생인 이종오(당시 명지대학교 교수, 전 국무총리실 인문사회연구회 이사장)도 고인의 임종을 지켜봤다. 그 당시 미국 대통령이었던 조지 W. 부시를 비롯한 세계 각국의 지도자들도 조의를 표했다. 제네바의 한국인 의사 16872번(한국 의사면허 번호), 바로 '모든 소외된 인류의 주치의'는 이렇게 많은 사람의 애정 어린 전송을 받으며 영원한 안식의 세상으로 간 것이다.

이종욱의 유해는 장례식 뒤 화장되어 2006년 5월 29일 대전 국립묘지에 안장되었다. 또한 그의 생전의 업적이 기려짐으로써 대한민국 정부 국민훈장 무궁화장이 추서되었다. 그의 묘비에는 그가 2003년 7월에 WHO 직원들에게 행한 취임 연설의 마지막 문구가 새겨져 있다.

"우리는 인류 전체의 건강을 추구하기 위해 활동할 것입니다. 다 함께 과거에서 배움으로써, 우리는 범세계적 공공 보건의 미래를 변화시킬 수 있습니다(We will move forward towards for the goal of Health for all. Together,

learning from the past, we can change the future of global public health)."

한국의 파스퇴르 이호왕(1928~2022)

미국 의사이자 의학 미스터리 스릴러 작가로 1990년대에 한국에서도 선풍적인 인기를 누렸던 로빈 쿡을 아는가? 그의 소설에서 등장한 몇 안 되는 한국과 관련된 소재가 바로 한탄바이러스였다. 한탄바이러스 그리고 서울바이러스 등이 모두 한국명인 것은 그 발견자가 바로 '한국의 파스퇴르'라고 불리는 의학박사 이호왕이기 때문이다. 물론 루이 파스퇴르 (1822~1895)는 의과대학을 졸업하지 않았기에 의사는 아니다. 하지만 전염병의 원인에 대한 기존의 자연발생설을 뒤집은 세균원인설을 굳건히 세운 최고의 과학자였다. 그리고 파스퇴르가 세균으로 유명한 학자였다면, 이호왕은 바이러스로 유명한 학자다.

바이러스는 세균보다 작은 미생물이자, 스스로 번식하지 못하는 최하등 생물이다. 감기처럼 가벼운 질환을 일으키기도 하지만, 간염이나 에이즈처럼 치명적인 병을 유발할 수도 있다. 바이러스는 현대의학에서도 미지의 과제다. 세균은 항생제로 죽일 수 있지만, 바이러스를 완전히 없 앨 수 있는 약물은 아직 개발되지 않았기 때문이다. 그런데 이호왕은 한 때 에이즈, 말라리아와 함께 세계 3대 전염성 질환으로 알려졌던, 매년 전 세계에서 20만 명을 학살하던 유행성 출혈열의 병원체인 한탄바이러 스와 서울바이러스를 세계 최초로 발견했을 뿐만 아니라, 이 괴물 바이 러스를 예방할 백신도 개발했다. 이로써 이 괴질을 두려워하던 인류는 오히려 사냥에 나서기 시작했다.

이호왕은 1928년 10월 26일 함경남도 신흥군 신흥면 흥경리 308번지 에서 태어났다. 비교적 부유한 환경에서 자랐지만, 해방 후 소련군이 진 주하면서 삶이 꼬이기 시작했다. 소련군을 등에 업은 김일성 등에 의해 부친이 지주로 분류되어, 인민위원회에서 시달리기 시작해서였다. 집안 살림이 어려워진 판에 이호왕은 간신히 중학교를 마친 후 함흥의과대학 에 입학했다. 외할아버지가 한의사니까 의사가 되라는 어머니의 권유를 받아서였다. '반동 지주의 아들'이라는 신분적 제약으로 인해 이호왕은 대학교에서도 계속 탄압을 받았다. 그래서 한국전쟁이 발발하자 국군을 따라 서울로 내려온 뒤, 서울대학교 의과대학 본과 1학년으로 다시 입학 했다.

그 당시는 전쟁 중이었으므로 각 대학들의 '천막 강의실'이 부산에 차 려졌다. 서울대학교 의과대학, 세브란스 의과대학, 수도여자의과대학(고 려대학교 의과대학의 전신) 등 5개 의과대학의 학생들은 '통합강의'를 받아야 했다. 이때 이호왕은 평생 스승으로 모시게 될 미생물학의 권위자인 의학박사 기용숙(1905~1974)을 만났다. 이호왕이 바이러스와 인연을 맺은 것도 순전히 스승인 기용숙 때문이었다. 이호왕은 졸업 후에 서울대학교 의과대학 미생물학 교실의 조교로 근무했다. 그리고 1955년에 미국 정부의 지원을 받아 미네소타 대학교에 유학했다.

이호왕은 미국에서 일본뇌염의 권위자인 윌리엄 F. 세러를 지도교수로 모셨다. 그 덕에 일본뇌염 연구를 과제로 받은 이호왕은, 1959년 12월 미생물학 박사학위를 취득할 수 있었다. 그해 연말에 귀국한 이호왕은 서울대학교에서 일본뇌염을 계속 연구하려고 했다. 하지만 한국전쟁의 후유증을 극복하지 못한 채 미국의 원조에 기대던 상황인지라 연구환경은 지극히 열악했다. 일주일에 한 번 이상 정전이 일어났고, 정부에서는 연구비 지원도 해주지 못했다. 다행히 미국 국립보건원의 연구비를 받을 수 있게 됨으로써 1969년까지 일본뇌염바이러스의 월동기전(越冬機轉)에 관한 연구를 진행할 수 있었다. 하지만 일본뇌염을 막을 백신 연구가 활발해지던 것과 동시에, 논에 농약을 치는 경우가 많아지면서 뇌염모기들이 줄어들자 환자 수도 급격히 줄었다. 즉, 더 이상 일본뇌염을 연구하지 않아도 된 것이다.

이호왕은 연구 주제를 유행성 출혈열로 변경했다. 일본뇌염을 연구할 때처럼 미국으로부터 연구비를 받기 위해서였다. 실제로 한국전쟁이 한창이던 1951년, 중부 전선의 일명 '철의 삼각지대(평강, 철원, 김화를 잇는 지역)' 근처에 포진했던 UN군 2,000여 명이 괴질에 걸려 그중 800여 명이 사망하는 사태가 벌어졌다. 괴질의 증세는 급작스런 고열로 시작하면서 신부전과 내부장기 출혈 증상으로 이어졌고, 치사율은 거의 50%에 달했다. 한국군과 민간인에게까지 퍼진 이 괴질은 1954년까지 3,000여 명을 더 감염시켰다. 그러자 미국에서는 "그렇게 무서운 괴질이 창궐하는 곳에 아들을 보낼 수 없다!"는 주장까지 나오면서 참전 반대 여론마저 일기 시작했다. 물론 괴질은 북한군과 중국군에게도 퍼지다보니, "괴질 때문에 중국군이 한강 이남으로 못 쳐내려온다"든가 "UN군이 생물학 병기를 사용했다" 같은 헛소문마저 퍼졌다.

미국은 이 질병의 원인을 찾기 위해 노력했다. 그리하여 1956년까지 200명가량의 과학자들이 4000만 달러 이상을 사용하면서 연구에 매달렸다. 하지만 "유행성 출혈열의 원인은 미생물이 아니라, 세균독소나 식물독소 또는 면역학적 알레르기 반응에 의한 질병일지도 모른다" 같은 학설들만 나왔다. 게다가 그때 한국에는 8만 명에 달하는 미군 병사들과 그들의 가족이 있었다. 그 덕에 주한 미군 기지에서도 매년 유행성 출혈열 환자가 발생하거나 심지어 사망자까지 나오고 있었다. 미군으로서는 어떻게든 해결해야만 하는 과제였다. 하지만 이호왕이 미 국방부 의학 연구 개발 사령부에 연구계획서를 제출하자 일언지하에 거절당했다. 세계적 석학들도 실패한 것을 한국의 무명 과학자가 해낼 수 없는 거 아니겠냐는 것이었다. 그래도 이호왕은 말 그대로 계속 도전하고 설득을 시도한 끝에 3년간 매년 1만 3,000달러를 지원받을 수 있게 되었다. 미군 지프 한 대도 덧붙여서 말이다.

이호왕이 예상했던 대로 유행성 출혈열 연구는 쉽지 않았다. 군부대

근처에서 들쥐를 채집하러 다니던 야외채집원은 간첩으로 오인되어 사살당할 뻔하거나 주민의 신고로 경찰서에 끌려가곤 했다. 심지어 야외채집원마저 유행성 출혈열에 걸려 사경을 헤매기도 했다. 그러나 그보다 더 힘든 것은 연구의 진척이 별로 없었다는 점이었다. 1975년, 미 국방부는 이호왕의 실적을 검토한 뒤 더 이상 연구비를 지원하지 않겠다고 선언했다. 지원이 완전히 끊기기 전에 결과를 내놓아야 한다는 스트레스에 시달리며 연구를 서두르던 어느 날, 이호왕은 10여 년간 유행성 출혈열을 연구했다는 월리엄 젤리슨의 책을 받았다. 미 국방부의 지원에 이은 또 하나의 빛줄기였던 셈이다.

젤리슨은 유행성 출혈열의 병원체는 곰팡이이고, 이는 들쥐의 폐장에서 발견된다고 했다. 병원체의 정체가 바이러스임을 확신하던 이호왕은, '곰팡이'라는 내용을 보면서 웃고 넘어가려고 했다. 헌데 '들쥐의 폐장에서 발견된다'는 표현에는 눈길이 갔다. 사람의 몸에 유행성 출혈열이 발병할 경우 여러 장기에 이상이 생기기 마련인데, 묘하게도 폐만은 멀쩡했다. 따라서 많은 과학자가 들쥐의 다른 장기들은 샅샅이 검사했지만, 폐는 거들떠보지도 않고 있었다. 그 후부터 그는 들쥐와 출혈열 환자의 폐장 조직도 함께 검사하기 시작했다.

이 과정에서 이호왕은 그 무렵 혈청에 형광물질을 묻혀 형광현미경으로 찾는 형광항체법도 도입했다. 그리하여 1975년 12월 20일 중고 형광현미경으로 항원을 확인하던 이호왕은, 쥐의 폐장 속에서 그토록 찾아 헤매던 바이러스를 발견하고 '코리아(Korea) 항원'이라 명명했다가 1980년에 '한탄바이러스'로 이름을 바꾸었다. 이후 이호왕은 이 바이러스가 중국과 소련, 북유럽, 일본 등에서도 사람들을 괴롭히고 있음을 알게 되었다. 그러던 이호왕은 1979년 12월에 서울 마포구에 거주하는 아파트 수위의 혈청에서 이상한 점을 발견했다. 확인해본 결과 그 환자는 발병하기 며칠 전에 수위실에서 집쥐를 때려잡았음을 확인했다. 이호왕은 즉시 연구팀과 함께 그 아파트로 가서 쥐를 잡아 바이러스 분리 작업에 들어갔다. 그렇게 해서 발견한 것이 바로 서울바이러스다. 이 바이러스의 발견으로 도시에서도 유행성 출혈열에 감염될 수 있다는 사실이 밝혀졌다. 이렇게 2종의 병원체 바이러스를 발견한 이호왕은 새로운 바이러스의 속으로서 한타바이러스를 국제학계에 제안하고 공인을 받았다.

바이러스를 가지고 있으면 진단법도 만들 수 있다. 따라서 한탄바이러스를 처음 발견한 이호왕은 1975년부터 1984년까지 세계에서 유일하게 이를 진단할 수 있었다. 그런데 바이러스를 분리하고 조직배양을 하던 과정에서 연구원들이 잇달아 유행성 출혈열에 걸리는 사태가 벌어졌다. 이호왕은 연구원들을 구하기 위해 백신 개발에 나섰다. 마침내 1985년 무렵, 이호왕은 이 바이러스를 동물 조직에 연속적으로 배양시킴으로써 병원성을 감소시킬 수 있음을 알아냈다.

이때부터 녹십자사와 공동연구에 매달린 이호왕은, 1990년 마침내 세계 최초의 유행성 출혈열 예방 백신 제조 허가를 받아냈다. 이 예방 백신은 임상 실험을 거친 후 1991년부터 '한타박스'라는 이름으로 판매되었다. 이는 한국 신약 개발 제1호 사례이자, 단 한 사람이 병원체를 발견하고, 진단법을 개발하고, 예방 백신까지 만들어낸 사례로는 세계 최초였다. 이호왕은 유행성 출혈열의 진단을 좀 더 간단하고 신속하게 하기 위해 일본 도쿄 대학 교수인 토미야마 데츠오와 공동 연구를 시작했다. 그리하여 1989년에는 새로운 진단키트를 개발하는 데 성공했다. 또한 1997년에는 한탄바이러스와 유럽에서 발생하는 푸우말라바이러스에 의한 유행성 출혈열을 동시에 예방할 수 있는 혼합 백신도 개발했다. 이호왕의 이 같은 업적을 인정한 WHO에서는 그가 1981년부터 1995년까지 근무했던 고려대학교 의과대학 바이러스 연구소를 'WHO 한타바이러스 연구 협력 센터'로 지정했다. 또한 그가 아산병원으로 옮겨간 뒤인 1996년에는 아산병원 아산생명공학연구소를 한타바이러스 연구 협력센터로 재지정하기도 했다.

이호왕은 파푸아뉴기니의 풍토병인 쿠루의 원인인 슬로바이러스를 발견해 1976년에 노벨 생리의학상을 수상한 다니엘 가이듀섹에 의해 노벨 생리의학상 후보로 추천되기도 했다. 의학생리학 분야의 노벨상은 새로운 발견이 세계 인류의 복지를 향상시키는 데 크게 기여했음이 인정될 때 수여된다. 그래서 김대중 전 대통령이 노벨평화상을 수상하기 전까지만 하더라도 그가 대한민국 최초의 노벨상 수상자가 되리라는 기대를 받았다.

결국 노벨상을 받지는 못했지만 이호왕은 노벨상을 제외한 과학자가 받을 수 있는 거의 모든 상을 차지했다. 미국 정부는 1978년에 미국최고 공로훈장을, 1983년에 미 육군 연구개발부 연구업적상 등을 수여했다. 의학 연구의 최강자임을 자부하던 자국의 과학자들도 해결하지 못하던 문제를 대신 해결했음을 인정해준 것이다. 고려대학교도 이호왕의 업적을 기려 2012년 6월 '이호왕 박사 기념관'을 그의 연구의 거점지였던 한 탄강 유역인 동두천에 개관했다.

이호왕은 고려대학교 의과대학에서 정년퇴임한 뒤인 1994년부터 2000년까지 울산의과대학교의 아산생명과학연구소 소장으로 근무했다. 또한 상과 함께 받은 상금을 정리하여 기금으로 만든 뒤 1997년에 재단 법인 한탄생명과학재단을 만들었다. 이는 국내의 바이러스학, 미생물학, 기초의학 학자의 연구를 지원하는 단체다. 그는 한탄상도 제정하여 매년 바이러스 연구 분야에서 공을 세운 후학에게 상금 1천만 원을 수여하고 있다. 2022년 7월 5일 숙환으로 별세했다.

외과의 전설 백인제(1899~?)

백인제는 한국 의학계가 앞으로도 찾기 힘들 전설적 인물이다. 남강 이승훈이 세운 오산학교의 민족정신을 이어받은 그는, 경성의전(京城醫專, 경성의학전문학교) 시절 학생 대표로 3.1 만세 운동을 주도했다. 오산학교 시절에는 4년 내리 수석을 도맡았으며, 졸업 후 경성의전 제1기로 입학한 뒤에도 줄곧 수석을 놓치지 않았다. 그는 조선인임에도 경성의전 외과 주임교수로 재임하면서 '당대 제일의 외과의사'라든가 '도규계(刀圭界)의 일인자' 같은 명예로운 평을 들었다. 특히 각종 질환을 감별하는 데는 어느 누구의 추종마저 불허한지라, 당시의 대수술은 사실상 백인제의 독무대였다.

1936년, 그는 한국인 의사로서는 최초로 독일의 베를린 대학교 및 프랑스와 미국의 의료 기관 등에서 1년 6개월간 연구 시찰을 하면서 외과학을 연구하기도 했다. 또한 누구에게도 굴하지 않는 두둑한 배짱으로도 유명했다.

김두한이나 시라소니 같은 전설적인 협객들을 소재로 한 드라마에는 꼭 '백병원'이 등장한다. 서울 중구 저동에 있던 이 백병원은 지금도 인제대학교 부속병원으로서 번창하고 있다. 일제 강점기와 대한민국 건국 초기에도 '외과의사 백인제'의 명성은 전국 방방곡곡에 널리 알려져 있었다. 심지어 일본이나 만주에서도 환자들이 배나 기차를 타고 찾아올 정도였다. 하지만 백인제는 환자를 받을 때 '지갑'이나 '사회적 입장'이 아니라 '몸 상태'를 우선했다. 한번은 '금광왕' 소리를 듣던 부호가 병원에 찾아와 백인제의 진찰을 받으려고 했다. 그런데 기다리는 환자가 너무 많아서 자기 차례가 금방 오지 않을 것을 확인하자 자기 먼저 진찰해 달라고 요구했다. 헌데 이에 대한 백인제의 대답이 훨씬 더 대단했다.

"저 환자들도 다 급한 사람들입니다. 그러니 회장님도 차례를 기다리시지요."

백인제는 1899년 1월 28일 평안북도 정주군에서 4남 3녀 중 셋째 아들로 태어났다. 남강 이승훈이 세운 정주 오산학교를 다니던 4년 내내 백인제는 한번도 수석 자리를 놓치지 않았다. 그런 백인제는 왜 독립운동가나 정치활동가 혹은 사업가가 아니라 의사가 되기로 결심했을까? 백인제가 의사가 되기로 결심한 1915년, 당시 한반도 내에는 고등 교육 기관이라고는 조선총독부의원 부속 의학강습소와 세브란스 연합의학교, 그리고 법관 양성소 등 세 개뿐이다. 일본에 유학해 그들의 교육을 받음으로써 당시 일본의 지배계층과 코드를 맞출 생각이 없던 백인제에게는 어쩔 수 없는 선택이었다.

1916년, 백인제는 경성의전에 1기로 입학했다. 그는 경성의전에서도 학업에 열심히 정진하여 수석을 놓치지 않았다. 그 무렵 정식으로 의사가 된 조선인은 300명뿐이었다. 여기 더해 일본인 의사 100명 남짓과, 주로 선교사였던 서양인 의사들이 이 땅에서 활동을 하고 있었다. 그러나 3.1 운동이 벌어지던 1919년, 당시 3학년이던 백인제는 경성의전의 학생대표로 3월 1일에 서울 중심가에서 있던 시위 현장에서 경찰에 체포되었다. 재판을 거친 백인제는 감옥에 갇힌 지 열 달쯤 뒤인 그해 말에 출옥했다. 3.1 운동을 주도했던 인사들의 최대 형기가 3년이었음을 고려하면, 학생이던 그를 주범급으로 다룬 셈이다.

이 와중에 경성의전에서도 퇴학당한 백인제는 중국으로 망명을 가려다 친구들의 만류로 포기한다. 바로 그때 경성의전에서 다시 등교하라는 통지를 받고 1920년 복교, 마침내 1921년 3월에 수석으로 졸업했다. 그러나 3.1 운동 관련 '혐의'로 백인제는 2년간 외과학 교실에서 마취 담당 부수(副手, 조수보다 아래) 신분으로 보수도 받지 못한 채 마취에 전담하고서야 의사면허를 받을 수 있었다. 그런데 그때는 마취 전문의가 없던 시절이라, 마취 실력을 갖추는 것은 외과의사에게 무엇보다 중요했다. 그가 훗날 외과의사로 대성하는 데도 이때 익힌 탁월한 마취 솜씨가 한몫을 했으니, 전화위복인 셈이다.

의사면허를 받고 총독부의원의 의사로 임명된 후, 백인제는 탁월한 연구 활동, 뛰어난 외과 진료 활동, 성실한 근무 자세 등을 인정받아 1927년 4월 16일에 모교인 경성의전의 외과 강사로 발탁된다. 1928년 그는 〈실험적 구루병의 연구 (전편): 실험적 백서 구루병의 생성 및 그 일반적 재검색〉으로 도쿄 제국대학교 의학부에서 의학박사 학위를 받는다. 30세라는, 당시 기준으로도 아주 젊은 나이에 조선인으로서는 세 번째로 동경 제국대학 의학박사가 된 것이다.

같은 해에 백인제는 경성의전의 외과 주임교수 자리에도 앉았다. 지금도 대학병원에서 외과의 위상은 엄청나다. 세상 사람들의 말대로 의사가 권위를 생명으로 하는 직업이라면, 그런 의사들 중에서도 가장 권위 있는 의사가 바로 외과 의사라고 할 수 있다. 오늘날 외과는 정형외과, 흉부외과, 성형외과, 비뇨기과 등으로 세분화되어 있지만, 그 시절에는 그런 구분이 없었다. 그래서 메스를 사용하는 수술은 거의 모두 외과 의사가 담당했다. 즉, 백인제가 활동할 때의 외과 의사는 그야말로 '위대한 외과 의사(Great Surgeon)'였던 셈이다. 따라서 외과의 주임교수가 되었다는 것 자체가 그 대학병원의 최고 간판이 되었음을 뜻했다. 더군다나 일본인도 아닌 조선인이 외과 주임교수가 되었으니, 백인제의 위대함을 이로써 짐작할 수 있다.

백인제는 외과의사로서 갖추어야 할 손재주도 가히 신기에 가까웠다고 한다. 커다란 몸과 손에 어울리지 않게 섬세한 손놀림은 찬사의 대상이었으며, 어려운 수술은 거의 그의 독무대였다. 자부심도 대단하여 "내가 수술을 1,000번이나 한 사람이야!" 같은 말들도 호탕하게 잘 했다고 한다. 자신이 외과 과장으로 추천한 조선인 제자를 "기량이 미흡한 것 같군요” 같은 핑계를 대며 채용하기를 꺼리던 일본인 도청 위생 과장에게 이렇게 일갈하기도 했다.

“그 친구가 수술을 잘못해 문제가 생긴다면, 이 백인제 스스로 내 배를 가르겠소!”

그러면서 그 제자에게는 몰래 “어려운 수술이 있으면 경비전화로 도위생과를 통해 날 불러. 내가 가서 도와줄게” 하며 용기를 북돋우기까지 했다. 이렇듯 제자를 아끼던 그를 일본인 제자들도 ‘오야지(우두머리)’, ‘보스’, ‘오지상’이라 부르며 따랐다. 하지만 조선인이니, 일본인이니 가리지 않고 제자들이 백인제를 따른 이유가 하나 더 있다. 외과의사가 갖추어야 할 조건 중 하나인 체력은 매우 중요하다. 장시간에 걸쳐 수술을 담당해야 하기 때문이다. 사냥으로 다져진 초인적인 체력을 갖춘 백인제는 2시간 동안 열의에 찬 강의를 마친 뒤, 연이어 몇 시간씩이나 수술을 진행했다고 한다. 그는 자그마한 메모지 한 장만으로 강의하면서 출석도 잘 부르지 않았다. 더군다나 시험 감독을 맡는 것에 대해서도 시큰둥한 편이었다. 하지만 그의 강의는 인기가 최고여서 조는 사람들이 별로 없었다고 한다.

경성의전 외과 주임교수가 된 1928년부터 백인제는 당시 조선 민중을 대상으로 의학 강연회를 주도적으로 개최했고, 자신도 직접 연사로 나서는 등 계몽 활동에 앞장섰다. 아울러 직접 신문에 기고하여 의학과 질병에 대한 조선 민중의 무지를 깨우치려고 했다. 특히 당시 조선에서 가장 큰 문제였던 결핵과 매독에 관한 글을 1931년 연초부터 〈동아일보〉에 연재하기도 했다. 백인제는 외과의사다보니 수혈에도 관심이 많았다. 그래서 1930년에는 수술 환자에 대한 수혈의 필요성을 주장했고, 1938년에는 혈액은행을 설립하는 사업의 중요성을 강조했다. 이는 미국이나 영국, 독일 같은 의료 선진국의 그것과 비교해도 결코 뒤지지 않는다. 더군다나 이 당시 서울에는 종합병원이 4~5개 있었으나, 백인제가 경성의전에서 하던 것처럼 복강 내 대수술을 시행하지는 않았기에 수혈의 필요성을 거의 느끼지 못했다. 그래서 백인제가 납북을 당하고 한국전쟁도 끝난 뒤인 1954년에야 백병원에 한국 최초로 혈액고가 설치될 수 있었다.

1936년, 백인제는 세계 최초로 장감압술(腸減壓術, intestinal decompression) 시술에 성공한다. 이는 국제적으로 공인 받은 미국 의료계의 것보다 무려 4년이나 빠른 성공이었다. 당시 그 성공은 '내장외과 발전의 기초적인 10대 기여 중 하나'로 꼽힐 정도였다. 그러나 당시 국제적인 공인을 받는 데 필요한 논문 발표 같은 방법적인 면에 서툴렀기에 공인을 받지는 못했다. 훗날 백인제의 수제자인 장기려 등은 백인제의 장감압술이 세계 최초의 것으로 공인을 받지 못한 것을 많이 안타까워했다.

백인제는 문필력도 뛰어나 그가 오산학교에 다니던 시절의 교사였던 춘원 이광수가 그 문재를 인정했을 정도였다. 백인제는 수선사(首善社)라는 출판사를 설립하고, 《서재필 박사 자서전》 등 약 20종의 책을 출판하기도 했다.

1941년 12월 8일, 일제는 자신들의 함대가 미국의 진주만을 기습하여 대승을 거뒀다고 자화자찬하는 성명을 발표했다. 태평양 전쟁이 시작된 것이었다. 그 직후 백인제는 경성의전을 사직했다. 유명한 조선인 인사니까 창씨개명을 하여 모범을 보이라는 조선총독부의 요구를 피하기 위함이기도 했고, 1930년대에 미국 웨스트버지니아 주의 찰스턴 시립병원을 방문했을 당시 그곳에서 주임으로 있던 서재필을 만났을 때 일제가 패망할 것이라는 이야기를 듣기도 해서였다. 또한 당시 저명한 메이요 클리닉을 둘러보고 자신도 그런 병원을 세우겠다고 결심하기도 해서였다.

백인제는 곧 경성의전 학생 시절과 총독부의원 시절에 스승이었던 우에무라 준지가 개설한 우에무라 외과의원을 승계했다. 바로 '백병원'이 탄생하는 순간이었다. 백인제가 경성의전에 입학하던 1916년부터 총독부의원의 외과 과장을 지낸 우에무라 준지는, 1924년 지금의 서울 백병원 자리에 자신의 병원을 세웠다. 8년 가까이 그곳에서 개원을 하던 우에무라 준지는 고향인 나고야로 돌아가면서 수제자였던 백인제에게 병원을 넘겨준 것이다.

백병원의 원장이 된 1941년 12월부터 해방 직후인 1946년까지 백인제는 상당한 재산을 모을 수 있었다. 해방 직후에는 외과라면 일반적으로 백병원을 떠올렸을 정도니 그러했다. 심지어 여운형이나, 장택상, 김구 등 정계 거물이 암살당하는 사건이 보도되면, 뉴스의 초점은 으레 백병원으로 모이기 일쑤였다. 하지만 백인제는 의료 사업으로 축적한 부를 자신과 가족의 것으로만 삼지 않았다. 의료인이면서 선각자였던 백인제는 우리나라에서 최초로 자신의 병원을 재단법인화했다. 즉, 자신이 사는 집을 제외한 전 재산을 사회에 환원한 것이다.

광복 후에는 경성의전의 재건과 서울의대의 탄생 과정에서 주도적인 역할을 했고, 경성의전 부속병원장 겸 외과 주임교수로서도 심혈을 기울였다. 1945년 12월 21일에 서울의사회가 탄생하자, 가장 핵심적인 역할을 한 백인제가 초대 회장으로 선임되었다. 그러나 백인제는 1947년 1월에 외과 주임교수직을 사임했다. 재단법인 백병원으로 확대·발전한 자신의 병원에 전념하기 위해서였다. 아울러 광복 직후였던 이 시절에 백인제는 의사로서 뿐만 아니라 정치 활동에도 적극적이었다. 1948년 정부 수립을 위한 5.10 총선 때에는 서울 중구 선거구에 무소속으로 출마하기도 했다.

1950년 6월 25일, 한국전쟁이 발발하자 가족과 지인들은 어서 피란을 가라고 충고했다. 하지만 백인제는 의사인 자신이 피란을 갈 이유가 없다며 서울에 남았다. 그러나 공산군은 1950년 7월에 백인제를 체포했다. '조선 정판사 사건'에 관여했다는 명분을 들었다. 조선 정판사 사건은 북한에 들어선 공산당이 1946년 5월 남한의 혼란기를 틈타 일으킨 지폐 위조 사건이다. 이 당시 경찰이 수사 과정에서 진행했던 고문의 흔적 여부가 쟁점이 되었는데, 당시 백인제는 공산당에 불리한 소견을 제출했다고 북한 측에서는 본 것이다.

그리하여 9.28 서울 수복으로 공산군이 퇴각할 때 백인제는 20명가량의 다른 피억류자들과 오랏줄로 한 두름의 굴비처럼 묶인 채 '단장의 미아리 고개'를 거쳐 의정부와 동두천을 지나 철원 쪽으로 끌려갔다. 피랍된 의사들은 그럭저럭 나쁘지는 않은 대우를 받았지만, 정치범으로 검거된 백인제는 1951년 4월에 잠시 소련 적십자병원 외과에서 허드렛일 비슷한 의료 업무를 담당했던 것 말고는 의사로서의 일과는 무관한 일을 해야 했다. 이후 백인제는 1953년 봄까지 감흥리 임시수용소에서 농사 일을 하다가 숙청되었다.

1979년은 백병원이 새로운 도약을 한 해였다. 부산에 인제의과대학을 설립·개교했고, 백인제의 애제자들 중 하나인 전종휘가 초대 학장으로 부임했다. 인제대학교라는 교명은 백병원 창립자 '백인제'의 이름의 음을 땀과 동시에 그의 정신인 인술제세(仁術濟世, 인술로 세상을 구한다)를 나타내는 것이기도 하다. 그리고 백인제의 좌우명인 '정직, 성실, 근면'이 인제대학교의 교훈으로 채택되었다. 인제의과대학 개교에 이어 그해 6월에는 부산 백병원을 개원하여 서울 백병원과 함께 의료원 체제를 구축했다. 1989년에는 인제대학교 종합대학으로 승격되었고 상계백병원이 건립되었다. 1999년에 일산백병원, 2010년에 해운대백병원이 설립되면서 5개 종합 대학병원에 총 3,500여 병상의 백중앙의료원을 구성하게 되었다.

백인제의 수제자인 장기려는 스승 백인제의 사진을 죽을 때까지 본인의 방에 걸어놓았다. 장기려가 간직한 그 한 장의 사진은 백인제가 어떤 사람이었는가를 생생하게 보여준다.

성산(聖山) 장기려(1911~1995)

알베르트 슈바이처는 알아도 장기려를 아는 사람은 그렇게 많지 않다. 장기려를 알아도 자선을 베푼 의사라고만 알고 있는 사람들이 많다. 걸인이 돈을 구걸하자 현찰이 없어 수표를 주었다는 이야기, 병원비가 없는 환자들에게 도망치라고 뒷문을 열어주었던 이야기, 못 먹어 병이 난 환자에게 닭 두 마리 값을 내주라 처방했다는 이야기, 돈 없는 환자들이 일부러 출근길의 장기려 앞에서 쓰러졌다는 이야기 등이 아주 잘 알려져서다. 물론 '자선을 많이 베푼 의사인 장기려'를 기억하는 것도 좋은 일이지만, 자선을 이유로 장기려를 한국 최고의 의사라고 칭하지는 않는다.

자선을 베푼 의사를 찾으면 장기려 외에도 많다. 평생 독신으로 영등포 쪽방촌에서 '요셉의원'을 열어 극빈자를 무료로 치료해 주었던 선우경식, 남수단 톤즈에서 의사로 헌신하다 48세의 나이로 돌아가신 이태석, 네팔과 베트남에서 의사로서의 일생을 바치고 있는 장기려의 제자 양승봉 등이 대표적이다. 그렇다면 장기려는 왜 한국 최고의 의사인가?

장기려는 한국전쟁을 겪으면서 당시 세계 최빈국이 된 조국에서 빈민을 위한 무료 병원을 세워 전설처럼 내려오는 많은 자선담을 남긴 의사가 맞다. 하지만 그가 정부의 의료보험보다 10년이나 더 앞선 순수 민간 의료보험 기구를 만들어 영세민의 치료비를 덜어준, 그야말로 '미래를 내다본 의료 행정가'였음을 아는 사람은 그리 많지 않다. 그가 1943년에 우리나라 최초로 간의 부분 절제(간암 수술)에 성공했고, 1959년에는 우리나라에서는 불가능하다고만 여겨졌던 대량 간 절제술을 최초로 성공시킨 한국 최고의 외과 의사였다는 사실은 더욱 알려져 있지 않다.

뛰어난 외과의사로서의 장기려를 이야기하려면 서울 아산병원 간 이식 및 간 담도 외과 교수인 이승규의 이야기를 해야 한다. 2008년 서울 아산병원에서 열린 세계 간암 학회에는 예년 참석자 수보다 두 배나 많은 간암 권위자들이 몰렸다. 이승규를 보기 위해서였다. 간암 수술 대가인 일본인 학회장은 "세계 최고라는 미국 엠디앤더슨 암 센터보다 이 교수팀이 더 뛰어납니다"라고 했다.

이승규는 세계 최초로 살아있는 두 사람의 간 일부를 떼어 한 환자에게 이식하는 수술에 성공했다. 그는 2008년에는 '성산 장기려 상'의 제3회 수상자로 선정되었다. '성산 장기려 상'은 장기려가 서거한 지 10주년이 되던 2005년, 장기려 기념 사업회에서 제정해 매년 참다운 의술을 베푼 사람들에게 시상하는 한국 최고 권위의 의학상이다. 이승규는 수상 소감을 말할 때 "오늘 제가 있게 해준 간암 수술의 개척자 장기려 박사께

무한한 존경을 바칩니다"라고 말했다.

　장기려는 평안북도 용천에서 1911년 8월 14일 출생했다. 장기려에 대해 말할 때 신앙을 빼놓고 이야기할 수는 없다. 기독교인이었던 그의 부모는 장기려가 어렸을 때 종교적인 영향을 많이 끼쳤다. 하지만 신앙적으로 그에게 가장 영향을 미친 사람은 그의 할머니 이경심이었다고 한다. 그녀는 장기려가 12살이 될 때까지 살았는데, 장기려를 늘 등에 업고 교회에 다녔다. 또한 아침·저녁마다 가정예배를 인도하면서 그를 위해 기도했다고 한다. 그래서 장기려는 말년에 그가 가장 잊지 못할 첫 번째 인물로 할머니를 꼽았다.

　장기려는 일반 공민학교에 진학하지 않고 작은 아버지가 교장인 기독교 학교였던 의성소학교에 진학했다. 1등으로 졸업했지만, 많이 배우지 않았던 수학과 일본어 때문에 예상과 달리 신의주고등학교 시험에 떨어졌다. 그래서 그는 개성의 송도고보에 응시했고, 훗날 송도고보를 1등으로 졸업한다. 송도고보 졸업 후 장기려는 세브란스 의전에 입학하려고 했다. 기독교 학교인데다 선배들도 많았기 때문이다. 문제는 돈이었다. 세브란스 의전은 1년 학비가 100원이었고, 그에 비해 경성의전은 불과 35원이었다. 헌데 경성의전은 입학생 중 3분의 2는 일본인으로 채우도록 조선총독부로부터 강제당하고 있었기 때문에 입학도 쉽지는 않았다. 장기려는 이때 하나님께서 자신을 의사로 만들어주신다면 가난해서 진료를 받지 못하고 죽어가는 사람들을 위하는 의사가 되겠다는 평생 서원 기도를 드렸다. 결국 경성의전에 입학한 장기려는 그 기도를 평생 잊지 않고 살았다.

장기려는 경성의전을 졸업한 뒤에 경성의전에서 백인제 밑에서 조수 생활을 했다. 그리고 1940년 3월 20일 기홀병원(평양 연합기독병원) 외과 과장으로 부임했다. 사실 당대 최고의 외과 의사였던 백인제는 장기려가 자신의 후계자로 학교에 남아주기를 바랐다. 하지만 장기려는 그때 다음과 같이 거절 의사를 표함으로써 백인제를 감동시켰다.

"선생님, 저는 가난한 환자들을 치료하기 위해 의학 공부를 했습니다. 교수가 되어 학교에 남으면 가난한 환자들과 만나기 힘들지 않겠습니까."

1940년 11월, 일제는 기홀병원의 A. G. 앤더슨 원장을 비롯한 기독교 선교사들을 추방했다. 그 사건 뒤 장기려는 기홀병원의 유일한 박사 학위 소지자로서 잠시 기홀병원 원장을 맡기도 했다. 그때부터 장기려는 수술비가 없는 환자들을 위해 자신의 월급으로 수혈을 해가며 수술을 해주기도 했다. 이런 장기려가 평생 많은 노력을 기울인 사업이 무의촌 진료다. 그 시작은 기홀병원 시절부터 확인된다.

1943년 장기려는 간종양을 도려내는 간 부분 절제 수술을 처음으로 성공시켰다. 이는 당시 조선에서 활약하던 외과 의사 중 최고로 꼽히던 오가와 시게루가 1940년에 실패했던 수술이었기에 더욱 빛났다. 더군다나 당시에는 '핏덩어리인 간'에 칼을 대는 것을 무모한 도전으로까지 여겨졌기에 더욱 그러했다.

1945년 8월 15일 해방이 이루어지자 북한 땅에는 소련군이 입성했다. 그 직후 장기려는 평양 제1 도립병원장으로 임명받았다. 이 병원은

1946년에 김일성대학이 세워지면서 '김일성대학 부속병원'으로 바뀌었다. 이 병원이 김일성의대로 변경될 때 북한 공산당은 장기려에게 외과학 강좌장이 되어줄 것을 부탁했다. 하지만 그는 다음과 같은 3가지 이유를 들며 거절했다.

"난 교수가 될 만한 실력이 없고, 소련 같은 공산국가가 주장하는 변증법적 유물론도 모르겠고, 일요일에는 교회에 가야 하는 사람이오."

그러자 김일성은 장기려를 특별 케이스로 삼으면서 김일성대학의 교수직에 앉혔다. 그래서 장기려는 북한 땅에서도 일요일이 오면 꼭 교회에 나갔고, 반드시 기도를 드린 뒤 수술할 수 있었다. 그러던 중 한국전쟁을 맞이한 장기려는, 1950년 12월 3일 중국군에 쫓겨 남쪽으로 후퇴하는 국군을 따라 월남했다. 하지만 난리통에 차남 이가용을 제외한 아내와 5남매 등 다른 가족들은 남겨두어야 했다. 장기려는 아내 김봉숙과 어린 자녀들을 못 데리고 온 것을 평생 자책했다. 그래서 장기려는 재혼하지 않았을 뿐만 아니라, 외로움과 죄책감으로 밤잠을 못 이룬 적이 많았다고 한다. 어느 인터뷰에서 장기려는 다음과 같이 속마음을 털어놓았다.

"내가 이 대한민국에서 아프고 가난한 이들에게 최선을 다하면, 북한에서도 누군가가 내 식구들을 잘 돌봐줄 거라고 믿는다오."

부산으로 피난해온 장기려는 1951년 6월 부산 영도구 남항동에 있던 제3 교회 창고에서 무료병원인 복음의원(현 고신의료원의 전신)을 열었다. 15개 병상을 갖춘 입원실과 외래 진료소를 갖춘 '천막 병원'이었다. 설립자 겸 운영자는 한상동 목사, 원장은 장기려. 총무는 당시 미국의 웨스턴신학교에 유학해 있다가 조국의 전쟁 소식을 듣고 귀국하면서 미국에서

5,000달러를 모금해온 전영창이 맡았다. 이 병원이 무료 진료를 한다는 소식이 돌면서 환자들은 몰려들었고, UN 민사 원조 사령부도 대형 군용 천막 3개를 지원해주었다. 복음의원이 무료 병원이었음에도 직원을 11명이나 둘 수 있었던 것은 미국 개혁 교회 선교부가 매월 500달러씩 원조해준 덕이다.

그런데 장기려의 병원 식구 계산법은 독특했다. 직원 11명에 더해, 그들의 가족들까지 합쳤기 때문이다. 그래서 복음의원의 식구는 총 44명이었다. 직원들의 월급도 직급, 학력, 경력 등이 아니라 가족 수를 기준으로 정했다. 그러다 보니 원장과 운전사의 월급이 똑같았다. 식구 수가 같아서였다. 장기려가 그렇게 정한 이유는 복음의원을 진정한 공동체로 만들겠다는 열망 때문이었다. 장기려는 집에서 식사를 할 때도 가사도우미 또한 한상에 앉아서 먹게 했다. "고용된 사람이라며 차별하면 안 된다"는 것이 그가 든 이유였다.

한국전쟁이 끝날 때까지 복음의원은 최소 20만 명 이상을 무료로 진료해주었다. 헌데 시간이 지나면서 병원의 규모가 커지자 "있는 사람에게는 치료비를 받고, 없는 사람에게는 무료로 치료해주기로" 진료 방침을 바꿨다. 그러나 병원을 송도로 옮기면서 장비를 확충하고 직원들을 늘리면서 무료로 진료해주는 것은 더 이상 어려워졌다. 따라서 가난한 환자들이 병원 문턱을 넘기가 점점 힘들어졌다. 어떤 환자는 진료비를 내는 대신 병원에서 잡일을 하겠다고 했다. 그런 환자들을 위해 장기려는 자신의 월급으로 대납 처리를 하기도 했고, 가진 돈만 받기도 했다.

그런 일이 잦아지자 병원 임원들은 과장 회의를 열고, 원장이 무료진료를 할 때는 부장 회의를 거치도록 규칙을 만들었다. 장기려는 하는 수 없이 자신을 찾아오는 딱한 환자들이 밤에 도망을 갈수 있도록 병원 뒷문을 열어주었다. 그리고 난 다음 날이면 서무과에서 난리가 났고, 거짓말을 못하는 장기려는 사실을 털어놓곤 했다. 장기려는 이런 고민을 계속 토로했다. 이렇게 해서 나온 것이 '청십자 의료보험 조합'이었다.

청십자 의료보험 조합은 1929년 미국 대공황으로 파산해 궁핍해진 사람들을 위해 만들어진 민간 의료 조합인 '블루 크로스(Blue Cross)'를 벤치마킹한 것이다. 장기려는 부산 시내 교회 100여 곳에 청십자 창립을 지원해달라는 호소문을 보냈다. 드디어 1968년 5월 13일 역사적인 청십자 창립 총회가 조합원 723명의 이름으로 부산시 초량동 복음의원에서 열렸다. 청십자의 첫 가입자라는 영예는 장기려가 평생 따랐던 사학자 함석헌에게 돌아갔고, 두 번째 가입자는 장기려 본인이었다. 그 당시 청십자의 월 보험료는 60원이었는데, 담배가 100원, 짜장면이 50원, 서울 시내버스 요금이 15원이던 시절이었으니, 청십자의 보험료가 얼마나 저렴했는가를 알 수 있다. 청십자 의료보험 조합은 1989년 전 국민 의료보험이 도입될 때까지 23만여 명의 극빈자들을 돌봤다. 그런 그의 공을 기려 정부에서는 1976년에 국민훈장 동백장을 수여했고, 1979년 아시아의 노벨상이라는 막사이사이상도 수여되었다.

장기려는 무료 진료를 하던 복음의원의 초창기 3년이 "의사로서 내 초심(初心)이 가장 두드러지게 나타났던 때"라고 회고했다. 그러나 그가 의사로서 가장 큰 성과를 거둔 것은 부산의대에서 교수로 활동하던 시절이었다. 장기려는 1956년부터 외과의 창설 멤버로 참여해 5년간 부산의대 외과 교수로 일했다. 그런데 그가 부산의대 교수로 강의를 시작한 지 얼마 되지 않았을 때, 부산 서구 아미동 부산대학병원 서북쪽에 위치한 조그마한 판잣집에 8명의 행려병자들이 방치된 것을 알게 되었다. 그는 평소에 친분이 있던 일신기독병원 병원장인 헬렌 매켄지 등과 더불어 '부산기독의사회'를 만들고 회비를 거둬 이들을 돌봤다.

장기려는 부산의대에 재직 중이던 1959년 2월 24일 우리나라에서는 불가능하다고만 여겨졌던 대량 간 절제술(간의 70%를 절제)을 최초로 시행했다. 이는 우리나라 외과가 한 걸음 전진할 수 있게 해준 위대한 학문적 업적으로 평가받고 있다. 장기려는 이후 4건의 간 수술을 더 성공시킨 후인 1960년 가을 대한외과학회에 이 사실을 보고했다. 간 절제술은 대량 출혈과 간 기능 유지를 위한 약물 투여 관련 어려움이 있어서 다른 장기 관련 수술보다 훨씬 힘든 수술로 여겨진다. 이 성공으로 장기려는 1961년 대한의학회학술상(대통령상)을 받았다.

장기려는 1969년 간질병 환자들을 위해 '장미회'를 조직했고, 여기서도 20년 이상 봉사했다. 그 당시 간질병 환자들은 '문둔병'으로 불리던 한센병 환자들과 더불어 사회적 편견에 가장 많이 노출된 사람들이었다. "가시 돋친 장미 가지에도 아름다운 꽃이 피듯이, 간질병 환자들도 고난을 극복하면 아름다운 생을 누릴 수 있다"고 그는 장미회 창립 때 발언했다. 장기려가 사망한 뒤 가장 슬퍼했던 사람들이 바로 이 장미회 식구들이었다고 한다.

장기려는 복음의원 원장으로 1976년 6월까지 25년간 재직했으며, 65세 정년 퇴임 후에는 본인이 설립한 청십자의원에서 환자 진료를 계속했다. 그는 76세 되던 1987년에 청십자 병원에서 위암 환자 수술을 마지막으로 수술 일선에서 물러났다. 그러면서도 사망하기 전 3년 동안에는 남의 도움을 받아야 거동할 수 있었음에도 청십자병원에 나가 매일 오전 10여 명의 환자를 진료했고, 그가 오랫동안 몸담았던 기독교인들의 모임인 '종들의 모임'에도 시작 1시간 전에 도착할 만큼 열심이었다.

장기려는 격무에 시달리면서도 의학도로서 배움의 자세를 잃지 않았다. 서울대학교 의과대학 교수 시절인 1953~1956년 그리고 1961년에 부산-서울을 왕래하는 겸직 교수이기도 했던 그는, 오전과 오후에 각기 다른 병원 환자를 보는 겸직 의사로도 활동했다. 그가 서울대학교 의대 교수를 하기로 마음먹은 이유는 오직 하나였다. 미국 외과 전문의 자격증을 따고 귀국한 후배인 민병철에게 선진 의학을 배우기 위해서였다. 서울대학교 의대 측에서는 장기려에게 계속 러브콜을 보냈지만, 장기려는 복음병원 때문에 고사할 수 밖에 없었다. 그러나 당시에는 가장 빠른 교통수단이 디젤전기 기관차였는지라 부산에서 서울까지 무려 10시간 40분이나 걸렸다. 즉, 장기려는 늘 밤열차를 이용하여 부산과 서울을 왕복한 것이다.

의사로서의 양심에 충실했던 장기려는 환자들의 가슴에 청진기를 댈 때마다 오진을 하지 않게 해달라고 기도했다. 또한 1992년에 뇌경색으로 쓰러져 입원해 있을 때에는 1969년에 발표한 외과학 교과서에서 오류를 발견하고 이를 바로 잡아달라는 메모를 병상에서 쓰기도 했다. 바로 《외과학 각론》356p 아래에서 열 번째 줄" 딱 한 문장이었다. 이런 장기려가 82세가 되던 1992년에 서울대학교가 선정한 '제1회 자랑스러운 서울대인상'을 수상한 것도 당연했다.

1995년 12월 25일 성탄절 새벽 1시 45분, 장기려는 아들에게 묘비에 "주님을 섬기다가 간 사람"이라고만 쓰라고 유언한 뒤 요단강을 건넜다. "의사가 되게 해주시면, 의사를 한 번도 보지 못하고 죽어가는 가난한 사람들을 위해 평생 헌신하겠습니다!"라고 하나님께 서원했던 소년이 성산(聖山)으로서의 삶을 마친 것이다. 바로 그때에도 1500만 원이든 통장 하나만 갖고 있던 장기려는 그 통장의 돈마저 간병인에게 절반을, 나머지는 가난한 사람에게 주라는 유언을 남겼다.

빈소가 차려진 서울대학병원에는 너무 많은 조문객 때문에 교통 통제가 이루어졌고, 장례식장을 찾은 사람들 중 대다수는 장기려를 직접 본 적도 없는 사람들이었다. 함께 월남했던 차남 장가용(서울대학교 의과대학 해부학 교수)과 며느리 윤순자(안과 의사), 그리고 손자 장여구(인제대학교 의과대학 외과 교수)가 자리를 지켰다. 장기려의 묘소는 경기도 남양주시 마석 모란공원에 마련되었으며, 그의 옆에는 2008년에 작고한 아들 장가용도 누워 있다.

장기려가 별세한 지 1년 뒤인 1996년에 국민훈장 무궁화장이 추서되었으며, 2006년에는 '과학기술인 명예의 전당'에 헌액되었다. 또한 장기려 기념 사업회는 장기려 서거 10주년인 2005년부터 '장기려 의학상'을 제정해 매년 참다운 의술을 베푼 사람들을 시상하고 있고, 2012년부터는 외과 전공의를 격려하기 위해 매년 '청년 장기려 의학상'도 시상하고 있다.

2004년 서울대학교 의대 동창회는 '장기려 의도상(醫道賞)'을 제정하여 참된 의사로서의 도리를 널리 일깨운 동문들에게 수여하고 있다. 그 상의 제1회 수상자는 평생을 한센병 환자를 치료하는 데 바친 여수 애양병원 원장 김인권이었다.

고신대학교는 장기려가 복음의원 원장에서 은퇴한 지 4년째 되던 1980년 10월에 그의 뜻을 받들어 의학부를 설립했고, 2009년에는 '장기려 기념 의료 선교 센터'를 열었다. 현재 고신대학교 복음병원 옥상에는 그가 거처했던 20평 남짓 되는 '장기려 선생의 유택'이 있다. 원래 전화 교환원 거처로 내정되었던 가건물인 그곳에는 장기려의 스승이자 한국 외과학계의 선각자인 백인제와, 장기려의 '말년의 영적 스승'이었던 선교사 어니스트 로빈슨의 사진이 나란히 놓여 있다. 아울러 장기려가 사용한 목조 가구와 식탁, 삐딱하게 기울어진 의자는 그의 검소한 삶을 보여준다. 제자들과 교회 성도들이 선물한 옷과 이불은 불쌍한 사람들에게 나눠주었기 때문에 전시될 수 없었다.

2010년, 시사주간지 〈시사저널〉은 각 분야의 전문가들을 대상으로 '가장 존경하는 인물'을 묻는 설문 조사를 했다. 이때 의료 분야에서는 장기려가 1위로 선정됨으로써 그가 진정한 성산이었음을 확인시켰다. 그리고 다음 해인 2011년에는 '장기려 박사 탄생 100주년 기념 뮤지컬'인 〈장기려, 그 사람〉이 공연되었다.

의대생, 후배 의사들에게 드리는 글

이 책의 독자들 중에는 의대진학을 꿈꾸는 이들도 있겠지만, 이미 의업의 길로 접어든 사람들도 많은 것으로 알고 있다. 개정판 에필로그에는 특별히 그들을 위해 몇 자 적어야 할 것 같다. 이 책의 시작이 히포크라테스 선서였던 것처럼 마지막도 그의 말로 맺는 것이 맞을 듯하다.

현대 의학의 아버지 히포크라테스가 한 말 중에 가장 많이 알려진 말은 아마도 Life is short, art long(인생은 짧고, 예술은 길다)일 것이다. 어떤 사람들은 이 번역을 대표적인 오역이라고 주장한다. 의학의 아버지가 뜬금없이 예술을 이야기 하는 것이 의아스럽기도 하다. 하지만 초판 에필로그에 쓴 것처럼 의학을 예술이라고 표현할 수도 있겠다는 생각을 하면 그 표현도 꼭 오역이라고 할 수만은 없다.

히포크라테스가 의사였던 것을 아는 사람들은 '인생은 짧고 의술은 길다' 또는 '의술은 영원하지만, 인생은 짧고 잊혀진다' 등으로 해석하기도 한다. 옥스포드 사전은 'Life is short, art long'을 'there is so much knowledge to acquire that a lifetime is not sufficient'. '배울 지식은 많고 인생은 충분치 않다'로 해석하고 있다. Encyclopedia of Word and Phrase Origins 사전에서는 'life is so short, the craft so long to learn'. '인생은 짧고 배울 기술은 너무나 많다'로 해석하고 있다.

과연 히포크라테스가 진정으로 하고 싶었던 말은 무엇이었을까? 그 말 이후에 이어진 말을 새겨볼 필요가 있다.

Ὁ βίος βραχύς,

ἡ δὲ τέχνη μακρή,

ὁ δὲ καιρὸς ὀξύς,

ἡ δὲ πεῖρα σφαλερή,

ἡ δὲ κρίσις χαλεπή.

Vita brevis,

ars longa,

occasio praeceps,

experimentum periculosum,

iudicium difficile.

Life is short,

art long,

opportunity fleeting,

experimentations perilous,

and judgement difficult.

인생은 짧기만 한데,

의술의 길은 멀기만 하고,

기회는 덧없이 지나가버리고,

새로운 시도는 위험이 도사리며,

판단은 어렵기만 하도다.

   BC 460년경에 태어났다고 전해지는 '의학의 토템' 히포크라테스가 당시의 언어인 고대 그리스어로 쓴 이 말을 현대 그리스어로 그리고 다시 라틴어, 영어, 한글로 번역하는 과정에서 정확한 원뜻을 이해하기는 힘든 일일 것이다.

   히포크라테스가 의학서적 서두에 적었다고 전해지는 이 말은 의학과 의사에 대한 이야기일 수밖에 없을 것이다. 영어로 art 라고 번역한 고대 그리스어는 기술이라는 뜻을 가진 단어라고 한다. 의사에게는 그 기술이 의술이 될 것이고, 화가에게는 미술이, 음악가에게는 음악이 그 기술이 될 것이다. 당연히 히포크라테스에게는 의술을 의미했을 것이고, 여러 자료를 참고로 필자가 의사로서 나름의 번역을 위에 해 보았다.

평생 의사로 살았을 히포크라테스의 절절한 고백이라고 생각한다.

그리고 이 말에 이어서 쓰인 말이

> The physician must not only be prepared to do what is right,
> but also to make the patient, the attendants, and externals to
> cooperate

> 의사는 옳은 일을 할 준비뿐만 아니라 환자, 보조 의료 인력뿐만 아
> 니라 다른 외부인에게도 협조를 구할 준비가 반드시 되어 있어야
> 만 한다.

라고 한다.

의사를 하면 할수록 이 말이 구구절절 명언임을 느끼게 된다.

어렵게 의사가 되었지만 최신 의술을 습득하는 것을 게을리 해 도태된
의사들도 많았고, 새로운 시도를 무모하게 해서 환자들을 어렵게 한 의
사들도 많았다. 환자는 물론이거니와 다른 의료직을 포함한 외부 사람들
과의 사이가 좋지 않아 힘들어하는 의사들도 많이 보았다. 그리고 매일
보는 환자들이지만 그 각양각색의 양상에 판단은 항상 쉽지 않음을 지금
도 느낀다. 의사는 보람과 좌절의 롤러코스트를 타는 업이다. 보람은 쉽
게 그리고 빠르게 잊어버리지만, 좌절의 기억은 질기게 떠나질 않는다.
"보람은 짧고, 좌절은 길다"

누군가 나에게 "좋은 의사가 어떤 의사라고 생각하느냐"고 묻는다면 나는 누가 뭐라 해도 실력 있는 의사라고 말하고 싶다. 실력이 없으면 환자를 살릴 수 없고, 의사도 좌절의 늪에서 헤어나질 못한다. 실력 있는 의사는 하루아침에 만들어지지도 않지만, 자신을 갈고 닦는데 조금이라도 등한시 한다면 곧 도태되고 만다는 것도 기억해야 한다. 좋은 의사의 다음 조건으로 인격을 들고 싶다. 인격에는 인간 존엄성에 대한 경외, 환자들과의 소통능력, 다른 보조 의료진을 이끌 수 있는 리더십을 포함한다고 생각한다. 실력만으론 절대로 좋은 의사가 될 수 없다.

그리고 의대에 진학한 의학도들에게 몇 마디 덧붙이자면, 모두 임상의사가 될 필요는 없다는 것이다. 우리나라 임상의학은 세계 톱클래스에 들어갔다고 봐도 맞지만 아직도 기초의학분야는 세계수준에서 떨어진다. 우수한 의학도들 중에 인류를 위해 기초의학분야에 투신할 분들이 많이 나와 주었으면 좋겠다. 그리고 AI가 무섭게 대두되는 시대적인 흐름에서 의사의 역할에도 큰 변화가 올 것이고, 의사들이 해야 할 일도 더욱 다양해질 것이다. 따라서 의대에 입학했다고 안주하지 말고 사회 다방면에 관심을 가져 의사로서 사회에 기여할 새로운 분야를 찾는 일도 필요하다고 생각된다.

의사를 되고 싶다는 학생들에게 "누굴 존경하느냐"고 물으면 대부분 대답은 "슈바이처"다. "우리나라 의사 중에 존경하는 의사가 있느냐?"고 물으면 대부분 아무 대답을 못한다.

우리나라 의사들 중에도 앞서 언급한 김필순, 이종욱, 이호왕, 장기려 같은 분 외에도 슈바이처처럼 오지에 나가 의술과 사랑을 전한 박관

태, 고(故) 이태석 같은 의사도 수십 명이나 된다. 2014년 사망률 50%였던 아프리카 에볼라 지역에 파견할 의사 10명을 뽑는데 35명이 지원해 정부가 놀랐고, 2015년 메르스, 2020년 코로나 19 때 몸을 아끼지 않고 진료했던 많은 의사들이 있다.

우리에게도 존경받을 의사들이 많았고 지금도 많다. 다만 사람들이 모를 뿐이다.

부디 이 말을 가슴에 새기며, 끊임없이 공부하는 한편, 환자들의 생명과 건강을 자신의 것처럼 여기는 신중함과 따뜻한 인간성 그리고 타인에 대한 배려로 진정한 의사의 길을 함께 걸어가자고 말씀드리고 싶다.

GOD BLESS YOU!

– 2020년 이종훈

의사로 살아간다는 것은

약 7000년 전부터 메소포타미아와 이집트에는 의사가 존재했다고 한다. 그런 걸 보면 그때나 지금이나 사람 사는 곳에는 의사 역할 하는 사람이 꼭 필요한 것 같다.

의사라는 직업이 주술사에서 시작됐다는 말도 있는데, 정확하게 말하자면 주술사보다는 종교와 결합돼 있었다는 게 더 맞을 듯하다. 그래서 지금도 의사에게서 성직자의 이미지를 찾으려는 사람들이 많고 반대로 성직자에게서 의사의 모습을 찾으려는 사람들도 있는 게 아닐까? 의사는 사람을 살리는 일을 하고 환자들은 자신의 생명을 주저 없이 의사에게 맡긴다. 그래서 성직자에게 요구되는 도덕적 순결과 비세속적인 면, 신과 같은 어떤 초월성 같은 것을 의사에게 기대하는 건 어쩌면 당연한지도 모른다. 의사들이 좋지 않은 일에 연루돼 뉴스에 오르내리면 더 비난을 받는 것도 그런 이유 때문일 거다.

누군가는 "의학이란 인간의 생로병사와 관련된 모든 과정에서 일어나는 육체적·정신적 고통을 과학적으로 분석하고 종합적으로 판단해서 그 병적상태와 고통을 치유하는 학문이다. 또한 인간이 보다 건강하게 살 수 있도록 구체적으로 도와주며, 끊임없이 연구하고 의료와 의도(醫道)를 실천하는 종합적인 과학이다. 그리고 동시에 인간을 다루는 예술이다"라고 말했다. 의학은 생명을 다루는 것이기에 절대로 과학과 이론만으로 끝나지 않는다. 여기에 종교, 문화, 철학 등 온갖 게 함께 섞이게 된다. 그래서 아마도 예술이라고 하지 않았나 싶다.

의학은 결국 인간을 알기 위한 학문이다. 눈부시게 발전한 의학 덕분에 최근에는 유전자 레벨까지 치료 단위가 세분화됐지만 그런 것으로 인간 전체를 온전히 파악할 수 있을까? 유전자로 생명과 인간과 모든 질병을 다 이해할 수는 없는 법이다. 그래서 의사라면 끊임없이 공부하고 연구하고 이해하는 일을 반복해야 한다.

과거에는 환자들이 "선생님" 하며 의사를 찾아오고 사회로부터 인간적인 존경을 받았지만, 지금은 선생님이라고 부르는 사람들도 그리 많지 않다. 모든 게 자업자득이라고… 이런 분위기의 상당 부분은 의사들이 스스로 만든 것일지도 모른다. 무너진 성벽을 다시 세우는 일은 우리 의사들이 해야만 한다. 시간이 걸리더라도 정도를 걸으며 다시 일으켜 세우지 않는다면 아마 영영 회복되기 힘들지도 모른다. 우리나라의 의료는 전진해야만 한다. 그것은 의사들의 노력만으로도 어렵지만, 의사들이 배제된 상태에서도 힘든 일이다.

의사를 꿈꾸는 이들에게 희망적이고 건설적인 이야기를 많이 하려고 했지만 그렇지 않은 이야기도 적었다. 의사에 대한 이야기를 화려하게 포장하거나 한쪽 면에만 치우쳐서 하고 싶지 않았기 때문이다. 이 책에는 내 생각이 많이 담겨 있다. 하지만 대부분 대한민국 의사들의 평균적인 감정과 생활과 생각이라는 점도 알려드리고 싶다. 또한 의사를 꿈꾸는 많은 이들과 그들을 걱정하는 모든 분들에게 진솔한 이야기를 들려드리고 싶었지만 모든 것을 다 담았다고는 말할 수 없다. 역시나 미흡함을 느낀다. 그러니 후에 더 경험 많고 깊이 있는 분들이 더 좋은 책을 쓰셨으면 하는 바람이다.

마지막으로 이런 말을 해드리고 싶다.

미래는 자신이 개척하는 것이다. 그리고 무엇보다도 중요한 것은 개인적인 신념과 목적의식이다. 이것을 잊지 말길 바란다.

- 2006년 이종훈

소중한 사람들에게

책을 쓰고자 결심하게 된 것은 아버지 덕분이었다.

아버지 이노균(李魯均) 목사님은 교사로서 그리고 목회자로서 일생을 보내셨다. 그리고 은퇴하시기 전 1년 동안 놀라운 열정으로 여러 권의 책을 집필하셨다. 내게 그것은 하나의 경이로움이었다. 나는 아버지의 열정을 닮고 싶었고, 그 바람이 결국 이 책을 쓰게 한 힘이 된 것이다.

그리고 지금은 천국에서 아들의 모습을 지켜보고 계실 어머니에게도 이 책을 바치고 싶다. 의사가 된 아들을 보시지도 못하고 하나님 곁으로 가셨지만 나는 매순간 그분의 사랑과 존재감을 느낀다.

나의 사랑하는 두 아들 동원이, 재원이에게도 감사한다. 이 책을 집필할 때 줄곧 아이들을 생각했다. 아직은 어려서 한글도 잘 못 읽지만 언젠가 그 아이들이 커서 이 책을 읽을 거라는 생각은 내게 큰 의미로 다가왔다. 두 아들을 헌신적으로 키우며 소리 없이 뒷바라지해준 아내 김규라에게도 고마움을 전한다. 이 책을 낼 수 있었던 것은 바로 그러한 아내의 사랑과 헌신이 있었기에 가능했다는 것을 알고 있다.

모교와 내게 의사의 꿈과 이상을 불어넣어주신 많은 은사님들께도 감사의 말을 빼놓을 수 없다. 지금은 모교의 총장님으로 계신 마취과의 김인세 교수님과 의대 학장님으로 계시는 임병용 교수님께 대표로 감사를 드리고자 한다.

전공의 시절 두 번이나 도망갔는데도 내치지 않고 이끌어주신 여의도 성모병원의 백남호 교수님, 정성근 교수님, 문정일 교수님, 정상문 교수님, 최웅철 교수님께도 감사의 말을 드리고 싶다. 더불어 가톨릭 의과 대학 안과학 교실의 주천기 주임 교수님과 그 외 모든 교수님들께도 감사를 드린다.

또한 전문의로서 자립할 수 있도록 많은 도움을 주신 전윤수 원장님, 장광열 원장님, 김용석 원장님, 김정우 원장님, 이재준 원장님, 이원모 원장님께도 감사를 드린다.

내게 큰 힘이 돼준 대학 동기생들과 전공의 수련기간 동안 함께 고락을 같이한 동료 의사들에게도 무한한 감사를 보내고 싶다.

이 책이 나오기까지 많은 조언을 해주신 김경락, 안병재, 장용익, 김무연, 반민섭 선생님과 매형이신 양승학 원장님, 미국에서 치과의사가 된 사촌동생 이지원에게도 고마운 뜻을 표한다. 특별히 여자 의사 선생님들에 대한 금쪽같은 조언을 해주신 박소연 선생님과 병역문제에 대한 조언을 해준 계룡대 지구병원의 임창현 대위 그리고 최근의 의과대학 사정과 교수님들의 이야기를 들려주신 부산의대의 신용범 교수님께 감사를 드린다.

그리고 부족한 글을 책으로 펴내게 도와준 한언출판사에도 감사를 전한다.

마지막으로 나와 인연을 맺었던 많은 환자들에게 진심으로 고맙다는 말을 전하고 싶다. 풋내기 의사시절부터 지금까지 환자들과 함께 부대끼며 살아왔다. 때로는 기쁨을, 때로는 슬픔을 나누면서 나 또한 울고 웃었다. 그리고 그 모든 일은 나를 진정한 의사로 또한 한 인간으로 성장시켰고 그것이 이 책의 살아 있는 조력자였던 것이다. 내가 의사로서 살아가는 존재 이유가 바로 그들이 아니겠는가. 환자들을 위해 항상 고민하는 의사가 되겠노라고 그리고 언제나 그 마음 잊지 않겠노라고 다짐하며 감사의 말을 마친다.

- 2006년 이종훈

참고문헌

강신익 외, 의학 오디세이 (역사비평사, 2007)

고승철, 소설 서재필 (나남, 2014)

권준욱, 옳다고 생각하면 행동하라 (가야북스, 2007)

김영선, 아픈 만큼 사랑합니다 (생명의말씀사, 2012)

김애양, 의사로 산다는 것 (수필과비평사, 2017)

남궁인, 만약은 없다 (문학동네, 2016)

닥터 셔우드 홀, 닥터 홀의 조선회상 (좋은 씨앗, 2003)

대한의사협회 100년사 (대한의사협회, 2011)

데이비드 뉴먼, 의사들에게는 비밀이 있다 (알에이치코리아, 2013)

데이비드 콰먼, 인수공통 모든 전염병의 열쇠 (꿈꿀 자유, 2020)

데이비드 B. 아구스, 질병의 종말 (청림 Life, 2012)

로이드 존스, 의학과 치유 (생명의 말씀사, 1991)

로제타 홀, 로제타 홀 일기 (홍성사, 2016)

리차드 고든, 역사를 바꾼 놀라운 질병들 (에디터, 2005)

맥밀렌 외, 모든 질병 중 그 어느 것도 (하늘정원, 2017)

문국진, 법의학이 찾아내는 그림 속 사람의 권리 (예경, 2013)

박경철, 시골의사의 아름다운 동행 (리더스북, 2012)

박광혁, 미술관에 간 의학자 (어바웃어북, 2017)

박규원, 상하이 올드데이스 (민음사, 2003)

박세록, 사랑의 왕진가방 (두란노, 2005)

박재영, 한국의료, 모든 변화는 진보다 (청년의사, 2002)

박정희, 닥터 로제타홀 (다산북스, 2015)

박지욱, 역사책에는 없는 20가지 의학 이야기 (시공사, 2015)

박형우 외, 사람을 구하는 집 제중원 (사이언스북스, 2010)

베른하르트 알브레히트, 닥터스 (한스미디어, 2014)

부산대학교 의과대학 50년사 (부산대학교 의과대학, 2005)

빌 블라이슨, 거의 모든 것의 역사(까치, 2020)

빌 헤이스, 해부학자 (사이언스북스, 2012)

빌리 우드워드 외, 미친 연구, 위대한 발견 (푸른지식, 2011)

서울대학교병원 병원역사문화센터, 사진과 함께 보는 한국 근현대 의료문화사 (웅진지식하우스, 2009)

서울대학교 한국의학인물사 편찬위원회, 한국의학인물사 (태학사, 2008)

설대위, 예수병원 100년사 꺼지지 않는 사랑의 불씨 (예수병원, 1998)

셔윈 B. 눌랜드, 나는 의사다 (세종서적, 2011)

셔윈 B. 눌랜드, 닥터스 의학의 일대기 (살림출판사, 2009)

셔윈 B. 눌랜드, 사람은 어떻게 죽음을 맞이하는가 (세종서적, 2016)

손홍규, 청년의사 장기려 (다산책방, 2014)

신재은 외, 의사들이 미쳤다 (지식공작소, 2000)

심재두, 땅끝 56개국으로 간 치유사역자들 (아침향기, 2017)

심재두 외, 의료선교의 길을 묻다 (좋은씨앗, 2015)

아노 카렌, 전염병의 문화사 (사이언스북스, 2001)

아놀드 토인비, 역사의 연구 (동서문화사, 2016)

아툴 가완디, 나는 고백한다, 현대의학을 (도서출판소소, 2003)

아툴 가완디, 어떻게 죽을 것인가 (부키, 2015)

안수현, 그 청년 바보의사 (아름다운사람들, 2018)

알렌, 알렌의 일기 (단국대출판부, 1991)

양승봉, 나마스떼 닥터 양 (생명의 말씀사, 2008)

에비슨, Memoires of Life in Korea (청년의사, 2010)

연세의료원 120년 기념화보집 편찬위원회, 사진으로 본 한국 근대의학 120년 (청년의사, 2007)

예병일, 의학사 여행 (효형출판, 2007)

올리버 색스, 마음의 눈 (알마, 2013)

원동오 외, 열사가 된 의사들 (한국의사100년 기념재단, 2017)

유승흠 외, 우리나라 의학의 선구자 1집, 2집 (한국의학원, 2007)

이국종, 골든아워 (흐름출판, 2018)

이노균, 이종훈, 성경 속 의학 이야기 (새물결플러스, 2015)

이병욱, 위대한 환자들의 정신병리 (학지사, 2015)

이병욱, 정신분석을 통해 본 욕망과 환상의 세계 (학지사, 2012)

이지원, 미국의사를 꿈꿔라 (한언, 2016)

장덕환, C.G. 융과 기독교 (새물결플러스, 2019)

제러드 다이아몬드, 총 · 균 · 쇠 (문학사상, 2005)

지강유철, 장기려, 그 사람 (홍성사, 2007)

폴 칼라니티, 숨결이 바람 될 때 (흐름출판, 2017)

폴 투르니에, 인생의 사계절 (아바서원, 2013)

한국국제협력단, 한국의 슈바이처들 (휴먼드림, 2011)

한미수필문학상 수상 작품집 1~6편 (청년의사, 2009 ~ 2018)

핼 헬먼, 의사들의 전쟁 (바다출판사, 2003)

휴 엘더시 윌리엄스, 메스를 든 인문학 (RHK, 2014)

이종훈 편집, 의료선교의 길을 묻다 (좋은씨앗, 2015)

이종훈 외, 전염병과 마주한 기독교 (다함, 2020)

이노균, 이종훈, 성경 속 의학 이야기 (새물결플러스, 2015)

의대를 꿈꾸는
대한민국의 천재들

펴 냄 2006년 05월 01일 1판 1쇄 인쇄
2013년 05월 24일 1판 9쇄 펴냄
2015년 03월 20일 2판 1쇄 펴냄
2018년 12월 03일 2판 4쇄 펴냄
2020년 09월 10일 3판 1쇄 펴냄
2022년 08월 12일 3판 3쇄 펴냄

지은이 이종훈
펴낸이 김철종

펴낸곳 (주)한언
출판등록 1983년 9월 30일 제1 - 128호
주소 (03146) 서울시 종로구 삼일대로 453(경운동) 2층
전화번호 02)701 - 6911 팩스번호 02)701 - 4449
전자우편 haneon@haneon.com

ISBN 978-89-5596-899-6 (03510)

이 도서의 국립중앙도서관 출판예정도서목록(CIP)은 서지정보유통지원시스템 홈페이지(http://seoji.nl.go.kr)와
국가자료종합목록 구축시스템(http://kolis-net.nl.go.kr)에서 이용하실 수 있습니다.
(CIP제어번호 : CIP2020032675)